U0308912

肺超声

LUNG ULTRASOUND
Theory and clinical diagnostic criteria

——理论与临床诊断规范

主审 薛红元 李 丽 赵鹤龄

主编 赵浩天 白 杨 燕亚茹 刘 奕

上海科学技术文献出版社
Shanghai Scientific and Technological Literature Press

图书在版编目（CIP）数据

肺超声：理论与临床诊断规范 / 赵浩天等主编 . --
上海：上海科学技术文献出版社，2023
　　ISBN 978-7-5439-8792-0

　　Ⅰ . ①肺… Ⅱ . ①赵… Ⅲ . ①肺疾病－超声波诊断
Ⅳ . ① R563.04

中国国家版本馆 CIP 数据核字（2023）第 039399 号

策划编辑：张　树
责任编辑：应丽春
封面设计：李　楠

肺超声——理论与临床诊断规范
FEICHAOSHENG——LILUN YU LINCHUANG ZHENDUAN GUIFAN
主　　编：赵浩天　白　杨　燕亚茹　刘　奕
出版发行：上海科学技术文献出版社
地　　址：上海市长乐路 746 号
邮政编码：200040
经　　销：全国新华书店
印　　刷：朗翔印刷（天津）有限公司
开　　本：787mm×1092mm　1/16
印　　张：20.5
版　　次：2023 年 3 月第 1 版　2023 年 3 月第 1 次印刷
书　　号：ISBN 978-7-5439-8792-0
定　　价：238.00 元

http://www.sstlp.com

《肺超声——理论与临床诊断规范》

编委会名单

主　审

薛红元　河北省人民医院超声科
李　丽　河北省人民医院超声科
赵鹤龄　河北省人民医院重症医学科

主　编

赵浩天　河北省人民医院超声科
白　杨　承德医学院附属医院超声科
燕亚茹　石家庄市人民医院超声科
刘　奕　河北省人民医院超声科

副主编

刘元琳　河北省人民医院超声科
王晓娜　河北省人民医院超声科
姚光耀　河北省人民医院呼吸与危重症医学科
潘红然　河北省人民医院超声科
赵　鹏　河北省人民医院肾内科
王泽凯　河北省人民医院肾内科

编　委

（按汉语拼音排序）

白　杨　承德医学院附属医院超声科
陈　晓　河北省人民医院超声科
陈伟红　河北省人民医院神经内三科
何佳鹏　河北省人民医院心血管内四科

李　丽　河北省人民医院超声科

李佩佩　河北省人民医院超声科

刘玉婷　河北省人民医院疼痛科

刘元琳　河北省人民医院超声科

刘　奕　河北省人民医院超声科

龙　玲　河北省人民医院重症医学科

牛慧敏　河北省人民医院超声科

潘红然　河北省人民医院超声科

任　珊　河北省人民医院重症医学科

戎　月　河北省人民医院超声科

孙　丽　河北省人民医院超声科

苏　姗　首都医科大学附属北京朝阳医院超声科

宋　伟　河北省人民医院超声科

宋艳萍　河北省人民医院超声科

田雅翠　河北省人民医院超声科

王华伟　河北省人民医院重症医学科

王晓娜　河北省人民医院超声科

王泽凯　河北省人民医院肾内科

武晓静　河北省人民医院超声科

许彩娜　河北省人民医院超声科

薛红元　河北省人民医院超声科

燕亚茹　石家庄市人民医院超声科

杨建钢　大同市第三人民医院呼吸与危重症医学科

杨　明　河北省人民医院超声科

姚光耀　河北省人民医院呼吸与危重症医学科

张捷思　河北省人民医院超声科

赵　鹏　河北省人民医院肾内科

赵鹤龄　河北省人民医院重症医学科

赵浩天　河北省人民医院超声科

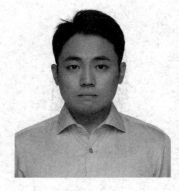

赵浩天，主治医师，研究生攻读急诊医学专业重症医学方向，现工作于河北省人民医院超声科，任科研秘书。兼任中国重症超声研究组（CCUSG）委员兼科研秘书，中国重症超声研究组全国培训班讲师，河北省肺超声规范化培训班讲师，"丁香园超声时间"公众号专栏作者。主创公众号"肺超声"并撰写数十篇专业教学及科普文章。

主研及参研省级课题 2 项、厅级课题 6 项，以第一、第二作者于中文核心期刊及 SCI 期刊发表重症心肺超声相关学术论文 30 余篇，其中多篇论文被中华医学会超声分会、中国医师协会超声医师分会评为全国年会优秀论文并做大会汇报。参加教学比赛多次，获中国医师协会"方圆道、规培行"青年教师授课竞赛全国二等奖、中国医师协会超声分会青年医师优秀病例竞赛全国三等奖、河北省超声心动图青年医师病例竞赛一等奖。

主要研究方向：肺超声、心脏超声及床旁急危重症超声（POCUS）的临床应用。

白杨，主治医师，研究生毕业于河北医科大学心脏大血管外科专业，现工作于承德医学院附属医院超声科。专注于研究心血管血流动力学，心脏大血管术前、术后心肺功能的超声应用。

学术方面：近 3 年参研厅级课题 1 项，以第一作者发表心肺方向学术论文多篇。

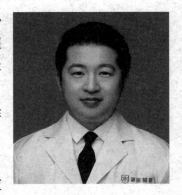

主要研究方向：先天性心脏病超声心动图诊断、肺部超声诊断、心肺联合超声对急性肺损伤患者的应用，尤其擅长肺气肿、肺水肿、肺炎的超声征象鉴别，以及联合心肺超声对人体血流动力学的评估。

燕亚茹，主治医师，博士在读，研究生攻读内科学专业心血管内科方向，博士攻读超声医学专业。现工作于石家庄市人民医院超声科。兼任河北省预防医学会超声医学专业委员会委员。

学术方面：近 3 年参研厅级课题 2 项，以第一作者发表心肺方向学术论文多篇。

主要研究方向：肺超声的临床诊断及评估、联合心肺超声与肺心病等，尤其对心血管内科疾病有着丰富的临床经验及超声心动图实践经验。

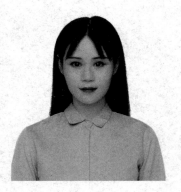

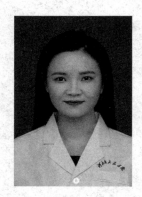

刘奕，主治医师，研究生攻读内科学专业心血管内科方向，现工作于河北省人民医院超声科。兼任河北省肺超声规范化培训班讲师。

学术方面：近 3 年主研厅级课题 1 项、参研厅级课题 2 项，发表心肺超声方向学术论文多篇。

主要研究方向：超声心动图新技术、联合心肺超声的临床评估，擅长各类心脏急重症疾病的诊治与抢救，有着丰富的临床与超声诊断工作经验，尤其对各类休克、急性心力衰竭、心源性肺水肿等疾病的超声血流动力学评估有着较深刻的理解。

传统超声观念里，气体和超声波是不兼容的，因此，含气肺组织长期以来被认为是超声检查的"禁区"。随着人们不断的探索和研究，肺脏的超声特点逐渐被人们所认识。当胸膜腔内产生液体时，超声可见液性暗区，提示胸腔积液；当肺组织内肺泡气体吸收殆尽，肺组织呈实性回声，称为肺实变；当肺间质水肿或炎症渗出时，气体和液体界面产生振铃伪像，称为B线。在多种虚虚实实的征象中，肺超声诊断应运而生。

肺超声应用最早出现在欧洲的重症监护室，由临床医师进行操作和解读。然而，未接受过系统训练的临床医师，对超声技术的掌握和解读能力有限。此外，在重症监护室以外的普通病房也存在着大量的不明原因呼吸困难的肺疾病患者，培训所有临床医师掌握肺超声技术耗时多、成本高，难以实现。因此，超声科医师掌握肺超声技术并开展床旁急诊肺超声诊断是大势所趋，也是临床刚需所在。

时至今日，超声科医师对肺超声技术的认可度越来越高，兴趣越来越高涨，许多医院的超声科对开展肺超声业务跃跃欲试。超声科医师开展肺超声更注重对征象的解读和疾病的诊断，然而目前缺乏统一的操作规范、诊断流程和相应的培训体系。鉴于此，我科基于5年来丰富的床旁肺超声实践经验，成功举办了第一期"河北省肺超声规范化培训班"，获得了广泛好评和认可，并将理论知识和典型病例图像整理成册，推出了《肺超声——理论与临床诊断规范》，作为一本肺超声专业教材，适用于超声科医师对肺超声理念的入门和进阶，以及对此感兴趣的临床医师阅读学习。

河北省人民医院超声科教授

薛红元

序言作者简介

薛红元，主任医师，教授，硕士研究生导师，河北省人民医院超声科前任主任。兼任中华医学会超声医学分会委员，中国医师协会超声医师分会委员，河北省医学会超声医学分会主任委员，河北省医师协会超声医师分会主任委员，河北省超声医学质量管理与控制中心主任。《中华超声影像学杂志》《疑难病杂志》等期刊编委；多次获得省、厅级课题奖项，发表国内外专业学术论文百余篇，参编医学著作3部。

在重症医学蓬勃发展的数十年里，诸多先进的临床操作技术逐渐和重症医学的理念相融合，并逐步衍生出多个亚分支技术领域，如重症超声、重症内镜等。

重症超声并不是简单机械地将"重症"和"超声"相结合，其本质是将重症医学理念和临床监测需求等，通过超声技术作为可视化载体，对重症疾病进行有目的性的、解决临床需求的、指导治疗决策方向的测量和评估。将各脏器的超声测量数字，转化为可反映机体病理生理学意义的指标，从而更加深刻地了解患者的真实情况。

重症超声对重症医学来说有诸多重要价值，最突出的特点是其便捷性。肺超声的问世，在极大程度上缓解了危重患者无法转运至影像科接受 CT 检查的困境，超声可以在床旁做到实时、动态、重复监测，使得重症医师能及时掌握抢救或治疗前后病情变化的第一手信息，这对于重症监护病房的工作来说是至关重要的。

重症与超声的融合性是热点话题，目前重症超声的推进有两种模式，一是重症医师去学习超声技术，这种模式培养的医师更加侧重于临床诊断与评估；二是超声医师利用床旁出诊工作开展重症超声，这种模式的优势是将该技术覆盖多学科，对全院急危重症患者做到初步的筛查与评估。两种模式各有利弊，针对不同条件和不同情况，两种模式相辅相成，相互促进，共同推动着重症超声技术的发展。

肺超声是重症超声中重要的一环。本书的特色是将肺超声从操作手法、图像解读、疾病诊断到临床重点评估和指导治疗决策等方面进行融合，全面地、系统地阐述了肺超声在临床一线工作中的实用价值，是一本适合超声医师和临床医师共同学习交流的著作。

河北省人民医院重症医学科教授

赵鹤龄

序言作者简介

赵鹤龄，主任医师，教授，博士研究生导师，河北省人民医院重症医学科（ICU）前任主任。国家级突发公共卫生事件医疗救治专家，河北省新冠肺炎医疗救治专家组组长，2020年荣获"燕赵楷模 时代新人"荣誉称号。兼任中华医学会重症医学分会委员，中国医师协会重症医师分会常务委员，河北省医学会重症医学分会主任委员，河北省医师协会重症医师分会主任委员，河北省药学会重症医学分会主任委员，石家庄市医学会重症医学分会主任委员。获省、厅级课题奖项多项，发表专业学术论文百余篇。

　　肺超声最早的应用是在欧洲的一家重症监护病房内，由临床医师操作，对5种常见的急性呼吸困难进行鉴别诊断。时至今日，肺超声发展迅速，受到多学科医师的一致认可。然而，肺超声目前存在两个问题：其一，肺超声目前尚缺乏统一的操作方法、图像解读和规范的诊断流程；其二，肺超声在不同专业领域的应用有差异。

　　肺超声是重症超声中重要的一环，联合心肺超声可对多种不明原因的急性呼吸困难和休克做到快速、准确的诊断和鉴别诊断。对于复杂的合并多类型的休克，心肺超声可通过测量和评估心输出量、左室射血分数、左房压力、血管外肺水、右心功能和下腔静脉指标等，对患者目前氧供器官的结构和功能有一个重要的认识，从而影响治疗决策的制订，这是很重要的。

　　本书是一本专门介绍肺超声的著作，在本书中，不仅对基础肺超声的操作方法、图像解读等进行讲解，其亮点在于融汇了心肺疾病的病理生理学知识，引导读者从单纯的图像分析转化为临床诊断思路，并以经典病例的形式，更加全面地、深刻地理解肺超声技术在急危重症心肺系统疾病中的应用方式，拓展肺超声的诊断思维。

　　肺超声不仅仅是一个检查项目，更是一种满足临床需求的重点脏器评估的重要手段。我们相信，随着肺超声技术的发展，随着多学科的交流与协作，肺超声技术会日趋完善，应用前景广阔，成为临床与超声多学科融合进程中必不可少的一部分。

　　本书在编写过程中，得到了许多专家和学者的关心和指导，对本书的出版提出了颇有指导意义的意见和建议，同时薛红元教授、赵鹤龄教授为本书亲笔作序，在此我们一并致以衷心的感谢！由于水平有限，编写过程中难免有不足之处，敬请同道指正。

本书编委会

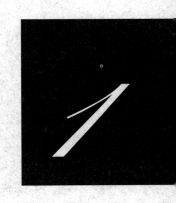

第一部分

肺超声基础

第一章

肺部结构与呼吸功能简介

第一节 呼吸系统解剖结构

呼吸系统的主要功能是吸入机体所需的氧气，与循环系统进行氧交换，并排出代谢废物二氧化碳。肺是人体内最大的内脏器官，也是呼吸系统重要的组成器官，位于胸腔，左右各一，左肺狭长，右肺宽短，覆盖于心之上，其基本组成结构包括气管与支气管、肺叶、肺门、肺段、肺小叶、叶间裂、胸膜腔等。

一、气管与支气管

气管位于喉颈部，由 14 ~ 16 个 "U" 形软骨环组成，长 10 ~ 12cm，上端起始于喉部（平第 6 颈椎平面），与环状软骨在环状韧带处相连，下端与主支气管相连接（多位于第 5 胸椎上部水平）。气管腔左右径大于前后径，呈扁圆状，成人男性左右径为 2.0 ~ 2.5cm，前后径为 1.5 ~ 2.0cm。气管切开通常在第 2 ~ 4 软骨环进行。

气管以下为逐级分支，根据功能的不同，可分为传导气道和呼吸区。传导部的功能是气体的传导，对吸入气体进一步过滤、加温、加湿，包括气管、支气管、细支气管和终末细支气管，是由气管分支的前 16 级组成。呼吸区的主要功能是完成气体交换，由呼吸性细支气管、肺泡管、肺泡囊、肺泡组成。自上而下，气道管腔内径逐级减小，总面积逐级增大。自气管至末梢通常分为 24 级。在吸气相，管径大于 2mm 的气道称为大气道，包括叶、段支气管。小于 2mm 者则称为小气道。

自气管至终末端肺泡的逐级顺序大致为：气管→左右主支气管→叶支气管→段支气管→小支气管→细支气管→终末细支气管→呼吸细支气管→肺泡管→肺泡囊→肺泡（图 1-1）。

左、右主支气管为 1 级支气管。左主支气管细而长，长 4 ~ 5cm，与中线夹角 35° ~ 36°，引流效果差而易发生支气管扩张；右主支气管长 2 ~ 3cm，短粗、陡直，与中线夹角 22° ~ 25°，气管插管和异物易进入。右主支气管进一步分为右上叶支气管和中间段支气管（2 级支气管），中间段支气管随后又分出中叶支气管和右下叶支气管。左主支气管分为左肺上叶支气管和左肺下叶支气管（2 级支气管）。

3、4 级支气管为肺段支气管，左肺为 8 支，右肺为 10 支。肺段支气管细化分支为小支气管（5 ~ 10 级支气管），直径 1 ~ 3.5mm。

小支气管进一步分支为细支气管（11～13级支气管）及终末细支气管（14～16级支气管），该位置的气管直径小于1mm，因管壁无软骨支撑，气道随呼吸的通畅性不能依赖于结构强度，需结合结缔组织与毛细血管间的弹性支架及肺泡间隔的弹性回缩力等。

以终末细支气管为分界，其以上部位，即主支气管至终末细支气管为肺的导气部，终末细支气管以下为肺的呼吸区。

呼吸性细支气管（17～19级）和肺泡管（20～22级）：1个终末呼吸性细支气管至少连接40个肺泡管。

肺泡囊（23级）：是肺泡管的延续，每个肺泡管分支形成2～3个肺泡囊。每个肺泡囊是由相邻约17个肺泡围成的空腔，具有送输营养物质的作用。

肺泡（24级）：是最后一级肺功能单位，是气体交换的主要场所。氧气经肺泡表面的液膜、上皮细胞膜、肺泡上皮与肺毛细血管间质、毛细血管内皮细胞四层结构，向肺毛细血管内弥散（图1-2）。

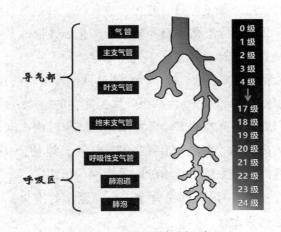

图1-1　呼吸道解剖示意图

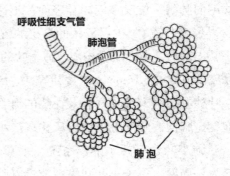

图1-2　支气管与肺泡示意图

二、肺段

右侧肺分为3个肺叶，即右肺上叶、右肺中叶、右肺下叶。右肺上叶分为3个肺段，即尖段、后段、前段；右肺中叶分为2个肺段，即内侧段、外侧段；右肺下叶分为5个肺段，即背段、内基底段、前基底段、外基底段、后基底段。故右肺的3个肺叶分为10个肺段。

左侧肺分为2个肺叶，即左肺上叶、左肺下叶。左肺上叶分为4个肺段，即尖后段、前段、上舌段、下舌段。左肺下叶也是分为4个肺段，即背段、内前基底段（因为左肺下叶的内前基底段共干，所以为1个段）、外基底段、后基底段（图1-3）。

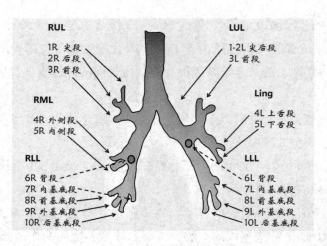

图 1-3　肺段示意图

三、肺小叶

肺小叶是肺结构和功能的最基本的解剖单位，一般指的是次级肺小叶，由细支气管及其所属的肺组织构成，包括细支气管、终末细支气管、呼吸性支气管、肺泡管、肺泡囊和肺泡。每单位肺小叶大小为 0.5 ~ 2cm，位于肺表面的肺小叶多呈锥体形，其尖端朝向肺门，锥底多朝向肺表面，不达肺表面的肺小叶多呈不规则形状。

在高分辨 CT 中可辨认的最小的解剖结构是肺小叶。肺小叶由小叶间隔、小叶核心、小叶内间质、小叶实质构成。肺小叶的边缘即小叶间隔，为肺小叶周围完整的结缔组织，厚度为 0.1 ~ 0.15mm，内含肺静脉、淋巴管。小叶核心和小叶实质构成肺小叶中央区，小叶核心由终末细支气管及伴随的血管构成，小叶实质则由呼吸细支气管、肺泡管、肺泡囊、肺泡、肺泡毛细血管床构成。小叶内间质是肺小叶内的间质性网状组织。

肺小叶含有两套淋巴系统，一套为中央网，沿气管血管束走行，至小叶中央；一套为外周网，位于小叶间隔内或沿着脏层胸膜走行。

四、肺间质

肺间质指肺实质（肺泡和支气管）之间的物质，包括结缔组织、肺血管、淋巴管、神经纤维等物质。肺间质及其内物质主要起连接、充填、固定等作用。

发生于肺间质之间的疾病称为肺间质疾病，如肺水肿早期，肺毛细血管静水压增高可导致液体渗漏入肺间质，将肺间质填充增厚；炎症累及肺间质可导致局部病变；肺间质纤维化，表现为肺间质增厚、纤维化细胞增生，正常肺组织被纤维组织取代。

五、肺门

肺门是位于第 2 ~ 4 前肋、肺纵隔面心压迹后上方的凹陷，为肺动脉、肺静脉、淋巴管、支气管、神经出入口。在正位片上，肺门位于两肺中野内带，通常左侧肺门比右侧高 1 ~ 2cm。主支气管、肺动脉、支气管血管、淋巴管等结构出入口称为第一肺门，各肺叶的叶支气管和肺血管的分、属支等结构出入口称第二肺门（图 1-4）。

六、肺纹理

肺纹理是指自肺门向外放射呈放射状分布的树枝状影，主要由肺动脉、肺静脉、支气管、淋巴管等组成，正常胸片中上野肺纹理比下肺野少，左下肺野纹理比右下肺野少，随着逐级分支，纹理逐渐变细。

七、叶间裂

叶间裂是指肺外表面胸膜延伸入肺内的凹陷，无肺组织，在 CT 上表现为密度增高带和线样致密影，左肺叶间裂即斜裂，将左肺分为左上叶和左下叶，右肺有两个叶间裂，即斜裂和水平裂，将右肺分成三叶，即右上叶、右中叶、右下叶（图 1-5）。

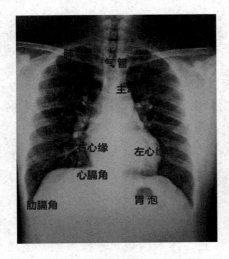

图 1-4　胸部 X 线中肺门示意图

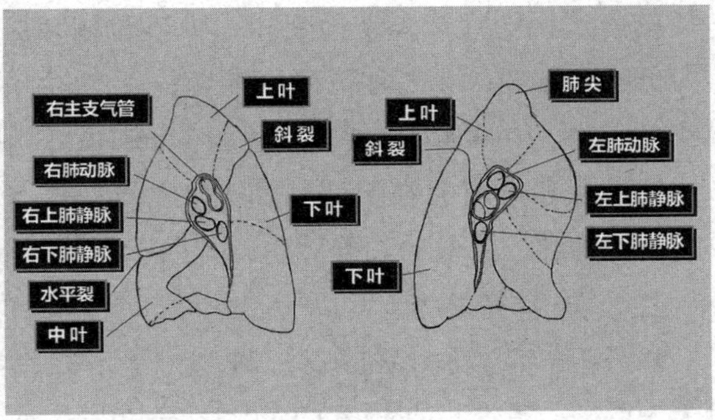

图 1-5　肺叶示意图

八、胸膜腔

胸膜腔由脏层胸膜和壁层胸膜组成。脏层胸膜紧贴肺表面，深入肺裂；壁层胸膜衬于胸壁内面、膈上面及纵隔侧面（图 1-6）。脏层胸膜和壁层胸膜在肺根处移行，在左右肺周围形成一个完全封闭的浆膜囊腔。当胸腔积液产生时，壁层胸膜与脏层胸膜分离，其内形成液性积聚。

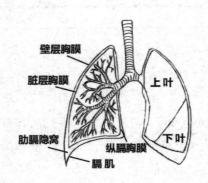

图 1-6　胸膜示意图

第二节　呼吸系统功能学

一、胸内负压

正常情况下胸膜腔是密闭、紧贴的，其内无气体，仅膈肋窦处胸膜腔内有少量液体，此薄层浆液可起润滑作用，减少呼吸运动中两层胸膜摩擦力，因在整个呼吸周期中，胸腔内压力始终低于大气压，故称为"胸内负压"。

胸膜腔内压＝大气压－肺弹性回缩压，若以一个大气压为0，则胸膜腔内压＝－肺弹性回缩压

胸内负压随呼吸周期而变化，吸气时胸廓扩大，肺组织被动扩张，回缩力加大，胸内负压也加大；呼气时胸廓和肺缩小，肺的回缩力减少，负压也减少。平静吸气末胸膜腔内压约$-10cmH_2O$，呼气末约为$-3cmH_2O$，用力呼吸时变化更大。

胸内负压的意义在于使肺和小气管维持扩张状态，防止肺完全萎缩，还可作用于心脏和大静脉，降低中心静脉压，有助于静脉回流和右心充盈。

二、肺容量指标

1. 潮气量（tidal volume，VT）　是平静呼吸中每次吸入或呼出的气量。VT一般为500ml。潮气量有较大的个体差异，与年龄、性别、体表面积、呼吸习惯、运动量、情绪等相关。潮气量与每分钟呼吸频率的乘积为每分通气量，为6～8L/min（图1-7）。

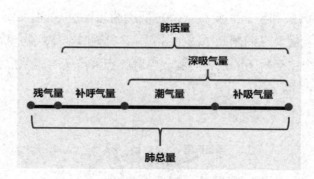

图1-7　肺容量指标相互关系示意图

2. 肺活量（vital capacity，VC）　是最大深吸气后作深呼气时所能呼出的最大气量。肺活量＝潮气量＋补吸气量＋补呼气量，成年男子肺活量约为3500ml，女子约为2500ml。

肺活量的减少见于：①肺组织损害，如肺内肿瘤、肺部感染、肺纤维化、胸腔积液、

肺不张、肺叶切除、气胸，这与肺组织受压、萎陷或正常肺组织被病变组织所代替有关；②肺内气体潴留，如支气管哮喘、慢性阻塞性肺疾病急性加重期；③胸廓活动障碍，如脊柱后凸、脊髓灰质炎、类风湿性脊柱炎等影响胸廓扩张或收缩的疾病。

3. 肺总量（total lung capacity，TLC） 是最大吸气后肺内所含的气量，由肺活量与残气量组成。肺总量的减少可见于广泛的肺部疾患，如肺水肿、肺充血、肺不张、肺肿瘤及限制性通气功能障碍。也可见于气胸或胸腔积液引起的肺组织压迫，因而影响了胸廓的扩张。

4. 用力肺活量（forced vital capacity，FVC） 是最大深吸气后，尽力尽快呼出的最大气量。FVC 是测定呼吸道有无阻力的重要指标，其中 FEV1 是最大深吸气后，第一秒最大呼出的气量，FEV1/FVC 可作为诊断慢阻肺、哮喘的重要参考指标。

5. 补吸气量（inspiratory reserve volume，IRV） 与补呼气量（expiratory reserve volume，ERV） 补吸气量是平静吸气后所能吸入的最大气量，它反映肺胸的弹性和吸气肌的力量。补呼气量是指平静呼气后所能吸入的最大气量，反映肺的气储备功能，与呼气时膈肌上升的幅度、胸廓收缩阻力等因素相关。

6. 功能残气量（（Functional residual capacity，FRC）和残气量（residual volume，RV） 功能残气量是指平静呼气后肺内残留的气量，残气量是指用最大力量呼气以后肺内残留的气体。残气量加肺活量为肺总量。功能残气量＝残气量＋补呼气量（即 FRC ＝ RC ＋ ERV）。FRC 起着稳定肺泡气体分压的作用，预防呼气末期肺泡将完全陷闭。功能残气量增加见于慢阻肺、哮喘患者。

7. 解剖无效腔 正常人平静呼吸气体不能完全进入肺泡与血液进行气体交换，其中一部分残留在气道内，从口、鼻、咽、喉到气管、支气管的传导气体部分称解剖无效腔。解剖无效腔在潮气量或功能残气量增大时略有增加，正常成年人约 150ml，或相当 2ml/kg，而气管切开后可使解剖无效腔减少一半。

8. 肺泡无效腔 每次呼吸出入肺泡但未进行气体交换的部分为肺泡无效腔。肺泡无效腔的大小与肺血流分布有关。其增加见于：①立位时，由于肺尖血流灌注不足，肺泡无效腔增加；②肺疾患时，由于气体分布不均匀，出入某些肺泡的气体超过流经该肺泡血流的交换能力，或该肺泡根本无血流（如肺栓塞）；③休克时，由于肺动脉压下降，肺上部血流减少亦可有肺泡无效腔的增加。正常人由于肺泡无效腔甚小，生理无效腔与解剖无效腔几近相等。肺泡无效腔与解剖无效腔之和为生理无效腔（VD）。

三、呼吸肌肉

胸廓由胸椎、胸骨、肋骨、肋间肌和膈肌等组成。在神经的支配下胸廓可随意而有规律地进行呼吸活动。胸廓的形状类似于中空的圆锥体，上小下大。

呼吸肌是指参与呼吸运动的肌肉，包括肋间肌、膈肌、腹壁肌、胸锁乳突肌、背部肌群、胸部肌群等。一般临床上指的是肋间肌、膈肌、腹壁肌。吸气时参与的肌肉为膈肌和肋间外肌；呼气时参与的肌肉是肋间内肌和腹壁肌。

吸气时，膈肌及肋间外肌收缩，膈顶向下移动（安静吸气时下降约 1.5cm，深吸气时可达 7cm），胸腔体积增大，完成吸气过程；呼气时，膈肌及肋间外肌松弛，膈上升，穹窿顶又向上回位，胸腔体积减小，气体排出完成呼气过程。

平静呼吸时吸气为主动过程，呼气为被动过程，临床上称之为胸式呼吸。在用力呼吸时，除了膈肌、肋间外肌舒张外，肋间内肌及腹壁肌也参与收缩，收缩胸廓，这是一个主动过程，临床上称之为腹式呼吸。

用力吸气时，除了膈肌、肋间外肌收缩，胸锁乳突肌、背部肌群、胸部肌群等亦发生收缩，参与扩张胸廓；用力呼气时，除了膈肌、肋间外肌的舒张，肋间内肌、腹肌等发生收缩，参与收缩胸廓。

需要注意的是，吸气时肋间内肌松弛，外肌收缩；平静呼气时肋间外肌松弛，内肌并不收缩；用力呼气时则肋间内肌发生收缩，故膈肌和肋间外肌是吸气肌肉，肋间内肌是呼气肌肉。膈肌和肋间肌共同参与了呼吸活动。

四、通气功能障碍

根据肺功能结果及病因的不同，通气功能障碍可分为阻塞性通气功能障碍和限制性通气功能障碍，但有的病例属于混合型（图 1-8）。

1. 限制性通气功能障碍　是指肺扩张受限所引起的通气障碍，最常见的症状为呼吸困难。常见疾病有：①肺间质疾患：如间质性肺炎、矽肺、肺肉芽肿、肺水肿等。②肺占位性病变：良恶性肺占位性病变、肺囊肿。③胸膜疾病：气胸、血胸、胸腔积液、胸膜间皮瘤。④胸腔外疾患：腹膜炎、腹腔积液、妊娠。⑤胸壁疾患：格林-巴利综合征、脊柱后侧凸、外伤等。

限制性通气功能障碍对肺功能的影响：①肺活量、肺总量减少，残气量可正常或因肺纤维化收缩而减少；②通气功能可正常或增加，但当以克服进行性缩窄所需增加呼吸功，通气功能则减低，呼吸频率常增加。

2. 阻塞性通气功能障碍　是指气道阻塞引起的通气障碍，可表现为可逆或不完全可逆气流受限，以流速指标降低为主，如 FEV1/FVC，主要见于慢性阻塞性肺疾病、支气管哮喘。常见疾病有：

（1）上呼吸道疾病：喉部肿瘤、喉头水肿、咽部异物。

（2）气管疾病：气管肿瘤、狭窄和塌陷。

（3）周围气道疾病支气管炎：细支气管炎、支气管哮喘、慢性阻塞性肺疾病、肺大泡、支气管扩张等。

阻塞性通气功能障碍的肺功能改变包括：①通气功能减低，表现为 FEV1/FVC 的减低、最大通气量和用力呼气中期流速的减低；②残气量 / 肺总量可明显增加，肺活量可正常或降低。

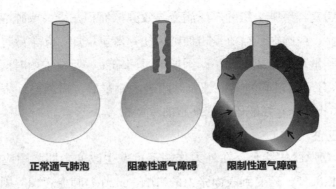

正常通气肺泡　　　阻塞性通气障碍　　　限制性通气障碍

图 1-8　肺容量指标相互关系示意图

五、肺换气功能

肺泡内气体与流经肺脏的血液内气体交换，此过程称为换气。影响肺换气功能的因素包括 V/Q 比值、肺内分流和弥散等几方面。

1. 通气与血流比值（V/Q）　正常人整体肺的 V/Q 比值约为 0.8，但不同部位 V/Q 比值是不同的。正常人肺上部相对灌注不足，下部相对通气不足，因人在直立位由于受重力影响，肺上部血流少，肺下部血流多，因此 V/Q 比值即每分通气量与每分血流量的比值在肺下部偏低，在肺上部偏高。同时随着年龄的增加，V/Q 不均的程度也增加。

V/Q 大于 0.8 是由于过度通气或灌注不佳引起，可见于肺栓塞或机械通气患者。肺栓塞患者，是由于栓子阻塞的远端肺区，肺血流的减少，而引起 V/Q 大于 0.8。而机械通气的患者，是由于通气压力过高，肺部充气过度，而使肺血流转移，而引起 V/Q 比值大于 0.8。

V/Q 小于 0.8 是由于该区肺泡通气不足而血流增加，流经该区的血得不到充分的气体交换，其成分近于静脉血。此种情况见于哮喘或肺不张时，当肺不张时肺内无气，V/Q 比值等于 0。

其他呼吸系统疾病也可影响 V/Q 比值，如慢性阻塞性肺疾病、肺间质纤维化、急性呼吸窘迫综合征等。

2. 肺内分流　指各种原因导致静脉血未经氧合，即与已氧合的动脉血相混合，从而导致动脉血中氧含量不同程度的下降。在一些存在右向左分流的先天性心脏病中，静脉血经右向左通道（如房间隔缺损、室间隔缺损、肺动静脉瘘等）流向左心，造成机体不同程度的缺氧。在一些肺部疾病中，如急性呼吸窘迫综合征，其重力依赖区的肺泡塌陷导致失去肺通气功能，而肺血流依然存在，此处的静脉血未经氧合即流入肺静脉中，属于肺内分流范畴。

3. 弥散　肺泡-毛细血管膜（或肺泡膜）气体交换是通过物理弥散过程进行的，气体弥散速度受五种因素的影响：①肺泡-毛细血管膜厚度；②肺泡气与肺毛细血管血液之间的气体分压差；③弥散气体在肺泡膜间质中的溶解度；④肺泡毛细血管膜弥散面积，如肺间质病变，系肺组织的广泛病变导致弥散面积减少，或肺泡膜增厚，导致弥散减低；而肺充血，或肺循环血流量增加则可使弥散量增加；⑤弥散气体分子量的大小（弥散速度与分子量平方根成反比），因通过时间缩短，所致平衡时间减少。

另外因为 O_2 分子通过肺泡–毛细血管膜进入血浆后，需通过红细胞膜才能与血红蛋白分子相结合，因此 O_2 弥散还与红细胞的数量相关。

六、肺顺应性

肺是一个具有弹性的器官，在外力作用下可发生改变，即肺顺应性。肺的顺应性除与肺弹性组织相关外，还受到表面张力的影响。此外，肺血容积等因素也影响肺组织的弹性。肺的顺应性大，表示其变形能力强。肺顺应性又可分为静态肺顺应性和动态肺顺应性。静态顺应性反映肺组织的弹性，动态顺应性受肺组织弹性和气道阻力的双重影响。小气道阻塞患者，动态肺顺应性随呼吸频率增加而降低，静态肺顺应性随肺组织弹力减弱而升高。

肺顺应性降低的疾病：①限制性肺疾病：包括各种类型肺纤维化、气胸、胸腔积液、脊柱后侧凸等。由于肺顺应性下降，为了维持原有的潮气量，就必须增加跨肺压，因而使吸气力增加，呼吸肌作功也增加；同时由于肺部疾病所致的顺应性下降，在肺内各部分的变化并不一致，不同的顺应性可影响肺内气体分布，造成 V/Q 失调，严重时可导致呼吸衰竭；②肺泡充填性疾病：如肺水肿、肺充血、肺泡出血、肺泡蛋白沉着症等。由于肺顺应性下降，吸气时血管周围组织的压力变负，致使流体自血管内流向血管周围组织；③急性呼吸窘迫综合征。由于顺应性下降后，肺泡扩张受限，为了维持每分通气量，患者的呼吸表现为浅而快。

但肺顺应性增加对患者也产生不利影响。顺应性增加后，患者在潮气量呼吸时所需的跨肺压较小，呼吸功也较小。由于跨肺压对维持小气道的通畅具有重要作用，跨肺压的下降可使小气道狭窄闭锁，增加气道阻力导致肺内气体分布不均，严重限制呼气流速。如肺气肿患者的肺顺应性增加，功能残气量也增加，患者在肺过度充气的情况下进行呼吸。残气量和肺总量之比为正常的 2 倍，严重影响肺功能，最后可导致呼吸衰竭。

七、气道阻力

气道阻力（airway resistance，Raw）指气道内单位流量所产生的压力差，是非弹性阻力的主要成分，占呼吸功的 30%，次要成分为组织阻力，占 5%。在胸廓畸形、肺内肿物、胸膜炎、大量腹腔积液等情况下组织阻力增加。呼吸道阻力是气体在流动过程中与呼吸道内壁之间发生摩擦所造成，可反映气道的阻塞情况。流速愈快，管径愈细，阻力愈大。支气管哮喘、肺气肿及阻塞性通气功能障碍均可引起气道阻力增加。另外，气管插管或套管、机械通气管道也可引起气道阻力增加。

八、肺循环系统

1. 肺循环　是指体循环返回心脏的血液从右心房流入右心室，右心室收缩将血液从右心室进入肺动脉，经其分支达肺毛细血管，在此完成气体交换，静脉血变成动脉血，再经肺静脉回流入左心房，再入左心室的过程。

其中肺是由双重循环系统供应血液，一为肺循环，肺循环由肺动脉干及其分支、毛细血管和肺静脉所组成，全身回心的静脉血均流经肺循环，在肺内进行气体交换；另一为支气管循环，包括支气管动脉和静脉，是肺、气道和胸膜的营养血管。肺循环与支气管循环之间通过动脉 – 动脉和静脉 – 静脉吻合支互相交通，因此当肺动脉分支阻塞时，其所支配的区域则可由支气管动脉供血。

肺循环的血管具有管壁薄、弹性纤维较少的特点，因此易于扩张；另外肺血管分支多而短、口径粗，肺循环途径要比体循环短，外周阻力小，因此肺动脉压较主动脉压小很多，只有主动脉压的 1/6。小于 0.1mm 的肺动脉无平滑肌，肺循环是一个低阻、低压的系统。肺动脉开始与支气管伴行，到小叶中心的终末细支气管以后则沿肺泡壁组成毛细血管床。

肺循环的主要功能是输送血液完成气体交换，除气体交换外，还具有以下其他功能。

（1）贮血功能：肺循环是一个低阻、低压的系统，肺循环的血管具有管壁薄、弹性纤维较少的特点，易于扩张，另外肺血管分支多，因此肺血管具有很大的扩张性，故肺的血容量较大。肺循环血管可看作体循环的一个贮血库。当机体失血时，肺循环可将一部分血液转移到体循环起代偿作用。

（2）滤过功能：肺毛细血管可以滤过悬浮在回心静脉血内的癌细胞或其他微粒，而使脑、肾等重要器官免受损伤。肺脏尚可滞留血中白细胞。

（3）代谢功能：肺脏可以合成、储存、释放、激活或灭活多种具有生物活性的化学物质。这些过程大部分在肺血管内皮内或在肺血管内皮上进行，一氧化氮、内皮素、胺类、前列腺素类、血管紧张素转换酶等是其中较为重要的活性物质。

2. 肺血管

（1）肺动脉：起始于右心室圆锥部，在主动脉起始部的前方向左上后方斜升，达主动脉弓的下方，约平第 4 胸椎体下缘高度，分为左右肺动脉。右肺动脉较长，在右上叶支气管的前下方行进，分为三支进入右肺的上、中、下三叶，左肺动脉较短，在左上叶支气管的上方，左肺动脉分出上叶动脉后即称右、左中间动脉。后随支气管相对应逐渐分支，直到终末小动脉为终端动脉，分为肺毛细血管在肺泡间隔内形成毛细血管网。

（2）肺静脉：肺静脉无瓣，左右各二。最小的肺静脉血管从肺泡管的远端起，为毛细血管后支，再会合成小叶间静脉，最后逐渐汇合成左、右肺静脉在肺门部，出肺门后向内行穿纤维性心包分别注入左心房的后上部。

（3）支气管动脉：是肺组织的营养血管，发自胸主动脉，一般从胸主动脉腹侧相当于气管分叉部位分出，随支气管分支而分布，直到终末细支气管远端。

（4）支气管动脉丛：支气管动脉在支气管壁外膜组织中形成动脉丛，并由此分出分支穿透肌层进入黏膜下层，再分支形成细的毛细血管丛，以营养黏膜。

（5）支气管静脉：分深、浅两种。深支气管静脉有许多属支，起自肺内的细支气管的血管网，并与肺静脉吻合，最后注入肺静脉或左心房。右侧支气管静脉注入奇静脉，左侧支气管静脉通常注入副奇静脉或左最上肋间静脉。浅支气管静脉一般每侧有两支，引流肺门处支气管、肺胸膜及肺门淋巴结静脉血，右侧汇入奇静脉，左侧汇入副半奇静脉或左最上肋间后静脉。

（6）肺毛细血管：位于肺泡与肺泡之间的间质内，与肺小动脉和小静脉相连接，分支纵横交错，形成网状分布，管壁仅由一层内皮细胞和少量纤维组织组成，与肺泡进行气体交换，将二氧化碳排入肺泡，并将肺泡内氧气带入（图1-9）。当肺泡内压力增高时，肺毛细血管受压而血流量减少。当肺循环压力增加时，肺毛细血管内液体在静水压驱动下渗漏入肺间质，形成肺水肿；当肺毛细血管内皮破坏时，血管内液体同样可转移至血管外。

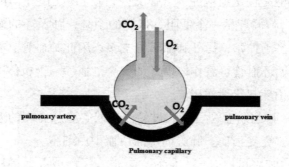

图1-9　肺毛细血管与肺泡之间肺换气示意图

3．影响肺血流分布的因素

（1）运动：运动时，肺血流量可明显增多，大量血液回流至右心室，致右心室扩张，排出更多的血液。此外，在运动时，原先关闭的肺血管亦开放，阻力血管口径加大。

（2）肺容积：在正常潮气容积范围内，肺血流分布基本上是均匀的。在功能残气容积时，肺底部血流量大于肺尖部。在残气容积时，肺尖部的血流量反而大于肺底部。在肺总量时，肺血流量从第二前肋间向肺底部递增，接近肺底部时又减少。

（3）低氧和高碳酸血症：低血氧和高碳酸血症时，均可肺血管也收缩，肺血流量减少。

（4）神经调节：交感神经兴奋时，肺血管收缩，血流分布减少。副交感神经兴奋时，与之相反。

（编写：姚光耀；审阅：任　珊　龙　玲）

参考文献

[1] 蔡柏蔷，李龙芸.协和呼吸病学 [M].第 2 版.北京：中国协和医科大学出版社，2017.

[2]Beduneau G，Pham T，Schortren F，et al.Epidemiology of weaning outcome according to a new definition.The WIND study[J].Am J Respir Crit Care Med，2017，195（6）：772-783.

[3] 张骅，杨高怡，雷志锴.肺部疾病超声诊断临床解析 [M].北京：北京大学医学出版社，2019.

[4]Kang F，Li J，Zhou G.Laryngeal mask combined with bronchial tube achieves one-lung ventilation for transthoracic oesophagectomy[J].BMJ Case Rep，2021，14（6）：e240430.

[5]Cottin V，Wollin L，Fischer A，et al.Fibrosing interstitial lung diseases：knowns and unknowns[J].Eur Respir Rev，2019，28（151）：180100.

[6]Ketata W，Rekik WK，Ayadi H，et al.Aging of the respiratory system：anatomical changes and physiological consequences[J].Rev Pneumol Clin，2012，68（5）：282-289.

[7]Farmer CG.Linking structure and function in the vertebrate respiratory system：A tribute to august krogh[J].Comp Biochem Physiol A Mol Integr Physiol，2021，255：110892.

[8]Henry RW，Haldiman JT，Albert TF，et al.Gross anatomy of the respiratory system of the bowhead whale，Balaena mysticetus[J].Anat Rec，1983，207（3）：435-449.

[9]Zepp JA，Morrisey EE.Cellular crosstalk in the development and regeneration of the respiratory system[J].Nat Rev Mol Cell Biol，2019，20（9）：551-566.

[10]Eng SS，DeFelice ML.The role and immunobiology of eosinophils in the respiratory system：a comprehensive review[J].Clin Rev Allergy Immunol，2016，50（2）：140-158.

[11]Mudawi D，Heyes K，Hastings R，et al.An update on interstitial lung disease[J].Br J Hosp Med（Lond），2021，82（7）：1-14.

[12]Snijder J，Peraza J，Padilla M，et al.Pulmonary fibrosis：a disease of alveolar collapse and collagen deposition[J].Expert Rev Respir Med，2019，13（7）：615-619.

[13] 赵浩天,王华伟,龙玲,等.重症患者撤机失败原因与处理 [J].中国急救医学,2019,39(4)：393-397.

[14]Jun L，Root M.Association of carotenoid intake with pulmonary function[J].J Am Coll Nutr，2021，40（8）：708-712.

[15] 刘大为，王小亭.重症超声 [M].北京：人民卫生出版社，2017.

[16]Grasselli G，Brioni M，Zanella A.Monitoring respiratory mechanics during assisted ventilation[J].Curr Opin Crit Care，2020，26（1）：11-17.

[17]Harrison RA.Monitoring respiratory mechanics[J].Crit Care Clin，1995，11（1）：151-67.

[18]Karbing DS，Leonhardt S，Perchiazzi G，et al.What is new in respiratory monitoring？[J].J Clin Monit Comput，2022，36（3）：599-607.

[19]Dorado JH，Accoce M，Plotnikow G.Chest wall effect on the monitoring of respiratory mechanics in acute respiratory distress syndrome[J].Rev Bras Ter Intensiva，2018，30（2）：208-218.

[20]Coudroy R，Chen L，Pham T，et al.Acute respiratory distress syndrome：respiratory monitoring and pulmonary physiology[J].Semin Respir Crit Care Med，2019，40（1）：66-80.

[21]Pinsky MR.The right ventricle：interaction with the pulmonary circulation[J].Crit Care，2016，20（1）：266.

第二章

肺超声原理、征象及操作

第一节　肺超声成像原理

一、肺超声的产生与发展

超声波遇到空气会发生全反射，此时我们对空气下方的组织是无法探查的，也正是因为如此，我们对肺部的超声扫查研究甚少，仅仅是常用于胸腔积液的定位和测量。1980年以后，通过浅表超声检查经验发现：清晰平整的胸膜线，在遇到一些肺疾病时可增厚、模糊、局部破损甚至弥漫性破坏。于是胸膜超声迈出了探索肺超声的第一步，然而由于气体的缘故，肺仍然是超声检查的"禁区"。1990年以后，对肺超声的探索有了质的飞跃，发现正常充气的肺野内超声表现为多条平行伪像，被描述为A线；而一些肺疾病患者的肺野内超声表现为垂直于胸膜的纵向伪像，并首次被描述为"彗星尾征"，这仿佛预示着肺超声对某些肺疾病有一定的诊断价值。2008年，床旁急诊肺超声（bedside lung ultrasound emergency，BLUE）方案的诞生，将肺超声的一些零零散散的征象和重症患者常见的五大类呼吸困难疾病（肺水肿、肺炎、气胸、肺栓塞和慢性阻塞性肺疾病/哮喘）进行一一对应，肺超声扫查从局部征象到整体评估，整合成为一套快速、边界、准确、高效的肺超声诊断流程。自此，肺超声的诊断方案从急性呼吸困难原因鉴别启航，驶向医学发展的今天。

肺超声在近十年里蓬勃发展，多学科、多领域的医师对肺超声的应用逐渐研发，并投入临床。肺超声发展至今，已不再是重症医学科、急诊科所独有，对麻醉科术中监测、呼吸科、心血管内科、风湿免疫科、新生儿科、老年医学科、感染科、肾内科等多学科均有着"看似相同、实则不同"的多角度、多维度、多思路的应用方向（图2-1）。

至今，肺超声对于床旁呼吸困难的鉴别诊断能力已在诸多研究中被证实，已经超越了胸部X线，和"金标准"胸部CT相近，且可以弥补CT无法床旁应用的局限性。因此，作为超声医师，床旁急重症超声业务的开展将无法割舍肺超声这一重要版块，随着国内外超声先驱的不断努力，开辟了一个利用胸膜下产生的各种伪像与肺实质病理生理相结合的新思路，使得肺超声得到由0到1的质变。

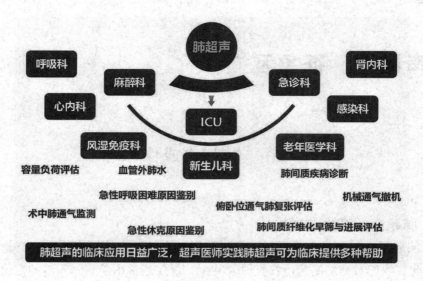

图 2-1　超声医师开展肺超声检查的应用方向

二、肺超声的伪像与实像

众所周知，超声工作是利用超声波扫描人体，通过仪器的机械能与电能之间的相互转换得出图像进而分析。空气是超声波的"天敌"，当超声波遇到空气会发生全反射，此时我们对空气下方的组织是无法探查的。

然而，含气伪像和气－液伪像是有所不同的。当超声波垂直射入胸膜与空气界面时，探头和界面之间发生多重反射，产生多重混响伪像（图 2-2）。超声可见胸膜深方数条平行于胸膜且彼此间距相等的线样强回声，术语为 A 线，其本质是伪像（图 2-3）。

需注意的是，当探头垂直于胸膜时，A 线清晰锐利，当探头倾斜，胸膜显示模糊时，A 线也会随之模糊。

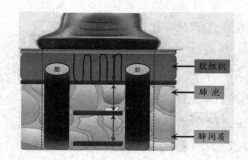

图 2-2　含气肺与胸膜界面发生
多重混响伪像，称为 A 线

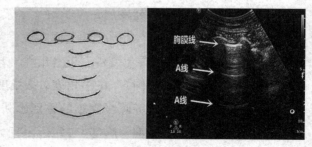

图 2-3　A 线示意图

常规超声仪器的分辨率在 1mm 左右，而小叶间隔／肺间质的厚度在 0.1 ~ 0.15mm。因此，超声无法识别肺小叶间隔／肺间质结构，默认为胸膜后方均为气体，这是产生 A 线伪像的依据。

　　当各种疾病状态（炎症渗出、肺淤血、肺挫裂伤、纤维结缔组织增生等）导致小叶间隔被填充后，极易达到超声仪器的分辨率，此时增厚的肺间质在临近胸膜处形成了"喇叭口效应"，声波可通过小叶间隔向下传播，在此过程中，声波被小叶间隔两侧的含气肺泡来回反射，形成振铃伪像，也是一种多重混响伪像（图2-4）。超声表现为自胸膜发出的垂直于胸膜的强回声线，术语为B线，其本质是伪像（图2-5）。

　　B线需满足7个条件：①自胸膜发出；②传播过程无衰减；③随胸膜滑动而滑动；④激光样直线；⑤B线产生时消除A线；⑥强回声；⑦本质是"彗星尾征"。

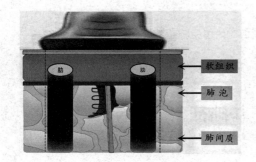

图2-4　增厚的肺间质和周围肺泡气体形成振铃混响伪像，称为B线

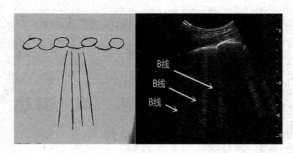

图2-5　B线示意图

　　小叶间隔/肺间质渗出越多，振铃混响发生的范围就越广，B线的数量就越密集。离散分布的B线逐渐走向融合，是肺间质渗出向肺泡渗出转变的过程。然而，不论何种B线，其本质均是伪像，提示肺泡腔气体仍存在。当肺泡气体吸收殆尽时，伪像即消失，肺超声由伪像变为实像，即肺脏本身的组织回声。这种回声接近于肝组织，因此又称为"肺组织肝样变"，其本质是气体消失、伪像消失，肺脏在超声下呈实像表现。

　　除外肺间质纤维化这种疾病，其余绝大多数急性肺疾病均可导致肺组织内气体和液体的比例失调。从胸膜腔内气体（气胸）、含气肺组织（正常肺）、小叶间隔渗出、弥漫性肺泡渗出、肺实变到胸腔积液，肺超声征象发生的变化均是围绕着气体与液体的比例不同而进行。气胸时，胸膜后方100%为气体，肺超声可见密集A线，远场无衰减，和慢性阻塞性肺疾病（chronic obstructive pulmonary disease，COPD）有相似之处，均为气体比例过高而产生的伪像。而正常肺组织，其A线分布松散，远场衰减甚至不可见。小叶间隔轻度增厚，B线离散而稀疏，当小叶间隔内液体渗出累及肺泡时，B线融合而致密。因此，我们总结一句就是：急性呼吸困难经肺超声鉴别诊断和定性定量评估中的核心理念就是识别肺内"液/气比"（图2-6）。

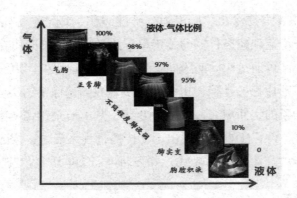

图2-6　肺疾病不同液体/气体比值时对应的肺超声征象

第二节　肺超声基础征象

上一节我们讲述了肺超声的成像基础是肺脏气与水的比例变化，同时通过解剖了解了基础伪像——A线、B线。这节主要讲述通过常见伪像所表现的特殊征象及其意义。

一、蝙蝠征

蝙蝠征是肺超声切面的基础。当超声探头纵切于胸壁、垂直于相邻两根肋骨上时，由于肋骨遮挡，后方可见声影，声波由肋间隙穿过，入射至胸膜，并观察胸膜后方的伪像。此时，肋骨的横断面酷似蝙蝠的翅膀、胸膜酷似蝙蝠的身体，整个肺超声的切面如飞翔的蝙蝠，因此称为蝙蝠征（图2-7）。

肺超声获取蝙蝠征的前提，必须超声垂直于胸膜，当胸膜呈现为清晰、锐利、光滑的线样强回声，是蝙蝠征的标准切面。在此基础上，对肺野内伪像的解读才是正确的。如未垂直，蝙蝠征模糊，后方伪像不能作为诊断依据。

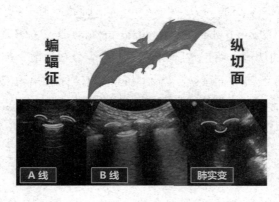

图2-7　肺超声纵切面，声束垂直于胸膜，呈蝙蝠征，是肺超声征象的基础

二、A 线和 B 线

（一）A 线

A 线和 B 线均是伪像，当胸膜后方小叶间隔很薄，低于超声仪器的最小空间分辨率时，强回声的胸膜与后方气体形成巨大的声阻抗界面差，产生 A 线伪像。A 线特点：①平行于胸膜；②各 A 线间距相等；③远场逐渐衰减。

在临床应用中，A 线极为常见，反映的是气体占比超过 98%，但并不说明超声扫查到 A 线即认为该区域肺组织正常。气胸、COPD、急性呼吸窘迫综合征（acute respiratory distress syndrome，ARDS）的生理无效腔（有通气、无血流）等病理特征均表现为 A 线。COPD 的病理基础是肺气肿，在胸部 CT、X 线和超声中均有不同于正常通气肺的特点。肺气肿时，肺泡过度膨胀，通气比例减少，肺泡腔内储存了过多的气体无法呼出，形成"无效腔"；ARDS 的本质是肺源性肺水肿，其渗出分布具有重力依赖性特点，在重力区（肺底和背部）渗出较多，肺泡塌陷，通气消失；在非重力区（上肺）常表现为无效腔通气，即通气多、血流少，只有中间段部分肺组织在正常通气 / 血流比（V/Q）范围内，因此 ARDS 以"婴儿肺"或"小肺"著称。

在以上几种疾病中，肺超声均显示为 A 线，但并不能表示正常肺，因为正常功能的肺是可以将吸入的氧气与血流进行充分交换，为机体输送氧供。而呼吸骤停患者（有 A 线，无肺通气）、COPD 和 ARDS 无效腔通气患者（有 A 线，肺泡无效腔比例大，不参与肺通气和肺换气）、气胸（胸膜腔内异常气体）、肺栓塞（肺通气可正常，但肺血流中断，肺换气受影响）等疾病，通过不同机制导致氧气供需失衡。

由此我们了解，A 线并不能代表正常肺组织，A 线只能代表扫查区域内以气体为主，具体有无异常需结合其他征象综合评判。

（二）B 线

随着小叶间隔与肺泡被液体浸润而增厚，达到了超声识别范围，声波传播过程中发生了新的伪像——B 线。B 线最初被描述为"彗星尾征"，但振铃伪像或多重混响伪像才是 B 线的本质。"彗星尾征"可以是短小的、局限的，而 B 线是深达超声屏幕深方无衰减的。

B 线反映肺间质增厚，B 线的数量和病变程度有关。在一个肋间隙内出现 1 ~ 2 条 B 线，无病理意义，它可能是先天性小叶间裂隙、外科术后改变等，无需当成疾病看待。当一个肋间隙内出现 3 条及以上 B 线，则提示病理性肺间质增厚。因此，≥ 3 条 B 线被称为 B 线征阳性。当双肺可见 ≥ 2 个区域以上出现 B 线征阳性，提示肺泡 – 间质综合征，即患者存在病理性肺间质增厚（图 2-8）。

B 线数量越多，提示肺间质的病变范围越广；B 线的密度越大，提示肺间质增厚的程度越大。在 BLUE 方案中，将 B 线密集程度划分为 B7 线和 B3 线，其意义如下：①B7 线：相邻两条 B 线间距＞ 7mm，提示小叶间隔火箭征，对应肺间质水肿；②B3 线：相邻两条 B 线间距＜ 3mm，提示磨玻璃火箭征，对应肺泡水肿。

这里的概念存在如下问题：

其一，B7 线和 B3 线概念中的 B 线间距是在胸膜线上进行测量，在实际临床诊断中，呼吸困难患者由于喘憋，用力吸气，其 B 线随胸膜滑动可大幅度移动，甚至在吸气末期由于肺泡通气而转为 A 线，因此 B 线间距测量有一定难度。

其二，B 线并不一定代表肺水肿，可能是肺炎、肺纤维化、肺泡出血等，因此"肺间质水肿"和"肺泡水肿"这两个概念过于绝对，忽略了其他疾病情况。

其三：当 B 线间距在 3mm 和 7mm 之间时，应该归为哪一类呢？

因此，我们提倡对 B 线的称呼进行统一，以便于更加准确地描述肺超声形态，并作为书面语更加严谨，一目了然，即：①离散型 B 线：相邻两条 B 线界限清晰，彼此存在间隔，提示肺间质渗出或肺间质病变；②融合型 B 线：相邻两条 B 线界限模糊，无法区分，甚至融合成片，呈"白肺"或"瀑布征"，提示肺间质和肺泡均渗出或病变（表 2-1）。

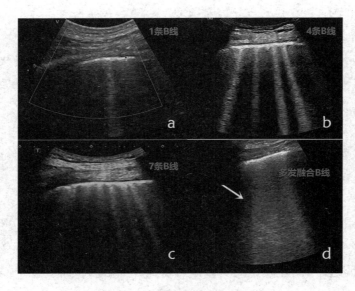

图 2-8　不同数量和密度的 B 线

注：a. 单个肋间可见 1 条 B 线；b. 4 条 B 线；c. 7 条 B 线；d. 多条 B 线相互融合

表 2-1　离散型 B 线和融合型 B 线的概念和意义

称谓	超声特征	病理意义
离散型 B 线	相邻两条 B 线界限清晰，彼此存在间隔	肺间质渗出或病变
融合型 B 线	相邻两条 B 线界限模糊，无法区分，甚至融合成片，呈"白肺"或"瀑布征"	肺间质和肺泡均渗出或病变

还有一种情况我们需要注意，就是 Z 线。Z 线是一种无意义的伪像，却经常被误认

为 B 线。Z 线同样起自于胸膜，在正常肺组织中多见。但是不同点在于 Z 线具有以下特征：①Z 线通常较短，且传播过程衰减，未到达屏幕边缘；②Z 线回声比胸膜线低；③不离散，同时不随肺滑动而移动。

三、肺实变、碎片征、支气管征和血管征

（一）肺实变

B 线超声肺间质和肺泡内液体越多，B 线数量越多，分布越密集，呈现融合型 B 线，但融合型 B 线依然是伪像，提示扫查区域内肺泡含气量仍存在。当液体进一步增加，肺泡腔内气体完全被液体所取代时，伪像消失，肺叶呈实性组织回声，称为"组织样征""肺组织肝样变"或"肺实变"。

肺实变是液体渗出取代气体的结果，肺实变中可能残存部分肺泡通气，但已极少。此时因无气体干扰，因此 A 线和 B 线的伪像消失，肺组织由伪像转为实像。当胸腔积液产生时，积液占据的胸腔位置是无通气的，且对肺叶进行压缩，占据了本该属于肺泡通气膨胀的范围（图 2-9）。更加说明，肺超声是肺脏的气 – 液比例失衡的不断变化的一种影像表现形式。

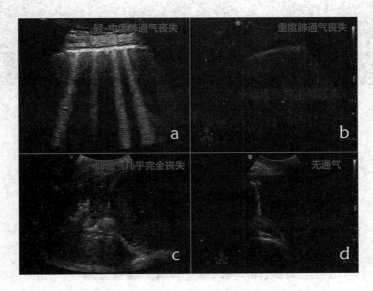

图 2-9　小叶间隔与肺泡被液体浸润的过程

注：a. 离散型 B 线；b. 融合型 B 线；c. 肺实变；d. 胸腔积液

（二）碎片征

碎片征是基于肺实变基础上而产生的。在局部肺实变中，由于渗出液对气体的消除不彻底，部分肺泡腔内残存气体，与周围液体之间产生较局限的、范围较小的混响伪像，称为"碎片征"（图 2-10）。

碎片征可以出现于较大范围的大叶性肺实变中（图 2-11），也可出现于以胸膜后

方小范围片状低回声区为表现的局部肺实变中（图 2-12）。碎片征的本质是一种伪像，其后方可伴"彗星尾征"。

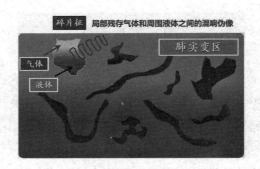

图 2-10　肺实变中的"碎片征"示意图

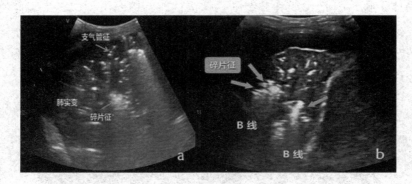

图 2-11　大叶性肺实变中的"碎片征"超声表现

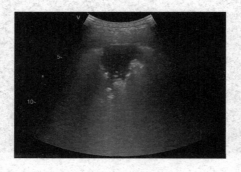

图 2-12　局部炎性病灶表现为不规则低回声区，内可见"碎片征"

（三）支气管征

支气管征是支气管本身的显影，在正常肺中，由于胸膜后方气体全反射，因此超声无法探及深层的支气管回声。但当肺组织呈实变时，超声波可穿越肺组织，发现支气管回声。不同级支气管大小不一，超声下可呈管状、线状或点状强回声。

支气管征和碎片征的共同点均为强回声，但其含义却不同。碎片征是气体存在产生的伪像，因此超声下表现不稳定；支气管征是真实存在的物质，两者的关系好比胆管内积气产生的强回声伪像和胆管本身（图 2-13）。

支气管征分为动态支气管征和静态支气管征，动态支气管征是指呼吸时可见气体或液体自支气管内流动，提示支气管尚通畅，有气流通过，提示该患者的肺实变往往与肺泡内渗出导致的炎症有关；静态支气管征即呼吸时支气管无变化，提示支气管腔内堵塞，失去通气功能，往往和阻塞性肺不张有关。

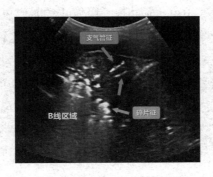

图 2-13　支气管征和碎片征

注：支气管是实性物质，形态稳定；碎片征为气 - 液伪像，形态不稳定，后方伴彗星尾征或可见 B 线。

（四）血管征

在实变的肺叶中，肺小血管有时可以显影，和普通血管具有相同的超声特点，即两条平行的线样强回声构成管壁结构，呈"双轨征"，内可见无回声，为腔内血液（图 2-14），这是区别于支气管的超声特点。应用彩色多普勒模式观察，可见血管内呈现红色或蓝色的血流，应用脉冲多普勒模式可测量血流速度，鉴别是动脉或静脉。对于血流丰富的肺实变区域，考虑肺通气功能消失，但肺血流仍存在，提示其呼吸衰竭的原因是炎症渗出导致的通气 / 血流比例（V/Q）失调。同时，根据血流征的特点也可判断实变是炎症导致还是非肿瘤，必要时进行超声造影检查可明确诊断。

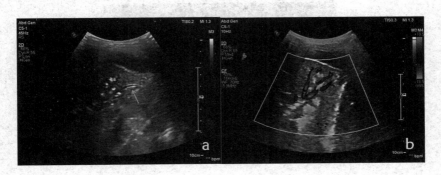

图 2-14　血管征和血流征

注：a. 肺血管与其他血管具有共同的超声特点，表现为"双轨征"，强回声管壁内呈无回声；b. 彩色多普勒模式下可见管腔内彩色血流信号，证实肺血管内血流通畅。

四、胸膜搏动征、胸膜滑动征、窗帘征和肺点征

（一）胸膜搏动征

肺脏是柔软的，与心脏同处于胸腔之内，且相互贴近。心脏的跳动可传导至紧邻的肺脏，使肺脏被动产生微弱的振动感。正常情况下两层胸膜是密闭的，因此肺脏的振动通过脏层胸膜传导至壁层胸膜（图 2-15）。经超声动态观察，可见胸膜发生微弱搏动感，称为胸膜搏动征（图 2-16），尤其在呼吸停止的时候更为明显。切换 M 模式观察，可见胸膜发生微弱搏动，声像图随振动而变得不稳定，且这种变化的周期与心率有关。

当气胸发生时，两层胸膜分离，脏层胸膜仍可发生振动，但由于胸膜腔内气体的缓冲效应，振动无法传导至壁层胸膜，因此壁层胸膜的振动消失。因此，胸膜搏动征产生的前提是胸膜腔密闭。而我们定义胸膜搏动征这个肺超声征象也是为了验证胸膜腔是否处于密闭状态，如密闭，则可见二维和 M 模式下的胸膜搏动征；如气胸出现，则胸膜搏动征消失。

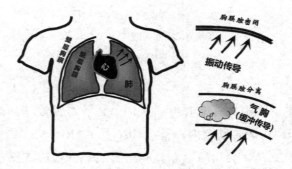

图 2-15　随心跳传导产生胸膜搏动征的示意图

注：胸膜搏动征产生的前提是两层胸膜相互贴合，当气胸发生时，胸膜搏动征无法经超声探及。

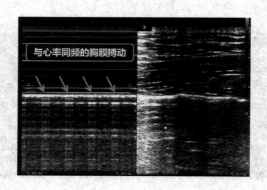

图 2-16　胸膜搏动征的超声征象（M 模式）

（二）胸膜滑动征

胸膜分为胸壁内面的壁层胸膜和肺脏表面的脏层胸膜两层。壁层胸膜几乎无形变，

而脏层胸膜则不然。随着呼吸运动，肺组织呈吸气时膨胀、呼气时缩小的节律性运动，因此脏层胸膜在呼吸时随肺脏膨胀或缩小的运动方向而发生位移。由于生理性胸膜腔是密闭的，脏层胸膜的位移与壁层胸膜之间产生相互摩擦。这种随呼吸运动而使两层胸膜之间的相对运动，在超声下可动态观察到胸膜滑动现象，称为胸膜滑动征。

当各种原因导致两层胸膜相互静止或彼此分离，则无法观察到胸膜滑动征。如胸膜炎导致的胸膜粘连、严重的肺大疱（肺泡无效腔增加）、肺顺应性极低等情况，均可导致两层胸膜相互静止；气胸和胸腔积液将两层胸膜隔开，胸膜滑动消失。因此，气胸一定会导致胸膜滑动消失，但胸膜滑动消失则不一定是气胸。胸膜滑动征和胸膜搏动征对肺疾病的鉴别诊断和呼吸状态评估的意义极大，这是基于超声技术的动态性而完成的，我们将两者的特征进行总结（表2-2）。

表 2-2　胸膜滑动征和胸膜搏动征的对比

特点	胸膜滑动征	胸膜搏动征
本质	脏层胸膜与壁层胸膜随呼吸发生相对滑动	脏层胸膜与壁层胸膜随心跳产生同频振动
呼吸状态	呼吸时可见，无呼吸时消失	均可见，无呼吸时更明显
消失时病理意义	呼吸骤停、胸膜粘连、严重肺大疱、气胸、极低肺顺应性等	心搏骤停、气胸、胸腔积液等

（三）窗帘征

胸腔与腹腔以膈肌为间隔，因此肺脏底缘和肝脏仅"一墙之隔"，其相邻位置称为肺肝交界区。传统体格检查包括叩诊"肺肝浊音界"，自呼气末期和吸气末期分别叩诊出肺下界，其距离即肺下界移动度。超声技术可动态观察肺下界移动度，将这一技术实现可视化。

在无胸腔积液存在的前提下，肺底部呈胸膜及后方A线，与肝脏可见明显交界。吸气相时，肺脏朝向肝脏运动，呼气相时，肺脏远离肝脏运动。在超声中可发现肺脏呈周期性的朝向和远离肝脏，其A线部分往返滑动，好像窗帘在左右拉动一样，称为"窗帘征"（图2-17）。

"窗帘征"的意义是证实肺通气的存在，"窗帘征"的滑行幅度越大，证明肺通气程度越大，反之则证明肺通气受限。生理情况下，正常人屏气、无呼吸时，"窗帘征"则消失；平静呼吸时，"窗帘征"可见；用力深呼吸时，"窗帘征"非常明显。在一些肺疾病中，如COPD急性加重期和哮喘大发作时，由于患者小气道狭窄，呼气相气流受限，导致肺泡腔内气体呼不出去，呼气相肺容积减小的幅度很小，因此"窗帘征"幅度会很弱，且"窗帘征"出现的位置低于正常水平，提示肺处于过度充气状态。

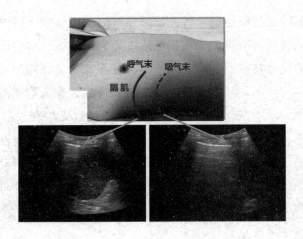

图 2-17 "窗帘征"示意图

（四）肺点征

　　"肺点征"是气胸的特异性征象，既往研究认为"肺点征"对气胸诊断的特异性高达 100%。"肺点征"的含义是指滑动的胸膜和静止的胸膜相交的位置（图 2-18）。"肺点征"一侧为正常滑动的胸膜（提示两层胸膜密闭），另一侧为失去滑动的胸膜（提示两层胸膜分离）（图 2-19），由此证实扫查部位为气胸和正常肺的交界点（详见第六章气胸的超声诊断）。

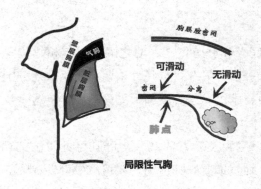

图 2-18　局限性气胸，"肺点征"示意图

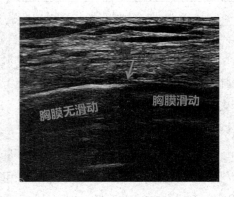

图 2-19　"肺点征"的超声表现

　　肺超声发现"肺点征"可以诊断气胸，但并非所有气胸均可见"肺点征"。"肺点征"出现的前提，是该侧胸腔内气胸为局灶性，尚存在胸膜贴合完整的正常肺区域，因此胸膜滑动存在和消失，均可在该侧肺内出现。当大量气胸将肺叶完全压缩时，该侧肺各位置的两层胸膜均分离，不存在胸膜贴合处，因此肺超声表现为该侧肺任意扫查区域的胸膜滑动征均消失，因此无法出现"肺点征"（图 2-20）。此时诊断气胸需凭借 M 模式的"平流层征"进行评估。

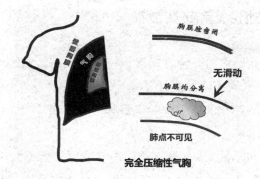

图2-20　完全压缩性气胸，不存在肺点，无法被超声发现

五、海岸征和平流层征

（一）海岸征

除超声二维征象外，M模式对肺组织的观察同样具有意义。正常肺的二维超声表现为A线，切换M模式可见"海岸征"，强回声胸膜线为"海岸线"，近场浅表软组织结构如同带着层叠波浪的"大海"，远场肺组织呈颗粒感如同"沙滩"，故名"海岸征"（图2-21）。"海岸征"代表正常的肺组织。

（二）平流层征

气胸存在时，尽管二维模式下同样显示为A线，但M模式下却明显不同，呈多条平行于胸膜的强回声线密集分布，称为"平流层征"，亦称为"条形码征"或"飞机尾迹云征"（图2-22），如同飞机飞过时其排放的水汽冷凝后产生的尾迹。

究其原因，可能由气胸与肺气的含气量不同所致。气胸处为100%的气体，而肺组织内存在小叶间隔、肺泡表面结构等物质，尽管无法被超声所识别，但肺内含气量低于气胸，因此M模式的表现不同（详见第六章气胸的超声诊断）。

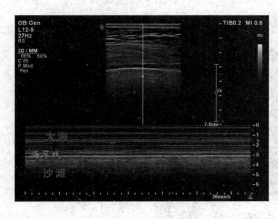

图2-21　超声M模式下，正常肺组织表现为"海岸征"

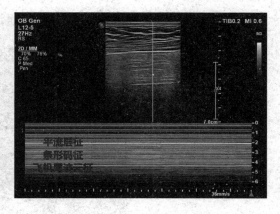

图2-22　超声M模式下，气胸表现为"平流层征"

六、海母征、四边形征和正弦波征

（一）海母征

大量胸腔积液时，胸腔内可见液性暗区，将肺叶压缩，致肺叶呈实变，体积缩小，漂浮于胸腔积液内。受压的肺叶像悬浮于水中的"海母"，因此称为"海母征"（图2-23），其意义是大量胸腔积液压缩肺叶，致肺不张形成。

（二）四边形征

少量胸腔积液且分布离散时，积液在胸腔内形成窄带样无回声区，将两层胸膜分离。在同一肋间隙内，壁层胸膜、脏层胸膜和两侧肋骨的声影将胸腔积液分为一个四边形的无回声区，成为"四边形征"（图2-24），其意义是胸膜腔内窄带样胸腔积液形成。

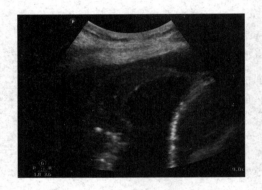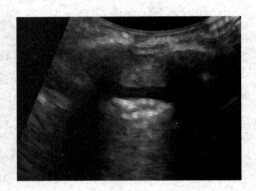

图2-23　"海母征"的超声表现　　　　图2-24　"四边形征"的超声表现

（三）正弦波征

大量胸腔积液时，受压的肺叶悬浮于胸腔积液中，呈"海母征"，随呼吸运动可来回摆动。将取样线置于肺叶的一端，切换M模式可见肺叶周期性摆动，呈正弦波声像，称为"正弦波征"（图2-25），其意义是受压的肺叶在胸腔积液内摆动，提示大量胸腔积液（详见第十二章胸腔积液的超声诊断）。

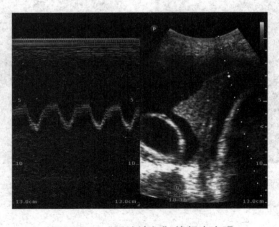

图2-25　"正弦波征"的超声表现

上述征象为肺超声入门的基础征象，在肺超声的学习中，征象是基础中的基础，在识别不同肺疾病、评估液体－气体含量比例时起着重要作用。但需注意的是，仅仅掌握上述肺超声基础征象，对诊断肺疾病是远远不够的，这是因为肺脏是一个庞大的器官，而单一超声切面仅是对某一个区域的扫查，仅仅凭借单一切面的超声征象进行诊断，对整体肺脏来说无异于"管中窥豹"。而扫查完肺脏全部切面后，不同位置可能出现不同的超声征象，比如"左肺大多是 A 线、右上肺是 B 线、右下肺是实变"的情况，不同肺超声征象共存于同一个体的肺脏中，会给我们带来混淆。

因此，我们需要一定的方案、流程，将全肺按照一定的顺序、一定的路线进行扫查，将不同切面获取的信息进行记录、排列组合，进而对不同肺疾病进行诊断，这才是肺超声从征象走向诊断的必经之路。

第三节 肺超声操作技术规范

一、探头及检查体位

（一）探头

我们平时使用的凸阵探头、线阵探头及相控阵探头均可用于肺超声检查，且每种探头各自具有优势。电子相控阵探头一般用于心脏超声检查，其近场区域增益较高，对于胸膜下肺实质疾病诊断有较大帮助；线阵探头常用于浅表小器官、血管及皮下软组织的检查，因此在肺超声扫查时可以清晰地显示胸膜、膈肌、肋间肌等部位；而最长使用且干扰较少的探头就是凸阵探头，声场范围大，对于胸腔深层的区域可以进行探查（图 2-26）。

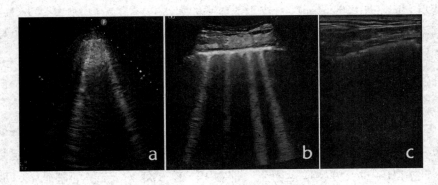

图 2-26 不同探头下肺超声 B 线的声像

（二）体位

患者可选择平卧位、半卧位或端坐位接受扫查。扫查前胸壁时，坐位或半卧位（床头高度 0°～30°）最佳；扫查侧胸壁时，手臂展开上举，充分暴露侧胸壁；扫查背部时，坐位最佳，适用于评估胸腔积液的量及定位穿刺点。

然而在实际临床工作中，肺超声应用的绝大多数患者正处于急性呼吸困难期，常表现为喘憋、低氧甚至合并低血压、昏迷等状态，大多数处于平卧位或端坐位，往往无法配合翻身，此时给肺超声扫查带来一定困难。原则是尽可能将双肺扫查全面，必要时可在助手或临床医师协助下翻身进行扫查。

二、肺超声切面获取方法

肺超声切面的获取方法包括纵切面和横切面，以纵切面较常用，即将探头标记点朝向头部、垂直于胸壁放置，横架于相邻两肋骨上，获取肋骨横断面，以及透过肋间隙获取胸膜切面，同时对切面进行微调，确保声束垂直于胸膜。

当发现扫查区域内出现 B 线、肺实变等征象时，将探头旋转，横切于肋间隙，可观察 B 线的数量、B 线出现的范围（局灶性还是弥漫性）等。纵切结合横切扫查，可获取肺组织更完善的信息。

根据不同方案的定位标准，关键点与主要区域先进行逐一肋间的横断扫查，探头由区域一侧的边界扫查至另一侧边界，再进行往返两次，若探查到异常征象，进行该肋间隙的纵断扫描与扇形扫描对异常区域进行细节扫描。

三、BLUE 方案蓝点定位

（一）操作方法

步骤 1：操作者将手掌与患者手掌进行对比，根据尺寸差距进行调整。

步骤 2：双手掌部置于患者胸壁，示指相临，上蓝手（图 2-27 图 1 左手）小指外侧缘临近锁骨，指尖对齐胸骨。

（二）BLUE 方案位点名称（图 2-27）

上蓝点（upper BLUE point）：位于上蓝手中指与无名指间的掌指关节。

下蓝点（lower BLUE point）：位于下蓝手的掌心。

膈肌点（diaphragmatic point）：下蓝手小指外侧缘即膈肌线，其延长线与腋中线交点。

后外侧壁肺泡 / 胸膜综合征点（posterolateral alveolar and/or pleural syndrome point, PLAPS point）：下蓝点延长线与腋后线相垂直的交点。

BLUE 方案最早起源于法国的一家 ICU 内，由于重症患者卧床的特点，并未对背部区域的肺组织进行扫描。随着研究的进展，人们逐渐发现，肺疾病受累区域更多聚集在背部，因此 BLUE-plus 方案应运而生，即在 BLUE 方案 4 个点位的基础上，加入了后蓝点的概念，即肩胛间区（肩胛下角至脊柱旁连线以上区域）。

这里需要指出的是 BLUE 方案一般适用于危急情况的肺超声扫查，通过对关键点的扫描来进行方向性诊断，BLUE 方案是将所看到的肺超声征象进行整合，将诊断形成流程化思路，提高肺超声的诊断价值。其局限性便是对于未扫查的区域的病变是无法探查到的（详见第十五章肺超声诊断方案与流程）。

四、八分区法和十二分区法

八分区法是以乳头水平为界，将双侧胸壁分为上、下两区；以胸骨、腋前线、腋后线为界，将每侧胸壁分为前、侧、后三区（图 2-28）。十二分区法是在八分区法的基础上，将腋后线和脊柱旁线内区域分为背部上、下区，即加入了背部扫查范围（表 2-3）。

十二分区法和 BLUE-plus 方案相对比，两种方法对于背部的扫查是相同的，区别在于前、侧胸壁扫查方式的对比，也就是八分区法和 BLUE 方案相对比。BLUE 方案通过快速定位，对 8 个常见呼吸困难的超声阳性征象进行重点扫查，以期在 1 ~ 3 分钟内快速鉴别出呼吸困难的原因。然而一些疾病的病灶可能位于不典型区域，因此存在一定的漏诊率。这一特性使得 BLUE/BLUE-plus 方案更适用于急诊科、重症医学科床旁会诊等需要短时间内快速鉴别病因的特定场景。而八分区法 / 十二分区法则更为全面，对双肺各区域各肋间隙均进行扫查，确保检查无遗漏，诊断更加仔细，结果更加完整，但耗时高于 BLUE 方案。因此，这一特性使得八分区法 / 十二分区法更适合超声医师的工作。

两种方案都针对背部区域进行了改良，在临床工作中，双侧背部的肺超声检查很重要，尽管存在翻身困难的局限性，但对于坠积性肺炎、ARDS 患者重力依赖区病变、长时间气管插管导致的液体胸腔后壁积聚等情况，肺超声的诊断意义远不如十二分区法。

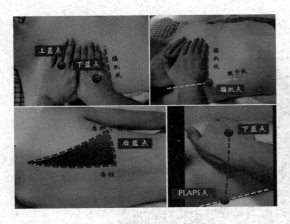

图 2-27　肺超声 BLUE 方案位点

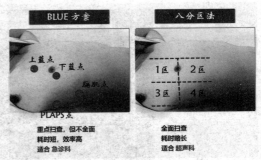

图 2-28　肺超声 BLUE 方案与八分区法的对比

表 2-3　十二分区法的区域及简写

部位（右侧）	名称	部位（左侧）	名称
右侧 – 前胸壁上区	R-1 区	左侧 – 前胸壁上区	L-1 区
右侧 – 前胸壁下区	R-2 区	左侧 – 前胸壁下区	L-2 区

续表

部位（右侧）	名称	部位（左侧）	名称
右侧 – 侧胸壁上区	R–3 区	左侧 – 侧胸壁上区	L–3 区
右侧 – 侧胸壁下区	R–4 区	左侧 – 侧胸壁下区	L–4 区
右侧 – 背部上区	R–5 区	左侧 – 背部上区	L–5 区
右侧 – 背部下区	R–6 区	左侧 – 背部下区	L–6 区

五、肺超声失充气评分

依照不同肺超声检查方案定位并进行扫描，是对肺疾病的定性诊断。然而同样的肺疾病，其严重程度不同，其临床治疗决策、病情预后等均不同。此外，对于治疗前、后复查对比（如肺水肿患者接受脱水治疗后，血管外肺水含量是否减少？重症肺炎患者，抗炎或机械通气治疗后炎症区域是否减少？），因此在定性诊断的基础上，定量评估同样重要。

（一）肺超声评分方法

肺超声评分法有很多种，最基础的一种是根据肺泡"失充气"的比例进行评分。我们了解到，肺超声是根据气体 – 液体比例不同产生的不同征象进行诊断的，病情越严重，往往肺泡"失气化"程度越高，即气体占比越来越少。因此称为肺超声失充气评分，详细如下（图 2-29）：①0 分：A 线，表示充气良好；②1 分：离散型 B 线，表示肺间质渗出，肺充气轻 – 中度丧失；③2 分：融合型 B 线，表示肺间质＋肺泡渗出，肺充气重度丧失；④3 分：肺实变、肺不张、胸腔积液，表示肺充气几乎完全丧失。

按常用的十二分区法进行评估的话，每区为 0 ~ 3 分，12 个分区总分合计 0 ~ 36 分。

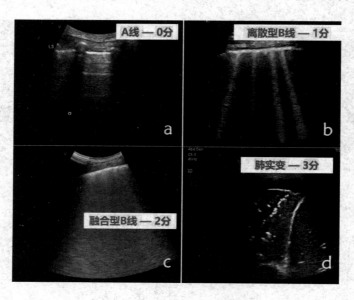

图 2-29　肺超声失充气评分

（二）肺超声评分的临床意义

肺超声评分是对肺充气状况的评估，分值越高，肺充气越少，病情越重，是一种半定量的量化指标。研究证实，与有创血流动力学监测"金标准"脉搏指示剂连续心排出量监测技术（pulse indicator continous cadiac output，PiCCO）测量的血管外肺水指数（EVLWI）相比，肺超声评分与之呈高度正相关性。而肺超声可避免有创操作的各种风险，达到快速、便捷应用于血管外肺水即时评估的目的。此外，研究发现肺超声评分与血气分析的氧合指数指标（氧分压/吸氧浓度）呈负相关，即肺超声评分越高，氧合功能越差。

肺超声评分还可用于重症肺疾病患者的每日评估，尤其对于接受机械通气或血管活性药物维持生命体征的危重患者，每日肺超声评分曲线图可直观评价患者肺部疾病的进展情况，对于治疗效果、预后有着明显的意义。

（三）肺超声评分的局限性

肺超声评分的局限性在于，它是一种半定量评分，且受一些因素的干扰。首先，该评分仅仅对于肺部征象进行评分，而忽略了胸膜的作用，对于张力性气胸导致的大范围肺组织被压缩，同侧肺经超声扫查6个区域均为A线，评分应为0分，但与实际的肺通气功能、肺氧合情况等完全不符。

此外，肺超声评分是按各区域进行评分，由于一个区域常跨越3个肋间隙甚至更多，因此，局灶性病变和弥漫性病变可能评分会相同。因此，有学者衍生出72肋间隙扫查法甚至更多，目的是为了将肺超声评分更加精准化，但无疑增加了操作时间和难度。因此，肺超声评分对于肺疾病只是一种半定量的量化方式，其精确度也会受到一些情况的影响。

六、学习肺超声的一些建议

肺超声与传统超声有些不同，肺超声的诊断常依赖于对伪像的理解和判断，而理解这些征象，需对肺部疾病的病理学和病理生理学有着深刻的理解，这就需要我们将解剖学、功能学和病理生理学等方面进行综合的学习。

肺部扫查的内容由浅到深分别是皮肤与皮下软组织层→肋骨与周围肌层→胸膜→肺脏。胸膜分为壁层胸膜与脏层胸膜，其中壁层胸膜位于肌层下方，脏层胸膜紧贴肺实质表面，脏壁层胸膜之间有少量液体可润滑胸膜之间的相互运动。肺脏分为肺实质与肺间质，肺实质包括各级支气管和肺泡，而肺间质是气管与肺泡之间起到支持作用的组织，包括肺毛细血管、肺淋巴管等，肺间质形似触手，广泛密集地深入肺实质里。肺超声成像原理主要依靠的是胸膜线表现，一方面肺部多种疾病会影响到胸膜，另一方面胸膜会产生相关超声伪像，通过这些伪像我们能推理肺脏情况。

肺超声的局限性也较明显，首先超声对于透声条件要求较高，特别是脂肪层较厚、探查区域前有医疗用品遮挡等情况的患者无法得到放射检查的穿透性。其次，肺超声需要明确的一点是探查对象不是肺脏而是整个胸腔，皮肤及皮下软组织层、胸膜、肺脏、心血管、脏壁层胸膜之间的胸腔情况对诊断医师有着更高的技术要求，多探头之间的互相切换、多切面之间的转换及与临床思维的密切结合是重中之重，这也是本书所传递的肺超声的主要诊断理念。

肺脏的运动是非常重要的征象，我们通过肺的运动可以对它的活动度及活动频率进行初步了解，并结合临床症状及其他检查进行辅助诊断。脏壁层胸膜间随着呼吸的相互滑动称之为胸膜滑动征。而胸膜搏动征指的是当呼吸的滑动与心跳同步或者患者屏气时的胸膜运动。两者共同的必要条件是密闭的胸膜腔，若两者被分开，则两者均不能探查。生理状态下，脏壁层胸膜之间有微量液体存在以起到润滑作用，这些液体在正常人的肺超声下是无法探查到的。当脏壁层胸膜之间的液体过多时，会使脏壁层胸膜严重分离，成为我们常见的胸腔积液；反之当它们之间没有液体而存在大量气体的时候，会因气体的高反射性无法发现肺的运动。因此，根据肺滑动和肺搏动可以得到以下明确的结论：①我们可以认为正常情况下壁层和脏层胸膜之间没有气体与液体，当患者合并胸腔积液或气胸时，两者之间则存在气体或液体。②正常情况下胸膜是没有粘连或融合的，当患者合并肺炎或进行胸腔穿刺等操作后后，胸膜可能会发生粘连或融合。

当患者深吸气时，肺脏膨胀，膈肌向下运动，在右侧－侧胸壁探查时，会发现肝右叶被膨胀的肺所遮挡，当呼气后，肺叶回缩，肝脏又出现在视野里，这种肝脏类似被窗帘一样的肺叶遮挡与出现的征象称为"窗帘征"，"窗帘征"在我们的诊断过程中很重要，我们可以通过让患者深呼吸观察"窗帘征"是否正常，若深吸气后肝脏仍然不被肺叶遮挡，说明患者肺通气功能下降。

在 BLUE 方案中，将单区域超声征象和全肺整体的超声征象相结合，衍生出几个新的概念（详见第十五章肺超声诊断方案与流程）。

1. A 模式＝A 线＋胸膜滑动征　是最常见的征象，A 线表明胸膜下小叶间隔不足以超声分辨，而肺滑动存在说明脏壁层胸膜间无气液等物质将其隔离分开。因此 A 模式常见于正常人，当合并呼吸困难等临床症状时，要考虑肺栓塞、慢性阻塞性肺疾病、哮喘等疾病。

2. A' 模式＝A 线＋胸膜滑动征消失　如遇到的是急性呼吸困难的患者，应最先考虑气胸，当胸膜之间存在气体时，肺滑动实则存在，但因为气体存在，超声无法向下传递，当探查到 A 模式与 A' 模式交接点时，此点称为"肺点"。气胸相关诊断在后面会详解。除了气胸，一切导致肺滑动消失的疾病均可有 A' 模式，如各种原因导致的胸模粘连（严重感染、肺纤维化、胸膜手术），肺容积减少（完全性肺不张、不同原因导致的气管阻塞、肺部切除）等情况。

3. B 模式＝B 线＋胸膜滑动征　B 线的存在说明小叶间隔增宽增厚，双侧胸壁可见弥漫对称分布的 B 线时，常见于肺水肿；当双侧胸壁探及 B 线呈局限性分布且不对称时，常见于局灶性肺炎。这里需要注意的是一切可以导致小叶间隔增宽的病理改变均可出现 B 线，如肺纤维化、肺间质性疾病或肺脏既往损伤导致的瘢痕等情况。

4．B'模式＝B线＋胸膜滑动征消失　当肺炎演变为重症肺炎时，胸膜广泛粗糙增厚，肺活动度消失，此时为 B'模式。也可见于严重的弥漫性肺水肿，肺通气功能极弱时，胸膜滑动无法经肉眼识别。

5．A/B 模式　当一侧胸壁仅探及 B 线，另一侧胸壁仅探及 A 线时称为 A/B 模式，见于单侧肺炎。因此当进行肺超声诊断时，我们可以通过 B 线的不同分布及肺的运动结合不同疾病的病理生理进行诊断，这也是 B 线存在的主要意义。

6．C 模式　当肺间质与肺泡里的气体完全被水填充以后，肺泡塌陷，声阻抗明显减低，肺脏实变，此时肺脏回声类似肝脏，也称为"肺实变""肺组织肝样变"等。

当部分肺泡没有被水完全填充，由于部分气体的存在，声术在实变的肺传播过程中也会产生振铃伪像。实变的肺中存在多发点状强回声伴有的 B 线称为"碎片征"。"碎片征"以上的区域是实变的肺，因此以上区域为无通气功能的肺，以下区域为残存气体的肺泡。肺部实变以后可以在实变区域探查到支气管影，其呈动态或静态表现，称为动态支气管征或静态支气管征，动态支气管征常见于肺炎导致的肺实变，静态支气管征常见于胸腔积液导致的肺不张的肺实变。

超声具有快速、便捷、实用性广、价格低等特点，对于肺脏超声的诊断是动态性、持续性的，同时通过结合心血管超声可以真正达到心肺紧密联合状态，特别是急性发作的呼吸衰竭与休克有着显著优势。多器官的联合扫面超声诊断更是对于气管插管、危急重症、无法搬运进行其他肺部检查的患者有举足轻重的作用。

研究表明肺超声对于肺间质综合征、肺实变、胸腔积液、气胸的灵敏度分别为94%、100%、100%、98%，这些相对于胸部 X 线检查都有着更大的优势。

（编写：白　杨　赵浩天；审阅：薛红元）

参考文献

[1]Lichtenstein DA.BLUE-protocol and FALLS-protocol：two applications of lung ultrasound in the critically ill[J].Chest，2015，147（6）：1659-1670.

[2]Lichtenstein D.Lung ultrasound in the critically ill[J].Curr Opin Crit Care，2014，20（3）：315-322.

[3]Lichtenstein DA.Ultrasound examination of the lungs in the intensive care unit[J].Pediatr Crit Care Med，2009，10（6）：693-698.

[4]Bouhemad B，Zhang M，Lu Q，et al.Clinical review：bedside lung ultrasound in critical care practice[J].Crit Care，2007，11（1）：205.

[5]Lichtenstein D，van Hooland S，Elbers P，et al.Ten good reasons to practice ultrasound in critical care[J].Anaesthesiol Intensive Ther，2014，46（5）：323-335.

[6] 周然，尹万红，刘冰洋，等 . 重症超声病理生理导向急诊检查方案及诊疗流程（POCCUE）在重症患者急性呼吸循环障碍中的价值研究 [J]. 四川大学学报（医学版），2019，50（6）：792-797，782.

[7]Cocco G，Boccatonda A，Rossi I，et al.Early detection of pleuro-pulmonary tuberculosis by bedside lung ultrasound：A case report and review of literature[J].Clin Case Rep，2022，10（7）：e05739.

[8]Shah A，Oliva C，Stem C，et al.Application of dynamic air bronchograms on lung ultrasound to diagnose pneumonia in undifferentiated respiratory distress[J].Respir Med Case Rep，2022，39：101706.

[9] 刘大为，王小亭 . 重症超声 [M]. 北京：人民卫生出版社，2017.

[10] 赵浩天，燕亚茹，张捷思，等 . 肺超声对不同肺泡失充气相关疾病的鉴别诊断 [J]. 中国老年学杂志，2021，41（15）：3373-3377.

[11] 毛佳玉，王小亭，刘大为 . 重症超声赋予重症无处不在的病因管理 [J]. 协和医学杂志，2018，9（5）：404-406.

[12] 赵浩天，刘奕，李会英，等 . 床旁即时超声对急重症疑难病患者诊断与评估研究进展 [J]. 疑难病杂志，2021，20（10）：1072-1076.

[13]Reissig A，Copetti R.Lung ultrasound in community-acquired pneumonia and in interstitial lung diseases[J].Respiration，2014，87（3）：179-189.

[14] 赵浩天，龙玲，任珊，等 . 床旁肺超声对气胸诊断价值的研究进展 [J]. 中国急救医学，2019，39（9）：892-897.

[15]Ye X，Xiao H，Chen B，et al.Accuracy of lung ultrasonography versus chest radiography for the diagnosis of adult community-acquired pneumonia：review of the literature and meta-analysis[J].PLoS One，2015，10（6）：e0130066.

[16]Lichtenstein D，Mezière G，Seitz J.The dynamic air bronchogram.A lung ultrasound sign of alveolar consolidation ruling out atelectasis[J].Chest，2009，135（6）：1421-1425.

[17]Mongodi S，Via G，Girard M，et al.Lung ultrasound for early diagnosis of ventilator-associated pneumonia[J].Chest，2016，149（4）：969-980.

[18]Breitkopf R，Treml B，Rajsic S.Lung sonography in critical care medicine[J].Diagnostics（Basel），2022，12（6）：1405.

[19]Pasqueron J，Dureau P，Arcile G，et al.Usefulness of lung ultrasound for early detection of hospital-acquired pneumonia in cardiac critically ill patients on venoarterial extracorporeal membrane oxygenation[J].Ann Intensive Care，2022，12（1）：43.

[20] 刘元琳，赵浩天，刘奕，等 . 肺超声与胸部 CT 评价社区获得性肺炎的一致性研究 [J]. 中国超声医学杂志，2022，38（8）：841-844.

[21] 赵浩天，王泽凯，赵鹏，等 . 联合心肺超声对透析间期急性肺水肿发生的危险因素分析 [J].中国超声医学杂志，2022，38（1）：30-34.

[22] 赵敏，包凌云，吴漪皓，等 . 心肺联合超声在低氧血症新生儿中的应用价值 [J]. 中华医学超声杂志（电子版），2019，16（2）：102-107.

[23]Xue H，Li C，Cui L，et al.M-BLUE protocol for coronavirus disease-19（COVID-19）patients：interobserver variability and correlation with disease severity[J].Clin Radiol，2021，76（5）：379-383.

[24]Lichtenstein D.Lung ultrasound in acute respiratory failure an introduction to the BLUE-protocol[J].Minerva Anestesiol，2009，75（5）：313-317.

[25]Mongodi S，De Luca D，Colombo A，et al.Quantitative lung ultrasound：technical aspects and clinical applications[J].Anesthesiology，2021，134（6）：949-965.

[26] 王泽凯，赵浩天，赵鹏，等 . 对比肺超声与人体成分分析对维持性透析患者容量负荷的评估效力 [J]. 中国超声医学杂志，2021，37（6）：624-628.

[27]Ntoumenopoulos G，Buscher H，Scott S.Lung ultrasound score as an indicator of dynamic lung compliance during veno-venous extra-corporeal membrane oxygenation[J].Int J Artif Organs，2021，44（3）：194-198.

[28] 刘月，郭丽苹，尹丽，等 . 肺超声联合超声心动图快速诊断心源性呼吸困难的应用价值 [J].中国心血管病研究，2022，20（2）：128-132.

第三章

肺炎的超声诊断

第一节　肺炎的病理生理学

一、肺炎的定义

肺炎是指终末气道、肺泡和肺间质的炎症，主要由病原微生物（以细菌、病毒、支原体等病原体等较常见）导致。此外，免疫反应过强、特殊理化因素、过敏及药物亦可导致肺炎的发生。

二、肺炎的分类

根据解剖部位，肺炎可分为大叶性肺炎、小叶性肺炎、间质性肺炎（图 3-1）；根据病因不同，可分为细菌性肺炎、病毒性肺炎、真菌性肺炎、非典型病原体所致肺炎、理化因素所致的肺炎（如放射性肺炎、化学性肺炎、类脂性肺炎）；按病变性质又可分为浆液性、纤维素性、化脓性、干酪性及肉芽肿性肺炎；按患病环境又分为社区获得性肺炎、医院获得性肺炎。细菌性肺炎最为常见。

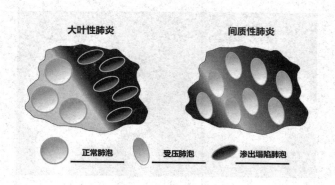

图 3-1　大叶性肺炎和间质性肺炎示意图

三、肺炎的病理生理学

肺炎通常指肺实质或肺间质的急性渗出性炎症。不同病原体在导致肺炎的过程中，其病理生理机制并不完全相同。细菌性肺炎病变早期，受累的细支气管或肺泡黏膜充血水肿，表面附着黏性渗出物，周围肺组织没有明显改变或肺泡间隔仅有轻度的充血，随着病情进展，肺泡间隔毛细血管扩张、通透性升高，病灶中支气管、细支气管管腔及其周围的肺泡腔内中性粒细胞、红细胞及脱落的肺泡上皮细胞或浆液及纤维蛋白原大量渗出并向邻近肺组织蔓延。病毒性肺炎及支原体肺炎主要表现为肺间质炎症，病变早期，肺泡间隔明显增宽，其内血管扩张、充血，间质水肿同时淋巴细胞、单核细胞浸润，肺泡腔内一般无渗出物或仅有少量浆液，病变较严重时，肺泡腔内则出现由浆液、少量纤维素、红细胞、巨核细胞、混合成的渗出物，伴细菌感染时，可有中性粒细胞浸润。无论是病变首先累及肺实质还是肺间质，病变严重时，肺实质、肺间质最终均会发生病变。

四、肺炎的临床表现

肺炎症状的严重程度，取决于病原体和宿主的免疫状态。通常表现为咳嗽、咳痰，或原有的呼吸道症状加重，伴或不伴有胸痛，随着病情进展可表现为低氧、呼吸困难。病变早期，肺内可闻及湿性啰音，出现肺实变时，典型的体征有叩诊浊实音、语颤增强，听诊可闻及支气管呼吸音，并发胸腔积液时，患侧胸部叩诊浊音，语颤减弱，呼吸音减弱。

五、肺炎的诊断

肺炎主要依据临床表现、影像学检查及实验室检查做出诊断。影像学检查是诊断肺炎的重要基本手段。胸部 X 线是传统影像学工具中最简便、快速的工具（图 3-2），X 线发现肺野内渗出性改变，可对肺炎做出诊断。在目前的床旁影像学工具中，X 线的应用最为广泛，然而其准确性受到广泛质疑，且不同医师之间阅读肺炎的 X 线的诊断一致性仅 0.57。有学者提出，肺超声可替代 X 线作为肺炎的床旁一线诊断工具。胸部 CT 检查是诊断肺炎的影像学"金标准"（图 3-3），然而其设备庞大、辐射剂量高等因素，不适用于危重卧床患者。肺超声以其便捷、无创、实时等特点弥补上述检查的局限性，通过了解并分析肺组织通气及胸膜运动情况，与气胸、肺栓塞、肺不张等疾病进行鉴别，提高肺炎早期诊断率。

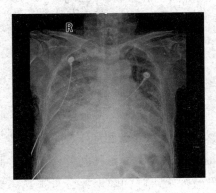

图 3-2　肺炎的胸部 X 线

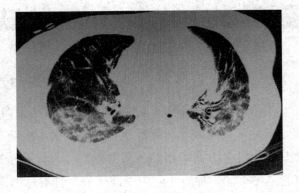

图 3-3　肺炎的胸部 CT

第二节　肺炎的超声特点

一、肺炎的 B 线征象与特点

当声波通过浅表软组织及胸膜线，遇到空气和水的混合物时在肺内产生振铃伪像，即发源自胸膜线产生分散的类似激光的垂直高回声振铃伪像，延伸至屏幕下方且不消失，并随肺滑行同步移动，即为 B 线伪像。

正常肺组织气体含量＞98%，肺间质厚度在 0.1 ~ 0.15mm 时不被识别，表现为 A 线。肺炎通常指的是肺内的急性渗出性炎症，当肺泡或肺间质出现大于 5% 比例的液体渗出，使得肺间质增厚，达到超声仪器分辨率，且病变部位临近胸膜或膈肌，即可被肺超声敏感识别，可见 B 线。肺超声出现 B 线的位置和炎症病灶一致。随着渗出不断增加，液体含量逐渐增加，液体与气体的比例逐渐增大，进而产生不同的超声征象（图 3-4）。

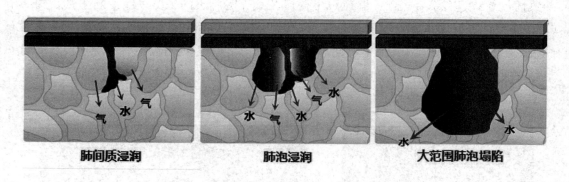

肺间质浸润　　　　　　肺泡浸润　　　　　　大范围肺泡塌陷

图 3-4　肺炎不同征象产生的机制

呼吸性细支气管及以下所含的肺泡结构（即呼吸小叶）内径大约 7mm，当两个呼吸小叶之间的肺间质（呼吸小叶间隔）发生病变有液体渗出，并被超声识别，则出现 B 线。在 BLUE 方案的相关定义中，B 线间隔大约 7mm 称 B7 线，提示肺间质渗出或水肿（图 3-5）。当呼吸小叶内出现病变，且液体渗出导致呼吸小叶间隔增厚，且被超声识别，此时 B 线间隔大约 ≤ 3mm 称 B3 线，提示肺泡渗出或水肿（图 3-6）。当整个肺泡均出现病变，肺泡内液体渗出，渗出液又没有完全占据整个肺泡，肺泡腔内仍存在液 - 气平面，则表现弥漫性融合 B 线，即"白肺"。当大量液体渗出，肺泡腔被液体占据，液 / 气＞80% ~ 90% 时，则出现肺泡塌陷，即肺实变（图 3-7）。

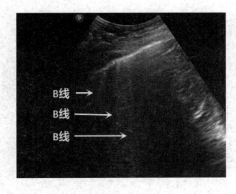

图 3-5 肺间质性渗出，超声可见 B7 线

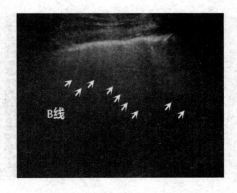

图 3-6 肺泡性渗出，超声可见 B3 线

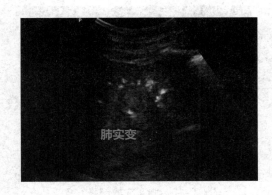

图 3-7 肺叶一定范围内肺泡塌陷，超声可见肺实变

二、肺实变征象与特点

肺实变是指任何原因所导致的终末支气管及肺泡年内原本充满气体的腔隙被渗出液、组织、细胞等成分所占据，使肺内气体减少，质地发生致密化的一种疾病。肺实变病因主要有：①各种病原体感染导致气管黏膜上皮细胞分泌过多。②各种免疫反应异常引起的肺毛细血管通透性增加，循环功能障碍引起的毛细血管流体静压增加，或肺淋巴管阻塞导致的回流障碍等原因造成的毛细血管浆液渗漏增加。③吸入性液体，如溺水、误吸等。④支气管被痰栓、异物、肿瘤等阻塞导致远端肺组织出现完全或不完全性肺不张。⑤大量胸腔积液或胸壁肿物导致相邻肺组织受压，出现压缩性肺不张（图 3-8）。

需要注意的是，这里所说的肺实变主要是指病变肺泡腔被渗出液所占据，一定范围内的肺泡塌陷，气体几乎被完全吸收，声波可传导而显像。正常肺组织肺内充满气体，声波通过浅表软组织遇到气体后发生全反射，当肺泡内充满液体时，声波通过浅表软组织遇到液体后会穿透肺组织，反映出肺内的真实际情况（图 3-9）。肺实变，也称为"肺组织肝样变""肺组织样征"，提示该处肺叶的肺泡内气体被吸收，病变肺内无气 - 液界面存在，无振铃伪像，肺叶像一个实性组织被透声（图 3-10）。

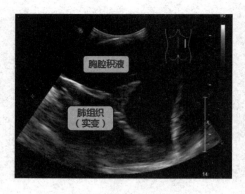

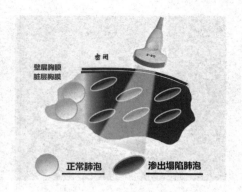

图 3-8　胸腔积液—压缩—肺实变　　　　　　图 3-9　肺实变的透声原理

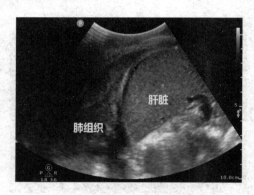

图 3-10　肺实变的超声征象

三、破布征、碎片征、支气管征和血流征

（一）"破布征"与"碎片征"

当病变肺组织内气体完全被吸收，内无气－液界面存在，亦无振铃伪像，病变肺叶呈均匀组织样回声，呈肺实变。然而，有些炎症渗出仅累及局部肺组织，受损范围有限，超声下可见胸膜后方片状不规则低回声区，内回声不均匀，可见碎片状强回声，彩色多普勒可见低回声区内血流信号。在此类征象中，这个不规则的低回声区被称为"破布征"（图 3-11），其本质为局灶性、小范围的肺实变，与大叶性肺实变原理一致。其内的碎片状强回声被称为"碎片征"（图 3-12），提示病变肺内含气不均匀。

肺实变内的"碎片征"并非真实存在的，本质也是一种伪像，其后方常带彗星尾征，经多切面扫查后，"碎片征"闪烁不定。其原理和肝内积气相似，均是局部气体产生的强回声伪像。"碎片征"是基于肺实变内残存通气的肺泡，与周围塌陷组织和渗出液体的界面产生的伪像，和 B 线有相似之处。

我们团队在判断"碎片征"时有这样的经验：嘱患者深吸气，病变肺组织内的"碎片征"可转变为 B 线，呼气时，则再由 B 线转变为"碎片征"（图 3-13）。以上征象的改变说明，随着患者呼吸，气体能够通过气管－支气管自由进出肺泡，塌陷肺泡因此能够被打开，含极少量气体的"碎片征"转变为气－水交界的 B 线，提示扫查区域肺组织内的气体含量（占比）在增加，由此也证实了"碎片征"是残余含气肺泡的假设。此外，该技术可用于呼吸机辅助通气患者判断肺泡复张程度。

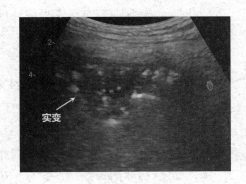

图 3-11　"破布征"，超声可见胸膜后方片状不规则低回声区

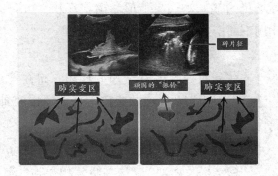

图 3-12　肺实变与"碎片征"示意图

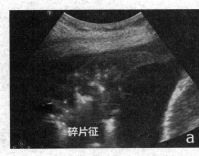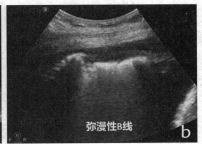

图 3-13　呼吸气时肺超声征象的转变

注：a. 呼气末肺超声表现为肺实变伴"碎片征"；b. 深吸气后，"碎片征"转为弥漫性 B 线。

需强调一点：在肺实变中，肺泡广泛塌陷区的肺叶范围越大，超声下肺实变的范围就越广，超出肺泡塌陷区，混杂未完全塌陷的炎症部位时，可在肺实变的边缘探及 B 线，提示炎症渗出的程度不均。肺实变区炎症渗出更严重，B 线区炎症渗出较其稍轻，区别在于肺泡通气的程度不同（图 3-14）。

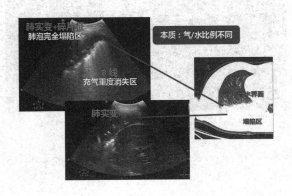

图 3-14　肺实变和 B 线交界区

"破布征"与之同理，由于"破布征"范围可大可小，与病变累及肺组织的范围大小相一致。"破布征"的远场肺组织可见 B 线，提示"破布征"区域肺泡塌陷，而远场仍为气 – 水交界，但渗出程度较"破布征"区域稍低，其本质均为气体与液体的比例不同所致。

（二）动态和静态支气管征

支气管征是支气管结构的显影，需在实变的肺组织内才能被超声发现。较大的支气管可表现为管状、线状强回声沿支气管排列，较小的支气管仅表现为点状强回声。因此，支气管征的超声形态与支气管的大小有关。

基于超声技术的动态特点，支气管征分为动态和静态两种模式。动态支气管征是指支气管结构及内部气／液在吸气相受到气道压力影响，可向肺外周移动，从而发生体积、长度、管腔内回声等多方面的变化。在支气管征的动态模式中，又分为支气管充气征（支气管气相）和支气管充液征（支气管液相）。支气管充气征是指支气管内为气体，随呼吸节律可见气管内气体移动的表现（图 3-15），代表该处支气管与主支气管相通，提示此处区域的肺叶尽管已发生实变，但通气功能尚存，可排除支气管阻塞导致的肺不张（如痰痂形成、异物吞入、肿瘤压迫等导致的阻塞性肺不张）；支气管充液征是指支气管内可见液体流动感（图 3-16），提示支气管内存在渗出性液体，但气道仍残存通气。

静态支气管征是指支气管结构随呼吸未见明显移动感，常提示支气管阻塞，考虑阻塞性肺不张可能性大（图 3-17）。有研究显示静态支气管征也存在于 1/3 的肺实变中。因此，静态支气管征的出现对阻塞性肺不张只是一种提示价值，并不能给予肯定的诊断，也有可能是大范围肺实变患者的肺顺应性较差、肺泡复张性差、肺通气功能减低所致。

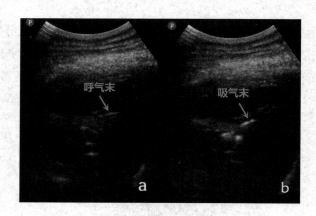

图 3-15 动态支气管征

注：a. 呼气末，可见较细的支气管，呈稍强回声；b. 吸气末，支气管明显扩张，呈强回声，即动态支气管充气征。

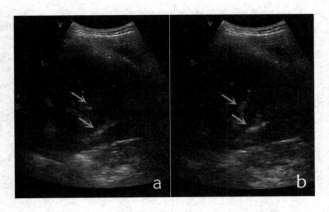

图 3-16　支气管充液征

注：a. 呼气末，支气管呈中高回声；b. 吸气末，支气管内可见液体流动感。

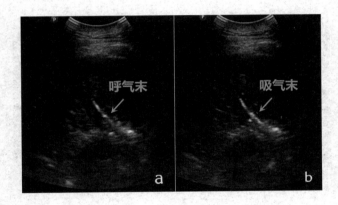

图 3-17　静态支气管征

注：a. 呼气末；b. 吸气末，支气管未见明显变化，即静态支气管充气征。

（二）血管征

肺循环具有丰富的血供，肺实变时，肺泡腔内气体消失，但肺血管血液循环仍存在。肺血管和其他血管的超声表现一致，均为强回声管壁构成的"双轨征"和内部液体的无回声区。较细小的肺小血管或毛细血管无法被超声所探及，使用彩色多普勒超声可检测到实变的肺组织内血流信号，证实肺血管存在（图 3-18）。在均匀的等回声或低回声肺实变中，二维灰阶超声可见"双轨征"且彩色多普勒模式可见血管征，提示肺实变内存在血流，可与较浓稠的胸腔积液或脓胸进行鉴别（图 3-19）。当肺实变内回声不均匀或可见团块样回声时，彩色多普勒示团块周边及内部可见血流，穿支血流内为高阻或低阻频谱，考虑肺肿瘤可能，应进一步结合超声造影或介入检查。

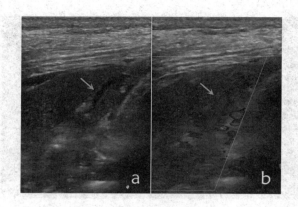

图 3-18　肺实变内部肺血管可见血流信号

注：a. 二维灰阶超声可见肺血管管壁"双轨征"；b. 彩色多普勒可见肺血管内血流频谱。

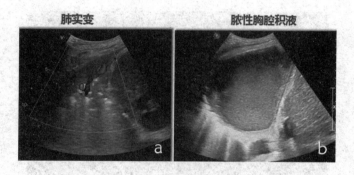

图 3-19　彩色多普勒鉴别肺实变与脓性胸腔积液

　　支气管征需要与一些同样基于肺实变中产生的征象进行鉴别。

　　（1）支气管征与"碎片征"的鉴别：两者均为强回声，但"碎片征"本质是伪像，后方伴彗星尾征，多切面扫查时，"碎片征"形态不稳定；支气管征为支气管实质性物体，形态稳定，后方无彗星尾征等伪像表现（图 3-20）。

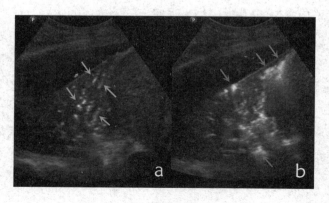

图 3-20　支气管征与"碎片征"的鉴别

注：a. 支气管征形态稳定，后方无伪像；b. 碎片征形态不稳定，后方伴伪像。

（2）支气管征与血管征的鉴别：两者回声不同，血管征为双层强回声管壁包饶内部无回声液体，支气管征为强回声管状结构；其次，彩色多普勒模式下，肺血管内可见血流频谱，而支气管内无血流频谱。

四、肺炎胸膜超声特征

正常情况下，胸膜腔是密闭的腔隙，两层胸膜在超声下表现为清晰、光滑的线样强回声。当肺叶炎症侵犯到胸膜时，极易造成胸膜受累而发生病理变化。不同炎症反应程度对胸膜在超声表现中的变化也不同，轻度炎症可致胸膜增粗、边界模糊、胸膜滑动正常；中–重度炎症可导致胸膜形态变化、连续性中断、破坏等表现，胸膜滑动减弱或消失（图 3-21）。

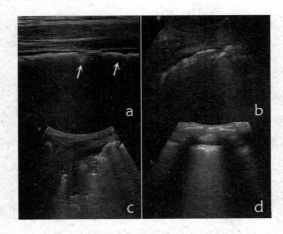

图 3-21 不同程度肺炎时胸膜的超声表现

注：a. 胸膜稍增粗、不光整；b. 胸膜局部连续性中断；c. 胸膜破坏，局部肺叶呈实变；d. 胸膜增厚，胸膜腔内少量液性暗区。

第三节 肺炎与其他肺疾病的超声鉴别诊断

肺炎具有多种典型超声征象，我们团队对此进行了总结（图 3-22），然而各种肺超声征象的敏感性和特异性不等。除了和正常肺的超声进行鉴别外，和几种常见的以 B 线为主要表现的肺疾病（如肺水肿、肺间质纤维化等）也需要进行鉴别，其胸膜特征显得尤为重要，不同疾病对胸膜的侵犯程度是不同的（图 3-23）。此外，在局部超声扫查后，我们需由局部切面征象过渡到整体肺组织超声表现，方可做出肺炎的诊断。

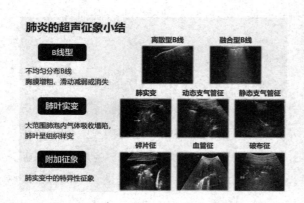

图 3-22　肺炎超声征象小结

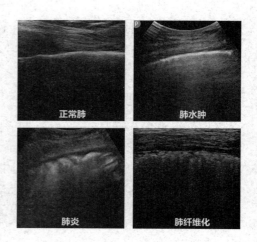

图 3-23　正常肺、肺水肿、肺炎、
肺间质纤维化的肺超声表现

一、临床急诊超声：BLUE 方案

BLUE 方案对双肺整体的肺超声检查进行汇总从而完成诊断，在 BLUE 方案中，肺炎的诊断有 4 种超声公式，分别为：①B'模式（B 线征阳性＋胸膜滑动减弱 / 消失）；② A/B 模式（一侧胸壁 A 线，一侧胸壁 B 线）；③ C 模式（肺实变）；④ A-no-V PLAPS 模式（A 线为主且无下肢静脉血栓的 PLAPS，即仅 PLAPS 点可见 B 线或肺实变）。

（一）B'模式

B'模式和 B 模式的区别在于胸膜的滑动情况。B 模式是指 B 线征阳性＋胸膜滑动正常，提示患者病变部位液体浸润，而胸膜未受到破坏，肺通气尚正常；B'模式是指患者病变部位 B 线征阳性＋胸膜滑动减弱 / 消失，提示病变部位胸膜受炎症反应侵犯，造成胸膜破坏，肺通气减弱或消失。B'模式的重点意义是提示该区域的 B 线不是心源性肺水肿造成的，而是可导致胸膜发生破损的疾病，高度提示肺炎，但仍需与肺间质纤维化、肺泡出血等、肺叶术后改变等相鉴别。需注意的是，B'模式是指对单个存在 B 线的超声切面进行评价，根据局部 B 线和相应胸膜的特点，诊断是否为肺炎。

（二）A/B 模式

A/B 模式是指双肺具有不同的超声表现，一侧为 A 模式（单侧肺以 A 线为主），另一侧为 B 模式或 B'模式（单侧肺以 B 线为主）。因此，A/B 模式需符合两个条件：①超声可探及 B 线阳性区域（单切面内 ≥ 3 条 B 线）；②但该 B 线区域仅在单侧肺出现，另一侧正常。A/B 模式与 B'模式的局部检查不同，A/B 模式是对双肺整体进行评价，当 B 线阳性部位不符合肺水肿的弥漫、对称、连续的 B 线分布特征时，提示为肺炎的渗出。

（三）C 模式

C 模式是指肺实变，当肺泡通气几近丧失时，超声表现为肺叶呈实性组织回声，即肺实变征象。在临床实际诊断中，肺实变诊断肺炎时应与脓胸、回声较高的黏稠胸腔积液、肺肿瘤进行鉴别。

（四）A-no-V-PLAPS 模式

A-no-V-PLAPS 模式即超声下双肺均 A 线＋下肢无血栓（除外肺栓塞），仅 PLAPS 点表现为 B 线。A-no-V-PLAPS 模式的本质和 A/B 模式相似，均是指局部小范围 B 线渗出、不符合肺水肿的流体力学特性，考虑为肺炎。需注意的是，A-no-V-PLAPS 模式的提出是基于重症监护病房内危重卧床患者的体位局限性，由于无法翻身，背部区域无法进行超声扫查，因此位于腋后线的 PLAPS 点如发现局灶性 B 线，则高度提示肺炎。在实际临床工作中，我们团队研究发现：平卧位患者仅在 PLAPS 点发现局灶性 B 线后，对其进行协助翻身检查背部区域，可表现为肺实变（图 3-24）。这表明 PLAPS 点的 B 线往往是背部肺实变的边缘区域。因此，背部区域的肺超声检查非常重要，尤其对于符合 A-no-V-PLAPS 模式的患者，应对背部区域加以扫查。不论 BLUE-plus 方案，还是 12 分区法，在加入对背部区域扫查后，A-no-V-PLAPS 模式的意义已经失效。

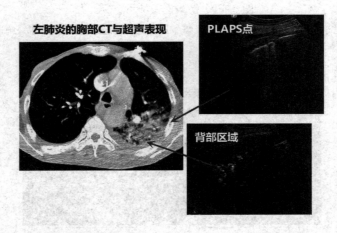

图 3-24　与胸部 CT 对比，腋后线 A-no-V-PLAPS 模式是背部肺实变的边缘（引用自 Zhao.J Clin Ultrasound.2022）

二、超声医师对肺炎的鉴别诊断

超声医师进行肺超声检查与 BLUE 方案最大的不同点是扫查区域的全面性。BLUE 方案基于临床医师快速筛查几种疾病常见的点位，从而做出第一时间的快速鉴别诊断，有助于早期制订正确的治疗措施。而超声医师需做出完整的肺超声检查和书写报告，因此 12 分区法相比于 BLUE 方案，更适合超声医师完成。

对于局部区域，肺炎的超声特点主要为：①局灶性或弥漫性 B 线；②胸膜增粗、不均匀，滑动减弱或消失，也可正常；③局部胸膜后方小片状不规则低回声区，即"破布征"；④肺实变，伴"碎片征"、支气管征、血流征等（图 3-25）。

对于肺实变区域，肺炎主要以渗出液为主，肺泡内渗出导致的局部肺叶呈实变状态，因此，其渗出和肺泡塌陷是不均匀的，可见多发"碎片征"、支气管征等超声特征；单纯的心源性肺水肿导致的大量漏出液将肺叶压缩，其肺组织往往回声均匀，呈与肝脏近等回声的实性回声特点（图3-26）。

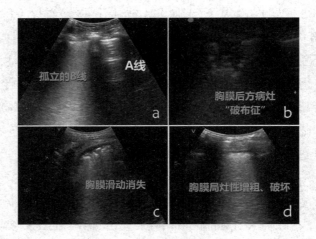

图3-25 肺炎的多种超声征象

注：a.相邻肋间可见A线和B线；b.胸膜下小片状不规则低回声区；c.胸膜滑动消失；d.胸膜增厚，胸膜增粗、破坏，后方B线

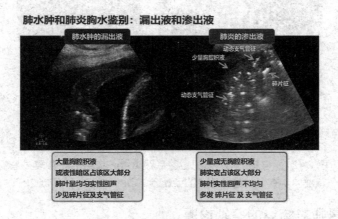

图3-26 心源性肺水肿的漏出液和肺炎的渗出性导致肺实变的超声表现对比

对于整体区域，肺炎在肺内的分布往往无规律性。小叶性或间质性肺炎常表现为局灶性B线伴胸膜受累特点，呈单发或多发分布；大叶性肺炎常表现为大叶性肺实变，呈单侧或双侧，伴或不伴胸腔积液。与静水压性肺水肿相比，肺炎的B线分布不对称、无规律，而肺水肿的B线分布多数为弥漫性、对称性和连续性的特点，这是两者在肺超声中最主要的鉴别诊断特征。此外，联合超声心动图和下腔静脉超声，证实存在容量过负荷与左心功能不全的证据，更加支持肺水肿的诊断（表3-1）。

在临床实际中，左心衰竭患者也可合并肺炎，此时对诊断带来难度。结合下腔静脉超声，如不存在容量过负荷（下腔静脉纤细、塌陷率较大），则不考虑肺水肿，而支持肺炎诊断。重症肺炎尤其接受机械通气后，可合并肺源性心脏病，超声心动图可发现右心大小、功能和肺动脉压的改变，此时也可导致下腔静脉扩张，需全面分析鉴别。

表 3-1　静水压性肺水肿和肺炎的肺超声鉴别诊断

		（静水压性）肺水肿	肺炎
肺超声特点	胸膜	①胸膜光滑或稍增厚，连续性完整；②胸膜滑动正常，严重肺水肿时可减弱，但不会消失	①轻度：胸膜局部轻度增厚，滑动正常或减弱；②中度：胸膜局灶性或多发不均匀增粗，滑动明显减弱或消失；③重度：胸膜下低回声实变区，胸膜结构破坏，滑动消失
	远场	①双肺 B 线呈弥漫、连续、对称的分布；②伴或不伴胸腔积液，可见肺组织压缩，回声均匀	①单侧/双侧肺 B 线呈不均匀、不对称分布；②肺泡腔塌陷后，肺叶呈实变，内可见"碎片征""支气管征"等，伴或不伴胸腔积液
心脏超声特点		左房压增高、左室充盈压增高，伴或不伴左室收缩功能减低	与左心功能无关；严重肺炎可合并右心功能不全（肺心病）
下腔静脉超声特点		多数呈扩张状态，呼吸塌陷率较低	可呈纤细或中间状态，严重肺叶合并右心功能不全时可呈扩张状态

（河北省人民医院超声科经验，2000+ 例数）

第四节　肺超声在新型冠状病毒肺炎中的应用

自 2019 年以来，新型冠状病毒（COVID-19，以下简称"新冠"）在全球肆虐，新冠肺炎的病毒感染者具有强传染性，疑似感染者接受影像学检查受到条件限制。对于普通病房、急诊科、隔离间和新冠病房内，医护人员均穿着厚重防护服，佩戴面屏，针对肺部检查时，听诊器的使用受到限制。因此，床旁超声在诊断和评估患者肺部病情每日变化的过程中起了巨大的作用。张丽娜教授最早将新冠肺炎患者的肺超声特征与肺 CT 进行对比和总结（表 3-2），为重症监护病房的危重新冠肺炎患者的肺超声检查提供了可靠依据。

表 3-2　新冠肺炎患者肺超声与肺 CT 的影像学特征

肺 CT	肺超声
增厚的胸膜	增厚的胸膜线
"磨玻璃"硬和渗出	B 线（多发局灶型、离散型或融合型）

续表

肺 CT	肺超声
肺组织浸润影	融合型 B 线
胸膜下实变	小范围局灶性肺实变
跨肺叶实变	非跨肺叶和跨肺叶实变
胸腔积液很少见	胸腔积液很少见
≥ 2 个以上的肺叶受累	异常的多肺叶分布
随着疾病进展，远期呈肺实变	早期和轻度感染以局灶性 B 线为主要特征；进展期和危重患者以肺泡间质综合征为主要特征；恢复期间可见 A 线；肺纤维化患者可见胸膜线增厚，B 先不均匀

（引用自 Peng.Intensive Care Med.2020）

有学者将 12 例新冠肺炎患者肺部超声与 20 例社区获得性肺炎肺部超声表现进行对比，发现其主要超声特征如下：①胸膜增厚（12/12），模糊、不规则（9/12），胸膜碎片样改变（6/12）。②离散型 B 线（4/12），部分融合的 B 线（12/12），完全融合的 B 线或白肺（10/12），呈瀑布征象（4/12）。③肺实变或胸膜下局灶性病变（5/12），通常小于 1.0cm，并表现为 C 模式（肺实变），但较大范围的肺实变并不常见。④胸腔积液（1/12）和肺大疱（1/12）等并发症很少见。⑤气胸和脓胸未见。

亦有研究指出新冠肺炎的最常见的超声表现为肺基底部和后部区域的病灶性或融合性的 B 线和相关胸膜受累。COVID-19 肺炎超声诊断敏感性为 92.6%，特异性为 85.2%，阳性预测值 75.8%，阴性预测值 92%，阳性和阴性似然比分别为 6.2 和 0.1，表明肺超声对新冠肺炎的诊断价值较高。需注意的是，新冠肺炎属于病毒性肺炎的一种，其影像学特征应与其他病毒性肺炎相近，而与肺水肿、气胸、肺栓塞和大叶性肺炎等相鉴别。新冠肺炎的肺超声特征并非特征性表现，很可能是是病毒性肺炎的共性特点。

在此基础上，肺超声不仅仅对新冠肺炎患者进行肺部扫查，对于合并血流动力学不稳定、多器官衰竭的危重新冠患者，超声对心脏、颅脑、肾脏、肝脏、胃肠道、膈肌等多器官进行综合评估和信息整合，可对患者的全身血流动力学和器官灌注情况得到全面的评价，具有极大的实践意义。多项研究指出，重症新冠肺炎患者可合并感染性休克、急性肾损伤、急性呼吸窘迫综合征等严重疾病。多脏器超声可每日多次反复对心功能、容量负荷及容量反应性、脑血流频谱及搏动指数、肾阻力指数、膈肌移动度及厚度、肺泡通气状况、机械通气下的肺复张情况等方面进行评估，并将超声影像与临床体征、实验室检查等进行整合，由多学科专家会诊讨论，从而在获取一线影像学宝贵资料的情况下对患者第一时间予以救治，极大缩短了诊断时间和提高了救治率。此外 5G 机器人和远程数据设备等新技术也应用到了肺超声检查中。由床旁穿着防护服的一线超声医师进行超声检查，同时连线远程专家进行实时图像共享，协助远程线上会诊，对不同地区的新冠病房患者的诊治有重大意义。

　　超声以其方便、快捷、无辐射等优点，被报道可用于疑似新冠肺炎的孕妇进行肺部影像学检查。观察到典型的肺超声影像特征，包括多肺叶浸润的局灶性或弥漫性B线伴胸膜线增厚，或斑片状分布的"白肺"时，需警惕新冠肺炎的可能性，进一步完成核酸采集和实验室检查。有学者提出，对疑似新冠病毒感染的孕妇，建议使用超声作为一种影像学诊断工具，避免肺CT或X线造成胎儿辐射损伤。此外，有研究发现，肺超声可在胸部X线正常的患者中检测到B线等早期异常表现，表明肺超声较X线对于肺炎具有更高的敏感性，且随着临床病情改善和病毒含量下降，超声检查的影像学表现亦会相应改善。因此，肺超声作为一种快速、灵敏、动态、准确的诊断工具具有重大的应用潜力和价值，肩负起新冠病毒肺炎及相关疾病的筛查、诊断和评估工作，为新冠肺炎救治起到了不可磨灭的作用。

　　刘元琳等人对于社区获得性肺炎进行研究发现，肺超声对正常肺通气、肺泡间质综合征和肺实变三种征象与金标准肺CT的整体一致性（Kappa值）分别为0.792、0.760、0.779，前胸壁一致性（Kappa值）分别为0.775、0.801、0.797，背部对正常肺通气、肺实变两种征象与CT的一致性（Kappa值）分别为0.767、0.793，均体现出较高的一致性，侧胸壁三种征象及背部对肺泡间质综合征与CT的一致性一般，Kappa值分别为0.709、0.725、0.665、0.726。排除未累及胸膜病灶后，肺超声对三种征象与金标准肺CT均具有较高的一直性，Kappa值分别为整体肺组织0.873、0.825、0.833，前胸壁肺组织0.895、0.910、1.000，侧胸壁组织0.812、0.775、0.804，背部肺组织0.826、0.781、0.807。该研究结果显示肺超声在社区获得性肺炎病变中与肺CT有较好的一致性，对未累及胸膜病变的存在，肺超声的诊断准确度可能会受到影响。因此，鼓励其在社区获得性肺炎患者的临床实践中得到广泛应用。Long等人的一项针对肺炎的超声诊断的Meta分析研究发现，肺超声对成人肺炎的诊断敏感性为88%，特异性为86%，受试者工作特征曲线下面积为0.9538，证实了肺超声作为肺炎的诊断工具的高精确度。

　　此外，进一步的研究将针对社区、院内及重症病房等处的肺炎，以及常见和罕见的菌种之间肺超声的特征进行研究和总结，未来将进一步扩大肺超声对肺炎的诊治价值，我们相信，超声医师开展床旁肺超声工作具有巨大的潜力和价值，未来会成为一项对临床诊治有益的工具和技术。

（编写：刘元琳；审阅：牛慧敏　赵浩天）

参考文献

[1] 中华医学会呼吸病学分会 . 中国成人社区获得性肺炎诊断和治疗指南（2016 年版）[J]. 中

华结核和呼吸杂志，2016，39（4）：253-279.

[2] 中华医学会呼吸病学分会感染学组 . 中国成人医院获得性肺炎与呼吸机相关性肺炎诊断和治疗指南（2018 年版）[J]. 中华结核和呼吸杂志，2018，41（4）：255-280.

[3]Bouhemad B，Dransart-Ray é O，Mojoli F，et al.Lung ultrasound for diagnosis and monitoring of ventilator-associated pneumonia[J].Ann Transl Med，2018，6（21）：418.

[4] 蔡柏蔷，李龙芸 . 协和呼吸病学 [M]. 第 2 版 . 北京：中国协和医科大学出版社，2017.

[5] 曾学英，尹万红，康焰 . 肺部超声在肺炎诊断中的应用 [J]. 中华结核和呼吸杂志，2017，40（2）：158-160.

[6]Reissig A，Gramegna A，Aliberti S.The role of lung ultrasound in the diagnosis and follow-up of community-acquired pneumonia[J].Eur J Intern Med，2012，23（5）：391-397.

[7] 刘大为，王小亭 . 重症超声 [M]. 北京：人民卫生出版社，2017.

[8]Cortellaro F，Colombo S，Coen D，et al.Lung ultrasound is an accurate diagnostic tool for the diagnosis of pneumonia in the emergency department[J].Emerg Med J，2012，29：19-23.

[9]Prina E，Ranzani OT，Torres A.Community-acquired pneumonia[J].The Lancet，2015，386（9998）：1097-1108.

[10]Adriana GR，Pere L，Carmen MB，et al.Diagnostic yield of point-of-care ultrasound imaging of the lung in patients with COVID-19[J].Emergencias，2020，32：340-344.

[11]Federico M，Gino S，Renato P，et al.Quantitative lung ultrasound spectroscopy applied to the diagnosis of pulmonary fibrosis：the first clinical study[J].IEEE Trans Ultrason Ferroelectr Freq Control，2020，67：2265-2273.

[12]Zhao H，Yan Y，Liu Y，et al.Bedside critical ultrasound as a key to the diagnosis of obstructive atelectasis complicated with acute cor pulmonale and differentiation from pulmonary embolism：A case report[J].J Clin Ultrasound，2022，50（5）：611-617.

[13]Peng QY，Wang XT，Zhang LN.Chinese critical care ultrasound study group（CCUSG）.Findings of lung ultrasonography of novel corona virus pneumonia during the 2019-2020 epidemic[J].Intensive Care Med，2020，46（5）：849-850.

[14] 李敏，王小亭，许镜清，等 . 重症超声导向的新型冠状病毒肺炎管理策略 [J]. 中华内科杂志，2020，59（9）：673-676.

[15]Cho YJ，Song KH，Lee Y，et al.Lung ultrasound for early diagnosis and severity assessment of pneumonia in patients with coronavirus disease 2019[J].Korean J Intern Med，2020，35（4）：771-781.

[16]De Luca D.Semiquantititative lung ultrasound scores are accurate and useful in critical care, irrespective of patients' ages：The power of data over opinions[J].J Ultrasound Med，2020，39（6）：1235-1239.

[17]Zhang Y，Xue H，Wang M，et al.Lung ultrasound findings in patients with coronavirus disease（COVID-19）[J].AJR Am J Roentgenol，2021，216（1）：80-84.

[18] 张丽娜 . 重症新型冠状病毒肺炎救治：用好重症超声 [J]. 中华重症医学电子杂志（网络版），2020，6（01）：56-57.

[19] 王臻，Arif Hussain，Gabriele Via, 等 . 多器官床旁即时超声在新型冠状病毒肺炎中的应用：国际专家共识 [J]. 中国呼吸与危重监护杂志，2021，20（2）：77-84.

[20] 刘元琳，赵浩天，刘奕，等 . 肺超声与胸部 CT 评价社区获得性肺炎的一致性研究 [J]. 中国超声医学杂志，2022，38（8）：841-844.

[21]Long L，Zhao HT，Zhang ZY，et al.Lung ultrasound for the diagnosis of pneumonia in adults：A Meta-analysis[J].Medicine，2017，96（3）：e5713.

[22] 赵浩天，燕亚茹，张捷思，等 . 肺超声对不同肺泡失充气相关疾病的鉴别诊断 [J]. 中国老年学杂志，2021，41（15）：3373-3377.

第四章

静水压性肺水肿的超声诊断

第一节　肺水肿的病理生理学

一、肺水肿的定义

肺水肿是指液体从肺毛细血管渗漏至肺组织（肺间质和肺泡），超过了淋巴系统回流排出的能力，导致血管外的肺间质和肺泡液体积聚。

二、肺水肿的分类

肺水肿的生成因素可有多种，同一患者可表现为单一或复合因素导致的肺水肿，包括肺毛细血管静水压、胶体渗透压和肺毛细血管通透性等因素。既往有一种分类方法是分为心源性肺水肿和非心源性肺水肿。本章节中根据肺水肿的形成机制，将左心源性（左心收缩或舒张功能减低、二尖瓣血流受限、左心房压增大等）、容量过负荷性和右心室收缩能力代偿性增强（右心输出量与左心不匹配）这三种原因归纳为静水压性肺水肿，将脓毒症、急性呼吸窘迫综合征或各种原因导致的肺泡损伤等原因归为非静水压性肺水肿（详见第十一章）。本章只讨论静水压性肺水肿的超声诊断。

（一）静水压性肺水肿

静水压性肺水肿产生的本质是由于容量负荷与心功能之间的匹配效能失衡，心功能（左室收缩功能或舒张功能减退、左房压力增高等）无法代偿过多的体循环静脉回流，肺循环压力及肺毛细血管静水压增高，导致血管内液体外漏。肺内液体生成和回流清除的平衡失调，液体无法被淋巴系统和肺静脉系统吸收，造成肺水肿。此外，短时间内输入过多的液体致容量过负荷，超出心功能的代偿能力，同样通过增加静水压的方式诱发肺水肿。一些原因导致右心收缩能力增加，右心输出量增加，超过左心输出量，过多的液体滞留于肺循环中，同样是产生肺水肿的原因之一。

（二）非静水压性肺水肿

非静水压性肺水肿包括感染引起的肺源性肺水肿、神经源性肺水肿、高原性肺水肿、中毒性肺水肿、低渗透压性肺水肿、肺复张后肺水肿等。

三、静水压性肺水肿的病理生理学和血流动力学

肺泡壁上有两种上皮细胞，分别为Ⅰ型和Ⅱ型肺泡上皮细胞。Ⅰ型上皮细胞是肺泡的门户，分布于95%的肺泡表面，但较脆弱，为肺泡的气体交换提供稀薄的扩散表层；

Ⅱ型上皮细胞可分泌表面活性物质、转运离子、调节肺泡内外的液体流动性。肺毛细血管和肺泡的基膜相互贴合。肺毛细血管网整体阻力较小，极易受到肺动脉压力的影响。当肺间质产生液体流动时，肺淋巴管将其重吸收并运送至体循环。

　　导致肺水肿形成的三个主要原因包括肺毛细血管静水压增高、肺毛细血管通透性增加和淋巴回流减少。急性左心衰竭可引起毛细血管静水压增高；而胸腔积液过快过多的引流，则导致肺间质静水压降低，这两种方式均引起肺毛细血管静水压和肺间质静水压的压力梯度增加，从而液体自毛细血管进入肺间质（图4-1）。

　　左心源性肺水肿、容量过负荷性肺水肿和右心运动异常增强导致的肺水肿统称为流体力学性肺水肿，亦称为静水压性肺水肿。三者产生的病理生理学大致相同，都是由于心功能和容量负荷的匹配失衡引起。心功能和体循环静脉回流在相互匹配的基础上才能保证肺循环的稳定。当左心功能不全时，左室收缩末期过高的压力将导致左心房压力增加，继而肺静脉压力随之上升，并影响肺毛细血管静水压力，这种压力的逆向传导机制，导致了肺水肿的形成。

　　然而，单纯的左心功能不全，不足以阐明心腔内压力增高的原因。导致左心充盈压升高的原因，是右心室提供了过多的液体。因此，急性左心衰竭的患者出现肺水肿症状，其背后一定是拥有一个相对泵出过多液体的右心室。当左心功能急剧减退时，左心室每搏输出量下降，而右心室每搏输出量不变，或轻度减低，或在应激作用下反而增强，于是，在两者每搏输出量不匹配的情况下，过多的排入肺循环的血液引起静水压升高，液体逐渐渗漏入肺间质或肺泡内（图4-2）。

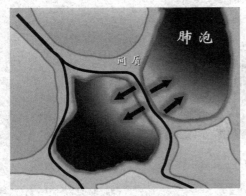
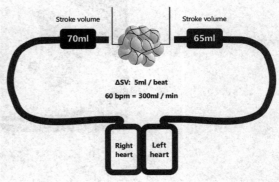
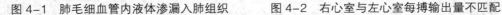

图4-1　肺毛细血管内液体渗漏入肺组织　　　　图4-2　右心室与左心室每搏输出量不匹配

　　右心朝向肺循环输送的血容量，取决于右心室的前负荷和右心室收缩力。当输入液体过多，或右心室收缩增强，均可导致右心提供足量的液体，当超出左心充盈能力时，肺循环发生液体瘀积。因此，静水压性肺水肿产生的三个关键因素是左心功能、右心功能和容量负荷，三者必须匹配，才能维持一个正常压力的肺循环，避免肺水肿的发生。

四、静水压性肺水肿的体征和临床表现

肺内渗漏的积累可导致呼吸困难、咳嗽、烦躁、缺氧等表现，听诊可闻及双肺湿啰音。肺水肿程度较低时，湿啰音可仅出现于肺底。肺水肿严重时患者无法平卧，呈端坐呼吸、咳粉红色泡沫性痰、发绀等表现，严重的可致心源性休克，出现血压下降和意识障碍。

五、静水压性肺水肿的诊断

（一）听诊

听诊湿啰音几乎出现于所有肺水肿的患者，且随肺水肿程度增加，听诊湿啰音的范围随之增大。严重时可闻及双肺满布对称性湿啰音。

（二）胸部 CT 和胸部 X 线

胸部 CT 和胸部 X 线是肺水肿传统的影像学检查方式。在 CT 中，肺间质水肿可表现为小叶间隔增厚，严重肺泡水肿可表现为磨玻璃影（图 4-3）。CT 表现一般为双侧，偶尔单侧，肺实变后形态一般无变化，且胸膜线较直、较光滑，这些对于肺水肿尤其是心源性肺水肿与其他疾病的鉴别有着明显意义。X 线可完成急重症患者的床旁操作，一方面 X 线对肺静脉压力升高有明确表现，即从肺底至肺尖部的血管重新分布征象，尤其是对于心力衰竭导致的肺水肿，可以明显看见肺血管与气管的比例增大，肺上野血管影较下野血管影更明显；而肺间质水肿表现为典型的 Kerley B 线，支气管"袖口征"或"双轨征"；严重肺泡水肿表现为双肺弥漫渗出，肺门周围"蝶翼征"。

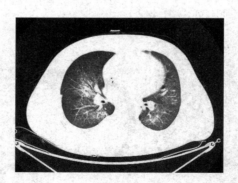

图 4-3　肺水肿的 CT 表现

然而胸部 X 线对肺水肿的诊断价值有限，Meta 分析显示 X 线对肺水肿诊断的特异性高达 98.8%，然而敏感性仅为 9.2%。表明 X 线中 Kerley B 线的出现是肺水肿的特异性标志，但不敏感，只有当血管外肺水达到一定的严重程度，方可出现 Kerley B 线的阳性征象。因此，X 线对于轻度和早期的肺水肿的诊断缺乏敏感性。

（三）超声心动图

超声心动图可动态评估左心室收缩及舒张功能，探查主动脉瓣、二尖瓣是否存在狭窄因素、心室肌运动是否减弱或消失、评估左心室充盈压力和左心房压力等，均可间

接反映是否存在心源性肺水肿的诱发因素。此外，超声评估右心室功能，如三尖瓣环收缩期位移（TAPSE）、三尖瓣环组织多普勒纵向收缩速度（S'）等，判断是否存在右心代偿性收缩增强。下腔静脉内径及变异度反映中心静脉压，对评估心肺循环是否处于容量过负荷状态有一定的提示价值。

（四）高级血流动力学监测

高级血流动力学监测设备可通过有创技术监测肺水肿的发生。肺动脉漂浮导管通过将监测探头置入肺小动脉，测量肺毛细血管嵌顿压（PCWP），PCWP ≥ 18mmHg 高度提示肺血管液体渗漏，是传统诊断静水压性肺水肿的"金标准"。然而其存在气囊破裂、导管尖端损伤血管壁等风险。采用经肺热稀释法原理的脉搏指示剂连续心排出量监测（PiCCO）是一种新型有创监测技术，经中心静脉注入 0℃ 左右的冰盐水，于股动脉或肱动脉处设置热敏感探头感受血液温度的变化程度，描绘出热稀释曲线，并量化为心输出量（CO）、全心舒张末期容积（GEDV）、胸腔血容量（ITBV）、血管外肺水指数（EVLWI）、肺血管通透性指数（PVPI）等指标。血管外肺水正常范围为 7 ~ 10ml/kg，超过 10ml/kg 提示肺水肿发生。结合 PVPI 指标可判断肺水性质。EVLWI ≥ 10ml/kg 且 PVPI < 2，提示肺水肿主要为心源性肺水肿；EVLWI ≥ 10ml/kg 而 PVPI > 3，提示肺毛细血管通透性增加，肺水肿主要为肺源性肺水肿。

（五）实验室检查

实验室检查指标包括血浆脑利钠肽（BNP）、N 末端血浆脑利钠肽（NT-proBNP）、肌钙蛋白、心肌酶等指标，通过反映心室壁受到容量压力的变化而提示充血性心力衰竭，间接反映静水压性肺水肿。各方法诊断价值见（表 4-1）。

表 4-1　不同影像工具和实验室指标对心力衰竭的诊断价值

	特征 / 阈值	敏感性	特异性
BNP	100pg/ml	93.5%	52.9%
	300pg/ml	85.9%	72.2%
	500pg/ml	67.7%	89.8%
NT-proBNP	300pg/ml	90.4%	38.2%
	1000pg/ml	84.8%	65.5%
	1550pg/ml	75.5%	72.9%
胸部 X 线	Kerley B 线	9.2%	98.8%
	肺间质水肿	31.1%	95.1%
	肺泡水肿	5.7%	98.9%
	胸腔积液	16.3%	92.8%
	心影增大	74.7%	61.7%
肺超声	B 线征阳性	85.3%	92.7%
	胸腔积液	63.5%	71.7%

续表

	特征／阈值	敏感性	特异性
	二尖瓣限流	81.5%	90.1%
心脏超声	EF 值下降	80.6%	80.6%
	左室舒张末期容积增加	79.6%	68.6%

［来源：Martindale JL，Wakai A，Collins SP，et al.Diagnosing acute heart failure in the emergency department：a systematic review and meta-analysis.Acad Emerg Med，2016，23（3）：223-242.］

第二节　静水压性肺水肿的超声特点

一、静水压性肺水肿的 B 线特点

当肺水肿发生时，肺超声中胸膜后方 B 线出现，取代原有的 A 线。这是由于血管内肺水渗漏至血管外的肺间质时，导致肺小叶间隔增厚，肺泡内气体和肺间质内液体出现多重混响伪像，表现为自胸膜发出，垂直于胸膜无限延伸的线性强回声，即 B 线。

B 线对肺水肿的诊断敏感性高，但特异性低。这是因为，肺间质水肿出现引起小叶间隔增厚，达到超声机器的最小分辨率（约 1mm）即可发现 B 线的出现。但仅仅凭借 B 线并不代表肺水肿，多种疾病均可导致小叶间隔增厚，因此需结合其他征象特点进行诊断。因此，超声诊断肺水肿时，首先必须有 B 线，B 线不存在则无法诊断肺水肿。其次，观察 B 线的数量、分布特征，结合胸膜情况进行综合评估。

肺水肿的严重程度与肺毛细血管静水压呈正相关，而 B 线的数量、分布和密集程度与肺水肿严重程度相关。当肺毛细血管嵌顿压 ≥ 25mmHg 时，液体由血管内渗漏至肺间质（B 线出现），超声可见离散型 B 线，提示肺间质水肿；≥ 35mmHg 时液体渗漏至肺泡腔，超声可见融合型 B 线，提示肺间质和肺泡均水肿（图 4-4、表 4-2）。

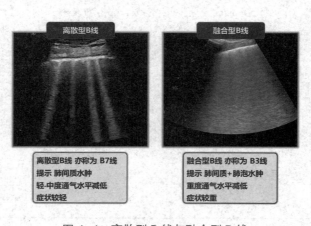

图 4-4　离散型 B 线与融合型 B 线

表 4-2 肺水肿的肺超声征象与临床意义

超声征象	临床意义	肺毛细血管压力
A 线	无肺水肿	6 ~ 15mmHg
少量 B 线	轻度肺瘀血	15 ~ 25mmHg
弥漫性、离散型 B 线	肺间质水肿	25 ~ 35mmHg
弥漫性、融合型 B 线	肺间质＋肺泡水肿	＞ 35mmHg
胸腔积液	漏出液	–

二、静水压性肺水肿的胸膜特点

当静水压增高，肺水肿产生时，外带间质被液体填充而增厚，通常不累及胸膜，不导致胸膜发生病变，因此超声下胸膜常表现为清晰、光滑，随呼吸可见正常滑动。

当严重肺泡水肿时，由于肺泡内液体积聚，导致吸气时气体进入肺泡比例减少，肺通气下降，因此胸膜滑动幅度可轻度或严重减弱，但不会消失。超声下可见胸膜轻度增厚，边缘模糊，但大部分区域胸膜增厚的幅度较均匀，无局灶性破坏、中断等表现（图 4-5）。

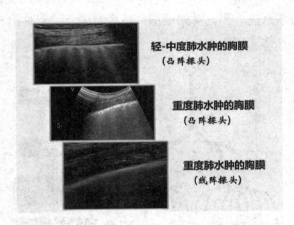

图 4-5 肺水肿的胸膜超声征象与临床意义

我科在日常诊断工作中发现，轻度肺水肿的胸膜稍增厚，但厚度与正常胸膜差距不大，且胸膜存在滑动，严重肺水肿时，胸膜可增厚至 1 ~ 1.5mm，滑动减弱，提示肺通气量下降，需紧急利尿和机械通气维持呼吸（表 4-3）。

表 4-3 肺水肿的胸膜超声征象与临床意义

胸膜静态特征	胸膜动态特征	临床意义
正常或稍增厚	滑动正常或代偿性增强	肺通气量正常
增厚，边缘模糊	滑动稍减弱	肺通气量稍减少
明显增厚，边缘不清	滑动明显减弱或消失	肺通气量明显减少

三、静水压性肺水肿的胸腔积液特点

肺水肿可引起胸腔积液，且胸腔积液的量与肺水肿严重程度相关。超声表现为单侧或双侧可见胸腔积液，严重时将肺叶压缩，呈肺实变。需注意的是，此时尽管肺实变出现，但往往是由于胸腔积液压缩引起，不能诊断为肺炎，应结合前胸壁和侧胸壁的B线分布特征。当肺实变伴少量或无胸腔积液时，且肺实变可见多发"碎片征""支气管征"，提示肺叶渗出不均匀，此时即使双肺弥漫性B线，诊断时不能忽略肺炎这个合并症的可能性。

第三节　静水压性肺水肿的诊断与鉴别诊断

一、静水压性肺水肿的超声诊断

静水压性肺水肿的B线反映的是小叶间隔广泛增厚。基于肺毛细血管静水压增高，血管内液体渗漏至血管外肺组织。由于肺毛细血管网面积巨大，当肺循环压力升高时，各级肺毛细血管压力均升高，因此肺间质增厚呈广泛的、弥漫性出现。这是静水压性肺水肿产生的流体力学规律（图4-6）。

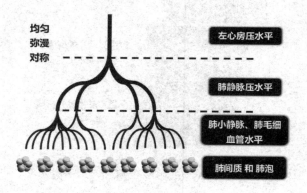

图4-6　各级肺血管压力近等，致肺水肿呈均匀、弥漫分布

尽管受体位相关的重力因素影响，下肺的血管外肺水可能稍多于上肺。但两肺呈对称出现，同侧肺组织呈弥漫、连续出现是其病理生理学特征。

因此，结合我科多年经验，将肺水肿的超声特征总结为三点：①必须有B线。②B线呈"同侧肺连续，双侧肺对称"的分布特征。③胸膜厚度均匀，滑动存在。

总之，超声诊断静水压性肺水肿不仅仅是发现B线，而是根据其背后的病理生理学特点及血流动力学规律。这也是在肺超声学习中的一个理念，就是在理解肺部疾病的病理生理学特点的基础上，去理解肺超声征象，效果会更好。

二、静水压性肺水肿的超声鉴别诊断

静水压性肺水肿的超声特征是以 B 线为主要表现，因此需与其他 B 线相关疾病进行鉴别诊断。

（一）肺炎

鉴别点主要有二，其一：肺炎的超声 B 线所对应的胸膜往往是增粗、不均匀的，且胸膜受累后局部滑动减弱，而肺水肿的胸膜光滑，随呼吸存在滑动；其二，肺炎的超声 B 线与病灶渗出并累及胸膜的位置相一致。比如左上肺炎症渗出，则超声可见左上肺出现局灶性 B 线，伴胸膜增粗、滑动减弱，而未受累肺叶仍为 A 线。需注意的是，临床实际场景中，心衰患者急性发作期可能是由肺炎引起的，因此双肺 B 线以急性肺水肿为主时，需警惕不能忽略合并局部肺炎的可能性（图 4-7）。

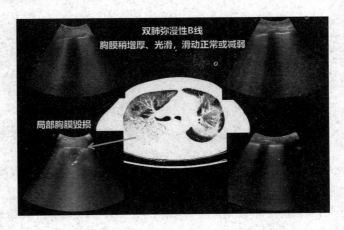

图 4-7 肺水肿合并右肺下叶背段局灶性肺炎的超声表现与 CT 对比

（二）急性肺损伤 / 急性呼吸窘迫综合征（ARDS）

急性肺损伤的概念逐渐淡化，ARDS 是反映一类以短期内急性进展的以肺组织渗出为主要表现的急性呼吸衰竭综合征的描述。ARDS 的本质是肺水肿，各种肺内或肺外因素打击肺部造成肺泡上皮细胞和肺毛细血管内皮细胞损伤，通透性增加，液体外渗造成非心源性肺水肿。

尽管同为肺水肿，ARDS 和静水压的肺水肿区别在于 ARDS 无肺毛细血管嵌顿压的升高，液体并非在毛细血管壁高压下渗漏，而是在其高通透下渗漏，这是病理生理学上的差异。此外，ARDS 的血管外肺水分布符合重力依赖性，即：上肺为通气过度区域，肺泡膨胀，血流减少，通气 / 血流（V/Q）比例增加，造成 "气多血少" 的局面；而下肺的肺间质和肺泡水肿或广泛肺不张可压迫小气道，造成肺泡局部通气减少，通气 / 血流（V/Q）比例减少，造成 "血多气少" 的局面。仅中间位置部分肺组织可完成正常气体交换，因此 ARDS 又被称为 "婴儿肺"。

基于上述病理生理学变化，有学者将 ARDS 的肺超声表现归纳为：①分布不均匀、

不对称的B线；②胸膜滑动减弱或消失；③胸膜不均匀节段性增粗；④胸膜下局灶性"碎片征"；⑤存在正常肺通气区域。

ARDS的肺部渗出个体差异较大，无统一性。因此当发现双肺多发渗出时，与静水压性肺水肿的主要鉴别点就是B线的分布是否连续、弥漫，胸膜是否光滑、滑动存在。此外，心脏超声监测左心室充盈压和左心房压力是评估肺水肿发生风险的因素。

联合心肺超声对鉴别静水压性肺水肿和ARDS的价值较高，静水压性肺水肿是基于右心功能与左心功能不匹配，或容量负荷与左心功能不匹配的基础上，当左心功能良好、下腔静脉塌陷时，静水压性肺水肿的可能性很低。但实际临床场景中，约25%的严重ARDS通过破坏肺毛细血管结构可造成肺动脉压力升高，进而导致右心功能不全和下腔静脉扩张固定，因此下腔静脉指标无法作为两种肺水肿的准确区分（表4-4）。

表4-4　静水压性肺水肿和ARDS的鉴别

	静水压性肺水肿	急性呼吸窘迫综合征
产生原因	容量负荷与左心功能失平衡，肺毛细血管嵌顿压增高	肺毛细血管内皮细胞、肺泡上皮细胞结构破坏，透明膜形成
病理生理学特点	高静水压性肺水肿	高通透性肺水肿
临床表现	急性左心衰表现：端坐呼吸、咳白色或粉红色泡沫样痰	呼吸窘迫，进行性呼吸困难，顽固性低氧血症
肺渗漏特点	双肺各级毛细血管均匀渗漏	肺内不均匀渗出，典型病例液体呈重力依赖性分布
肺超声特点	①双肺可见弥漫、连续、对称的B线分布；②胸膜光滑或稍增厚，连续性完整；③伴或不伴胸腔积液，可见肺组织压缩，回声均匀	①双肺B线分布不均匀、不对称分布；②胸膜不均匀局灶性增粗、破坏，胸膜滑动减弱或消失；③存在正常肺区域；④胸膜下局限性不规则低回声区；⑤伴或不伴肺实变，内可见"碎片征""支气管征"等，胸腔积液少见
心脏超声特点	左房压增高、左室充盈压增高，伴或不伴左室收缩功能减低	左室收缩及舒张功能正常，左房压正常范围
下腔静脉超声特点	多数呈扩张、固定状态，或中间状态，强烈自主呼吸时可见一定的塌陷率	可呈纤细、塌陷状态，或中间状态，严重ARDS合并右心功能障碍时可呈扩张、固定状态

（三）肺间质纤维化

肺间质纤维化并不作为常规急性呼吸困难的肺超声鉴别类别，这是因为，肺间质纤维化大多是慢性过程，不需要在急性呼吸困难中作区分。然而，一些严重免疫病结缔组织病可引起肺间质疾病，导致肺间质纤维化短时间内快速进展。此外，百草枯中毒患者的肺部病理生理学进展符合肺间质纤维化，是急性起病。肺超声对于肺间质纤维化的胸膜和 B 线特征，可用于鉴别以上两种快速进展的肺间质纤维化情况，但目前仍未纳入急性呼吸困难的鉴别诊断中。

轻度的肺间质纤维化其胸膜可少量增粗，B 线多于肺底出现；严重肺间质纤维化的胸膜弥漫增粗、连续性中断，呈"颗粒状"表现，这是肺间质纤维化的超声特征性表现。对于严重的弥漫性肺间质纤维化，同样符合"同侧肺连续，双侧肺对称"的分布特征，且胸膜滑动随呼吸可正常，亦可减弱。但胸膜一定是不同程度破坏的，这是和肺水肿的主要鉴别点（图 4-8、图 4-9）。

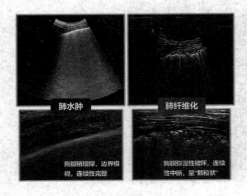

图 4-8　肺水肿和肺间质纤维化的肺及
胸膜超声特征

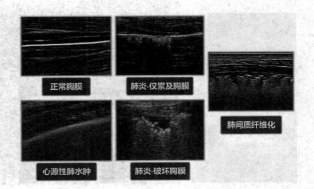

图 4-9　不同肺疾病的胸膜超声特点

第四节　联合心肺超声在静水压性肺水肿中的临床应用

一、肺超声对静水压性肺水肿的诊断价值

肺超声 B 线的出现早于胸片的特征性征象的出现，因此 B 线对识别轻度肺水肿的敏感性较高。Xirouchaki 对比心力衰竭合并肺水肿患者发现，肺超声敏感度为 94%，特异性为 93%，而胸部 X 线敏感度仅为 46%，特异性为 80%。有研究将胸片与肺超声对肺水肿的诊断进行对比发现，两者敏感度（60.16% VS 91.05%）、特异度（66.67% VS 91.18%）、阳性预测值（68.52% VS 92.56%）和阴性预测值（58.12% VS 89.42%）。表明肺超声对肺水肿的诊断价值明显高于胸片。Meta 分析也显示出肺超声对静水压性肺水肿的诊断敏感度为 94%，特异性为 92%。

二、肺超声对循环液体平衡的指导价值

B 线的数量和密集程度与 NT-proBNP 呈正相关，且经利尿或血液透析将体循环容量负平衡后，肺超声 B 线可明显减少。肺超声与 PiCCO 有创血流动力学监测指标血管外肺水相比，同样呈正相关。血管外肺水指数越高，B 线数量越多，分布越密集。表明

B 线不仅仅可以作为定性诊断肺水肿的影像学依据，还可定量或半定量评估血管外肺水的程度。脓毒症休克合并心肌抑制患者，B 线越多，其容量负荷试验阴性的可能性越大。

对于接受血液透析的慢性肾脏病患者，液体过负荷是极易产生且较难准确评估的。联合心肺超声通过对左室舒张末期容积、右心室大小、下腔静脉内径和肺超声 B 线数量的评价，可准确监测液体平衡量，评估脱水治疗对肺水肿的改善，指导血液透析的起止时机（图 4-10）。

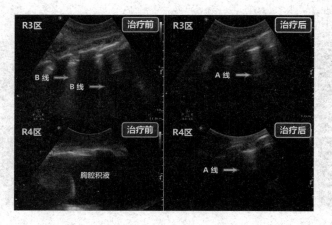

图 4-10　慢性肾衰竭合并肺水肿患者，血液透析前后 B 线减少

对于需要液体复苏的患者，在启动补液前实施肺超声监测，当双肺弥漫 B 线时，提示肺水肿，间接表明此时肺循环处于高静水压状态（即 Frank-starling 曲线平台支）（图 4-11），补液会进一步加重肺水肿，应放弃补液策略；当双肺为 A 线（或至少双侧前胸壁为 A 线）时（即 Frank-starling 曲线上升支），可尝试补液，并实时观察血压、心率等变化。与此同时，肺超声实时监测双肺，当 A 线逐渐消失，向 B 线过渡时（即达到 Frank-starling 曲线的拐点位置），提示容量负荷已达饱和，继续补液将出现肺水肿风险（图 4-12）。

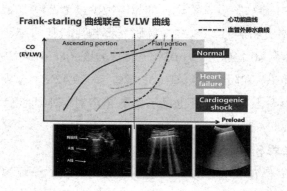

图 4-11　肺超声 B 线与 Frank-starling 曲线、
　　　　　EVLW 曲线的关系

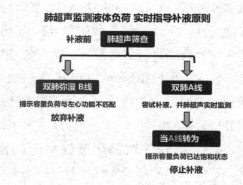

图 4-12　肺超声指导液体复苏流程

三、肺超声对改变临床治疗策略的价值

一项纳入 13 项研究的 Meta 分析显示，使用肺超声监测，在急诊科、ICU 和普通病房分别有 48%（20% ～ 80%）、42%（30% ～ 68%）和 48%（48% ～ 48%）改变了原有治疗方法。另一项 Meta 分析显示，使用肺超声介导的利尿剂治疗，并未减少心衰患者的全因死亡率、低钾血症发生率、急性肾损伤发生率，但因心衰症状恶化而紧急就诊次数明显减少。

一项纳入 1913 例 ICU 患者的多中心研究显示，在接受联合心肺超声监测评估后，62.9% 的患者治疗策略发生改变，其中 72.0% 涉及液体平衡。且多因素回归分析显示，下腔静脉宽度、左心室射血分数和肺超声评分是治疗策略改变的独立影响因素。另一项多中心研究表明，早期（入院 6 小时内）和晚期（入院 6 小时后）接受联合心肺超声检查对治疗策略的改变无明显统计学差异（48.8% VS 49.0%）。以上研究均表明，在采取了肺超声评估后，对临床医师制订治疗策略和检验既定策略是否需要调整均有着重大的意义。

（编写：赵浩天　刘　奕；审阅：刘元琳　白　杨　孙　丽）

参考文献

[1]MacIver DH，Clark AL.The vital role of the right ventricle in the pathogenesis of acute pulmonary edema[J].Am J Cardiol，2015，115（7）：992-1000.

[2] 赵浩天，燕亚茹，张捷思，等 . 肺超声对不同肺泡失充气相关疾病的鉴别诊断 [J]. 中国老年学杂志，2021，41（15）：3373-3377.

[3]Martindale JL，Wakai A，Collins SP，et al.Diagnosing acute heart failure in the emergency department：a systematic review and meta-analysis[J].Acad Emerg Med，2016，23（3）：223-242.

[4]McDonagh TA，Metra M，Adamo M，et al.ESC Scientific document group.2021 ESC guidelines for the diagnosis and treatment of acute and chronic heart failure[J].Eur Heart J，2021，42（36）：3599-3726.

[5]Lahham S，Wilson SP.Evaluation of B-lines in patients with isolated right heart failure[J].Acad Emerg Med，2016，23（9）：1091.

[6] 刘大为 . 实用重症医学 [M]. 第 2 版 . 北京：人民卫生出版社，2017，4.

[7] 赵浩天，刘奕，李会英，等 . 床旁即时超声对急重症疑难病患者诊断与评估研究进展 [J]. 疑难病杂志，2021，20（10）：1072-1076.

[8]Mojoli F，Bouhemad B，Mongodi S，et al.Lung ultrasound for critically ill patients[J].Am J Respir Crit Care Med，2019，199（6）：701-714.

[9]Gargani L，Lionetti V，Di Cristofano C，et al.Early detection of acute lung injury uncoupled to

hypoxemia in pigs using ultrasound lung comets[J].Crit Care Med，2007，35（12）：2769-2774.

[10]Al Deeb M，Barbic S，Featherstone R，et al.Point-of-care ultrasonography for the diagnosis of acute cardiogenic pulmonary edema in patients presenting with acute dyspnea：a systematic review and meta-analysis[J].Acad Emerg Med，2014，21（8）：843-852.

[11]Martindale JL，Wakai A，Collins SP，et al.Diagnosing acute heart failure in the emergency department：a systematic review and meta-analysis[J].Acad Emerg Med，2016，23（3）：223-242.

[12]赵浩天，龙玲，任珊，等.不同指标预测脓毒症休克合并心肌抑制患者容量反应性的准确性：肺部超声指标和 PiCCO 指标的比较 [J]. 中华麻醉学杂志，2019，39（7）：862-865.

[13]吴文，聂昆，孟军，等.肺部超声联合 N- 末端 B 型钠尿肽前体诊断急性呼吸困难的临床价值 [J]. 中国急救医学，2016，36（6）：507-512.

[14]赵浩天，赵贺，王泽凯.心肺超声五联征象对急性肺水肿的临床诊断价值 [J]. 临床合理用药杂志，2020，13（10）：119-120.

[15]赵浩天，龙玲，任珊，等.休克患者容量反应性评估策略 [J]. 实用休克杂志（中英文），2019，3（6）：355-358，372.

[16]Mhanna M，Beran A，Nazir S，et al.Lung ultrasound-guided management to reduce hospitalization in chronic heart failure：a systematic review and meta-analysis[J].Heart Fail Rev，2022，27（3）：821-826.

[17]Ghauri SK，Mustafa KJ，Javaeed A，et al.Accuracy of lung ultrasound and chest X-rays in diagnosing acute pulmonary oedema in patients presenting with acute dyspnoea in emergency department[J].J Pak Med Assoc，2021，71（10）：2423-2425.

[18]Heldeweg MLA，Vermue L，Kant M，et al.The impact of lung ultrasound on clinical-decision making across departments：a systematic review[J].Ultrasound J，2022，14（1）：5.

[19]Musolino AM，Tomà P，De Rose C，et al.Ten years of pediatric lung ultrasound：a narrative review[J].Front Physiol，2022，12：721951.

[20]Alexandrou ME，Theodorakopoulou MP，Sarafidis PA.Lung ultrasound as a tool to evaluate fluid accumulation in dialysis patients[J].Kidney Blood Press Res，2022，47（3）：163-176.

[21]李莉，刘丽霞，王小亭，等.重症心肺超声评估改变临床治疗的多因素分析—1913 例患者的多中心、前瞻性研究 [J]. 中华超声影像学杂志，2021，30（12）：1018-1025.

[22]Zhang HM，Zhang L，Liu LX，et al.Effect of focused cardiac ultrasound in combination with lung ultrasound on critically ill patients：a multicenter observational study in China[J].Chin Med Sci J，2021，36（4）：257-264.

第五章

间质性肺疾病的超声诊断

第一节　间质性肺疾病的病理生理学

一、间质性肺疾病的定义

间质性肺疾病（interstitial lung disease，ILD）是累及肺泡、肺泡周围组织和相邻支撑结构的一类疾病群。ILD 主要以肺泡炎症和肺纤维化为主要病理学特征，以肺组织内细胞外基质异常增生和过度沉积为基础，多数进展为弥漫性肺间质纤维化（图 5-1），进而影响肺泡内气体交换功能而产生一系列呼吸系统病理生理学改变，严重可导致呼吸衰竭。

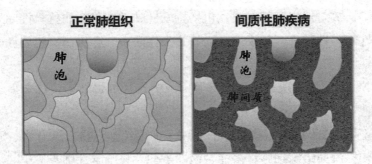

图 5-1　间质性肺疾病患者因肺间质纤维增生，挤压肺泡，导致限制性通气困难

二、间质性肺疾病的病因和发病机制

（一）间质性肺疾病的病因

大致引起间质性肺疾病（ILD）的病因很多，因其异质性，迄今尚不统一，但是需要强调的是诸多原因均可导致 ILD 的病理生理发展过程，主要有以下几点：①遗传因素；②环境因素；③病毒感染；④自身免疫性疾病；⑤胃食管反流；⑥吸烟。

ILD 的发病机制目前为止也尚不明确，国内外专家学者认为 ILD 的发生是肺泡的免疫炎症反应、肺实变病变及受损肺泡修复三个环节的相互作用最终导致的。

（二）间质性肺疾病的病理进展过程

关于 ILD 的发病机制尚无确切定论，目前观点认为 ILD 的发生发展主要包括三个阶段：启动阶段、进展阶段和结局阶段。

1. 启动阶段 包括与毒素、粉尘等外源性因素的接触史，以及可诱发肺间质疾病的风湿免疫系统疾病（如系统性红斑狼疮、类风湿关节炎、干燥综合征、系统性硬化症等）的抗原抗体反应的早期阶段。

2. 进展阶段 ILD 的进展包括时间长短不一的慢性肺泡炎症过程。炎症因子和免疫系统的激活可释放氧自由基、蛋白酶、白介素 –1、白介素 –8、胰岛素样生长因子 –1 等多种有毒物质，损伤 I 型上皮细胞、肺毛细血管内皮细胞、肺间质物质等结构，从而导致肺实质和肺间质结构发生不同程度的破坏。

3. 结局阶段 在各种物质的破坏下，机体可启动自身修复机制。肺泡壁上的成纤维细胞发生增生和聚集、胶原纤维沉积和修复，导致肺组织结构在破坏与机体自身修复的反复作用下，肺泡壁逐渐增厚、肺间质瘢痕愈合导致纤维化，肺组织结构重塑，往往难以恢复。

（三）间质性肺疾病的分类

间质性肺疾病（ILD）目前分为 4 大类，具体分类如下：

1. 已知病因的间质性肺疾病 如结缔组织病相关 ILD、药物性 ILD 及职业性 ILD 等。

2. 特发性间质性肺疾病 原因不明确的一类 ILD，可能与药物因素、吸入有害气体、粉尘、感染、放射性损害等有关，包括特发性肺纤维化、非特异性间质性肺炎、机化性肺炎、急性间质性肺炎、呼吸性细支气管炎伴间质性肺疾病、脱屑性间质性肺炎、淋巴细胞间质性肺炎等。

3. 肉芽肿性间质性肺疾病 以肉芽肿形成为特征的慢性增生性炎症，结节病、外源性过敏性肺泡炎、Wegener 肉芽肿等。

4. 少见间质性肺疾病 一些罕见的病因（如慢性肺泡蛋白沉着症、原发性肺含血黄素沉着症、朗格汉斯组织细胞增多症、慢性嗜酸性粒细胞性肺炎等）。

三、间质性肺疾病的体征和临床表现

间质性肺疾病主要以呼吸困难为主要表现，急性进展期可表现为呼吸困难进行性加重，呼吸急促，发绀。伴胸闷、咳嗽，合并肺感染可伴咳痰等症状。严重缺氧可合并杵状指。

四、间质性肺疾病的诊断

（一）听诊

双肺闻及 Velcro 啰音对间质性肺疾病具有高度的特征性价值。Velcro 啰音为细小、高昂爆裂音，类似于撕开尼龙扣带时发出的声音。间质性肺疾病（ILD）患者常于中下肺区闻及弥漫的 Velcro 啰音。

（二）肺功能检查（PFT）

弥漫性 ILD 患者是以双肺间质弥漫性增厚，挤压肺泡腔从而限制吸气相肺泡通气量为特征，属于限制性通气功能障碍；同时肺间质病变破坏其内部的肺毛细血管内皮细胞和肺泡上皮细胞，导致肺泡－肺血管之间气体交换能力下降，从而使肺通气和肺换气功能均受到影响。

ILD 的肺功能主要参数为：肺总量（TLC）降低、用力肺活量（FVC）降低、一氧化碳弥散率（DLCO）降低，但第一秒用力呼气容积（FEV1）与 FVC 之间的比值（FEV1/FVC）高于正常，后者是与慢性阻塞性肺疾病相鉴别的要点。

FEV1/FVC 指标用于评价阻塞性肺通气功能障碍，是诊断慢性阻塞性肺疾病患者的重要参数。而 ILD 患者属于限制性通气功能障碍，因此其 FEV1/FVC 指标无降低趋势，而反映氧交换与弥散能力的 DLCO 明显降低。DLCO 对 ILD 检测的敏感性和特异性高于胸部 X 线，其联合胸部高分辨 CT 对早期筛查和评估 ILD 患者肺间质受累情况效果较好。

（三）胸部 X 线

ILD 的 X 线片上主要表现为两肺纹理增多、增粗，严重可呈弥漫性浸润影，以基底部和外带最为明显（图 5-2）。X 线片对 ILD 的早期诊断敏感性差。

（四）胸部高分辨率 CT（HRCT）

HRCT 是诊断 ILD 的影像学"金标准"（图 5-3），其主要表现包括：①毛玻璃样改变：表现为弥漫性或局灶性肺实质密度增高，但其内纹理清晰可见；②蜂窝影：表现为肺呈蜂窝样，是肺间质纤维化的特征性改变，两下肺外带常见；③网格影：表现为两肺中下野外带与胸膜垂直的细线状影，为小叶间隔内纤维组织增生所致；④实变影：局灶的肺实质密度增高，含气腔隙消失。

HRCT 敏感性高于普通胸片，在次级肺小叶的水平上显示病变的形态及分布，对准确评估肺损害程度、观察疗效和判断预后都具有重要意义。有学者根据 HRCT 的表现对肺间质纤维化严重程度进行量化，总结出 Warrick 评分系统，该评分系统对肺间质病变的严重程度和病变范围进行全面评分（表 5-1）。

尽管 HRCT 对 ILD 诊断价值较高，但因其辐射量较大、体积庞大不便于床旁操作等缺点，限制了其对于接受机械通气的危重 ILD 患者的应用。

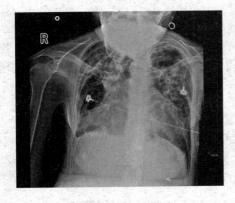

图 5-2　肺间质纤维化的胸部 X 线表现

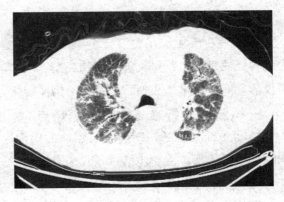

图 5-3　肺间质纤维化的胸部 CT 表现

表 5-1 Warrick 评分标准

类别	HRCT 表现	评分
病变类型	"磨玻璃样"改变	1
	胸膜边缘不规则	2
	肺间隔和胸膜下条索片状影	3
	"蜂窝状"改变	4
	胸膜下囊泡	5
病变范围	1～3 段	1
	4～9 段	2
	>9 段	3

（五）支气管肺泡灌洗（BALF）

BALF 检查通过注入生理盐水，可获取远端细支气管和肺泡上皮细胞表面的物质，并进行细胞学检查。BALF 可发现部分无临床症状、胸片和肺功能检查均为阴性的隐匿性肺疾病患者。不同结缔组织病引起的肺间质疾病的灌洗液中的细胞类型不同，不同的细胞计数可以预测疾病的发展。有学者研究发现干燥综合征患者 BALF 中以粒细胞和淋巴细胞增多为主，在两年的随访中，以粒细胞占多数的患者肺功能明显恶化，而以淋巴细胞为主和细胞分类计数正常的患者肺功能比较稳定。

（六）肺组织活检

肺组织活检包括经纤维支气管镜肺活检（TBLB）及开胸肺活检，对诊断 ILD 有一定的价值。相较于开胸肺活检，TBLB 具有痛苦少、安全、费用低、操作简便及可重复性高的特点，易于被临床医生及患者接受。但 TBLB 取材较小，有时难以明确具体病理类型。

第二节 肺间质纤维化的超声特点

由于超声波无法在含气肺组织内进行传播（声阻抗较大超声波发生全反射），肺内结构无法显示，仅可见肺表面胸膜情况。当间质性肺疾病发生时，肺间质增厚可达超声仪器空间分辨率最小值时，A 线的伪像转化为 B 线，从而对肺间质病变做出诊断。

一、肺间质纤维化的肺超声特点

肺间质纤维化的超声表现与疾病的病理进展程度息息相关，不同阶段会呈现出不同的声像图表现，主要包括以下几个方面：

（一）异常胸膜线

同样作为以 B 线为主要表现的肺疾病，胸膜变化特征在肺间质纤维化中最具特征性。

疾病早期，胸膜可无异常，呈点状或线状强回声，清晰、光滑、锐利（图5-4），或仅局部肺野可观察到胸膜欠光滑，可见点状或结节状强回声（图5-5）；随着疾病进展，胸膜发生不同程度增粗，不规则，甚至局部连续性中断，可见"碎片征"或无回声结构；疾病不可逆的终末阶段，胸膜失去正常形态，其连续性广泛中断，呈典型的"颗粒状"或"结节状"（图5-6），胸膜滑动可稍减弱。

根据胸膜特点，笔者团队结合既往研究总结出胸膜超声的评分，对肺间质纤维化的疾病进展做出影像学的半定量评分（表5-2）。

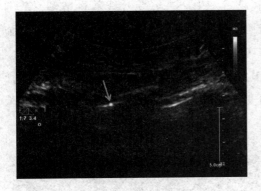 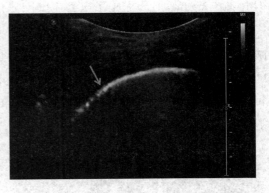

图5-4　超声下显示胸膜连续性完整，可见点状强回声（箭头所示）　　图5-5　超声下显示胸膜边界模糊，轻度增粗（箭头所示）

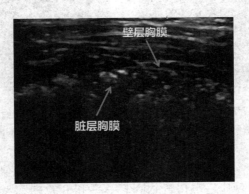

图5-6　超声下显示胸膜失去正常形态、连续性广泛中断，呈"颗粒状"或"结节状"（箭头所示）

表5-2　肺间质纤维化胸膜超声半定量评分

胸膜超声表现	评分
胸膜线清晰、光滑、锐利	0
胸膜边缘模糊，轻度增粗，不规则，局部可见点状或结节状强回声	1
胸膜明显增粗，凹凸不平，偶见连续性中断，后方伴"碎片征"或小低回声区	2
胸膜失去正常形态，连续性广泛中断，呈"颗粒状"或"结节状"表现	3

（二）B 线

B 线的出现是由于超声波在增厚的肺间质传播过程中所发生的振铃伪像。由于肺炎、肺水肿等疾病均表现为 B 线，通过对 B 线的分析无法判断肺间质纤维化。因此，结合 ILD 的病理机制和肺组织受累特征，双肺弥漫性受累，多数以中下肺更为严重等，可对肺间质纤维化有一定的鉴别诊断价值。

肺超声 B 线在肺间质纤维化中的另一个重要作用是评估疾病的严重程度。早期 B 线数量较少、分布较稀疏。当超声发现局部肺野可见少量 B 线，提示肺间质已经受损，但并不广泛，需提示临床予以警惕肺间质疾病已然发生。进展期 B 线数量增多、范围增大，纵切面可见多肋间 B 线（图 5-7），横切可见 B 线呈离散型（图 5-8），考虑肺间质广泛受损，但对肺泡的影响较小，此时肺功能检查的部分指标可能已经出现下降。随着疾病继续进展，双肺多发弥漫性 B 线，且 B 线呈现融合趋势（即相邻 B 线界限不清、相互融合），甚至呈"白肺"，表示肺间质病变较严重，已损伤肺泡结构，严重影响肺泡通气和换气功能。

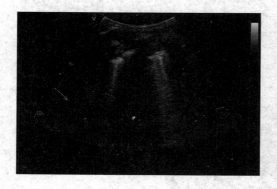
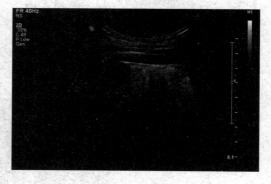

图 5-7　纵切面示多个肋间隙均呈 B 线，　　　图 5-8　横切面示 B 线呈离散型分布，
　　　　　提示受累范围较大　　　　　　　　　　　　　　考虑肺间质疾病

肺间质病变的超声声像图（胸膜和 B 线）表现与影像学"金标准"HRCT 可逐一对应，其一致性较高，表明肺超声扫查到胸膜受损和 B 线的肺野分布，可作为 HRCT 的替代检查工具。

此外，B 线数量、分布区域、评分等量化指标对 ILD 患者发生肺纤维化的严重程度有着较高的价值，肺超声 B 线数量和评分与 HRCT 的 Warrick 评分呈高度正相关性。

二、肺超声检查体位

肺的表面积较大，为全面评估肺脏，需按照肺部超声检查的标准步骤及顺序依次扫查，扫查区域包括前胸部、侧胸部及后背部，避免遗漏。

对于症状较轻、能够配合检查的患者，选择坐位和（或）仰卧位相结合。检查前胸壁时嘱被检者取坐位，挺直腰背，双手自然下垂，充分暴露前胸壁；检查侧胸时，嘱被检者双手自然外展，充分暴露侧胸壁；检查后背时，嘱被检者背对检查者，双手自然下垂置于身体中线两侧，充分暴露后背区域。

实际工作中，对于症状较重、昏迷、接受机械通气等情况的严重肺间质纤维化患者，往往无法配合超声检查。因此，患者取平卧位，调整床头高度至30°左右，充分暴露胸部，扫查前胸壁及侧胸壁；在助手帮助下将患者翻身，由侧卧位扫查背部区域。

三、肺超声扫查方案和评分方法

急重症肺超声诊断以床旁急诊肺超声方案（BLUE方案）最为广泛应用。然而，ILD属于肺超声应用的一个特殊领域，肺超声对ILD的评估重心不是快速鉴别诊断，而是全面扫查评估肺组织病变区域，并量化严重程度。因此，BLUE方案对ILD并不适用，我们需要采用适合于该疾病的超声扫查方案。

依据多年来笔者所在单位经验、结合国内外学者的研究结果，我们总结了目前常用的针对ILD的扫查方法有：72肋间扫查法、50肋间扫查法、14肋间扫查法和12分区扫查法。

（一）72肋间扫查法

72肋间扫查法（图5-9、图5-10）相对是最全面的扫查方式，该方法能够对患者肺部情况进行逐一肋间的评估，更为细致、全面，对ILD导致肺间质受累情况可做出精准的评价。然而，该方法也存在耗时较长、操作相对繁琐等不足之处，由一位超声操作医师和一位记录员共同执行操作，需花费15～25分钟。若患者存在体位受限、肥胖等因素可导致耗时更长，且检查期间患者能否耐受也是一个问题，因此该方法在临床实施受限。

（二）简化14肋间扫查法

简化的14肋间扫查法将扫查区域进行精简，重点评估易扫查、可重复性高、ILD常见受累的区域。临床研究证实14肋间扫查法与72肋间扫查法之间具有高度的相关性，而14肋间扫查法具有简便、省时等优势，适于临床实际应用。

（三）12分区扫查法

12分区扫查法（图5-11）是急重症肺部疾病诊断中最常应用的肺超声分区法，以乳头水平分上、下界，以胸骨旁线、腋前线、腋后线和脊柱旁线分为前、侧、后界，双肺合计12分区。12分区法对于急重症肺超声检查和ILD检查均可通用，且具有较高的检查价值。12分区法的计分是以该区最高分（即最严重征象）为准，不排除一些病灶不均匀分布的特殊情况：如右侧前胸壁（R_1区）第二肋间隙局部≥3条B线，其余R_1区均为A线，应记录1分；而左侧前胸壁（L_1区）弥漫性离散型B线，也应记录为1分，但受累区域却相差很大。因此，12分区法对于定性描述ILD并书写超声报告合适（描述清楚局灶性B线、弥漫性B线等），但对于半定量评分可能不够准确。

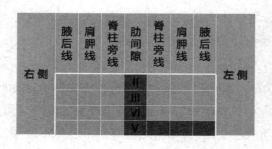

图 5-9　72 肋间扫查法（前侧胸壁 28 区）

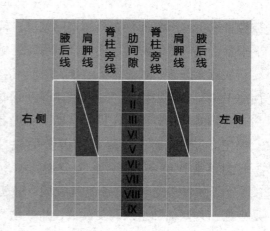

图 5-10　72 肋间扫查法（后背部 44 区）

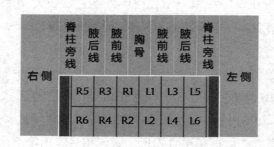

图 5-11　12 分区扫查法

（四）肺超声失充气评分

肺超声失充气评分，扫查区域为 A 线，提示肺泡充气状态，B 线提示肺间质增厚，充气减少。B 线的数量越多、密度越大、分布越广泛，均提示肺充气程度在减少。肺超声失充气评分属于一种半定量评估 B 线数量的方法，最常用的是：A 线或 ≤ 2 条 B 线为 0 分，≥ 3 条离散型 B 线为 1 分，融合型 B 线为 2 分，肺实变或胸腔积液为 3 分。

由于 ILD 本身较少出现大叶性肺实变或大量胸腔积液，因此有多种评分方法将其尽可能区分地更为细化，以便于精准评估 ILD 的严重程度，如：0 分为正常，B 线 ≤ 5 条；1 分为轻度，B 线 6 ~ 15 条；2 分为中度，B 线 16 ~ 30 条；3 分为重度，B 线 > 30 条。还有更多评分方法，在此不一一赘述。

第三节　联合心肺超声在肺间质纤维化中的应用与评估

肺间质疾病是临床上常见的急危重症，发病率高，预后差。早期诊断和评估病情严重程度对指导治疗非常有效。HRCT 不便于床旁操作，限制了其在 ILD 患者中的使用。

随着超声技术的不断发展，肺超声的应用领域逐步扩展，其诊断价值日益显著，近年来越来越多的研究证实了肺超声及联合心肺超声对急危重症呼吸衰竭中的鉴别诊断价值。对于ILD来说，肺超声的应用具有准确性、无创性、动态性和可重复性等诸多优势。然而，由于ILD病情进展速度不一，多数属于慢性进展，因此肺超声在ILD中的应用与其他肺疾病有所不同。

一、肺超声对肺间质纤维化的早期筛查

对于存在诱发肺间质纤维化潜在风险（如风湿免疫系统结缔组织病、粉尘暴露工作或其他因素）的患者，合并肺间质受累后可能导致不可逆改变，为治疗带来困难，增加患者经济负担。

结缔组织病（CTDs）是一种以结缔组织受累、广泛影响身体多器官和系统的疾病，主要包括系统性红斑狼疮、类风湿关节炎、系统性硬化症、结节性多动脉炎、干燥综合征等。不同的CTDs具有某些相同的病理学特征，其肺部可因免疫反应、炎症发生发展等病理机制导致损伤，病情长短不一，严重者肺间质短期内可出现明显病变。因此，CTDs相关的ILD（CTD–ILD）的早期筛查和诊断成为目前医学热点问题。

对CTD–ILD的早期筛查主要包括两个方面：① CTD患者尚未出现明显的ILD相关临床症状时，风湿科医师对高危人群进行规律随诊和有效筛查，在呼吸科等相关科室的协助下确诊ILD；②呼吸科医师对ILD患者的肺外多系统受累表现进行逐一排查，完善血清自身抗体谱检测，并在风湿科医师的协助下确诊CTD。

早期筛查CTD相关ILD的意义在于尽早发现处于早期、可逆、肺功能正常或轻微受损的患者，通过针对CTD的免疫抑制治疗和针对ILD的抗纤维化治疗，有效阻止乃至逆转ILD病变进程，最大程度地保护患者的肺功能。

CTD–ILD的诊断需结合临床、病理及影像学三方面的表现，其中胸部高分辨率CT、肺功能及支气管肺泡灌洗液的检查是目前诊断CTD–ILD的重要手段。

在临床工作中，常规胸部X线摄片是用于评估ILD存在的成像工具之一，但是由于其敏感度较低，尤其在疾病早期，阴性率很高，因此其应用价值有限。HRCT被认为是诊断ILD和鉴别不同间质性肺病的"金标准"。肺功能检查可以用来评估肺间质病变的肺通气和换气状态，CTD–ILD患者的肺功能检查主要表现为限制性通气功能障和弥散功能障碍，研究表明这些指标与病变程度呈正相关。

肺超声可发现超过5%的血管外肺水，对肺间质增厚的敏感性非常高。因此，肺超声适合于疾病早期的筛查，可灵敏捕捉到局灶、少量、细微的肺间质疾病（图5-12）。近年来关于肺间质性疾病的肺超声检查研究结果表明，肺超声B线评分与HRCT之间具有良好的相关性。CTD–ILD的肺超声表现为特征性的B线和不规则胸膜。B线的数量随着肺内空气含量的降低和肺密度的增加而增加。不规则胸膜线是指胸膜增厚、表面粗糙，脏层胸膜及胸膜下连续性不完整、不规则或有胸膜下结节影。该两者对

CTD-ILD 有较高的识别率。

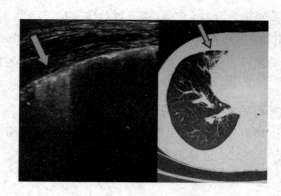

图 5-12　肺超声与 CT 对比

注：患者男性，24 岁，系统性红斑狼疮患者，入院时肺超声发现右上肺局部少量 B 线，考虑局部肺间质病变，随后经 CT 发现为肺间质病变。

Gargani 等发现使用肺超声评估肺间质纤维化和胸部 HRCT 进行比较的数据，提示肺超声中 B 线的可能是硬皮病患者肺间质弥漫性损害的指标，统计结果显示肺超声的 B 线评分与 HRCT 断层扫描的 Warrick 评分之间有着重要的线性相关性（$P < 0.001$），并且在评估肺间质疾病严重程度方面两者具有良好的一致性。后来，越来越多的学者（Sperandeo、Soldati G、Vasco 等）研究证实 LUS 可以通过检测 B 线及评估胸膜线的异常程度来评估 ILD。G.song 等通过 Meta 分析回顾性分析了 LUS 在结缔组织病患者中的准确性，他们报道 LUS 的敏感性和特异性分别为 91.5%（95% CI：84.5 ～ 96.0）和 81.3%（95% CI：74.6 ～ 86.9），阳性似然比、阴性似然比和诊断准确率分别为 4.10（95% CI：2.13 ～ 7.88），0.18（95% CI：0.01 ～ 0.36）和 34.73（95% CI：10.10 ～ 99.66），受试者工作特征曲线下面积为 0.915，表明 LUS 诊断精确度较高。

我们团队先前的研究结果显示，不论从定性和定量角度对比，肺超声与 HRCT 均有较高的一致性和相关性（表 5-3）。定性角度，肺超声对 CTD-ILD 的诊断敏感度 97.9%、特异度 83.3%、阳性预测值 95.9%、阴性预测值 90.9%，与 HRCT 相应征象的诊断一致性 Kappa = 0.839。定量角度，肺超声的 B 线分数和 HRCT 的 Warrick 评分呈正相关（$R = 0.778$，95% CI：0.627 ～ 0.872，$P < 0.05$）。B 线诊断 ILD 的敏感性和特异性分别达 100% 和 55%，阴性预测值和阳性预测值为 100% 和 78%。除此之外，我们的研究还发现：CTD-ILD 患者双下肺的 B 线数量较上肺多，外侧区较内侧区多。回顾文献，出现这种情况可能是 CTD-ILD 常对称性累及双下肺，以双下肺近胸膜为著的病理机制有关。在 HRCT 上病变也主要分布在双肺下部肺外围区，即时病变累及肺中央部，也表现为病变胸膜下至肺门逐渐减轻的规律。

表 5-3　结缔组织病相关肺间质疾病患者的肺超声表现与 HRCT 表现对应关系

肺超声表现	HRCT 表现
异常胸膜线，胸膜滑动减弱或消失；肺野内多条离散型 B 线	磨玻璃影
胸膜线不规则、增厚、碎片状、有结节影；肺野内离散型或融合型 B 线	胸膜欠光滑、局限性增厚或结节样增厚
胸膜滑动减弱或消失，弥漫 B 线；肺野内呈"白肺"	蜂窝影

　　基于上述理论依据，肺超声可以快速、有效地判断 B 线和胸膜情况，筛查肺间质纤维化的灵敏度较高。当 CTD 患者的肺超声检查发现双肺离散或大量 B 线和不规则胸膜时，能够提示 HRCT，以进一步发现病变。

二、肺超声对肺间质纤维化的进展评估

　　对 ILD 患者实施严密监测与随访的意义是尽快实现并维持病情持续缓解及肺功能长期稳定，这对改善患者的远期预后至关重要。

　　国内外目前对于 ILD 患者的随访主要依靠 HRCT 及肺功能检查。HRCT 和 PFT 在肺间质病变的严重程度、跟踪病情进展和对治疗的反应方面有很好的作用。但是 HRCT 有辐射、价格昂贵等缺点限制了其在临床的广泛应用。肺超声可以定量评估肺间质受累程度，而且越来越多的研究证实肺超声与 HRCT 及肺功能之间存在较好的相关性，我们的团队在过去的研究中也同样得出类似结论。这些研究为肺超声用于患者的随访提供了有力的理论依据。我们认为临床工作中联合肺超声（LUS）和肺功能检测，可以很好地预测 CTD-ILD 的预后及监测肺间质病变的转归情况。

　　关于肺超声在早期筛查和进展评估中的应用，我们以两个案例形式进行说明：

　　（一）病例一（早期筛查）

　　简要病史：患者男，43 岁，主因多关节肿痛半月余入院。患者主要表现为双手掌指关节、双腕关节、双肩关节、双踝关节、双膝关节疼痛，伴双腕、掌指关节肿胀，双手手指活动受限，不能完全伸直。既往史无特殊。临床诊断为：皮肌炎。肺部查体：两肺叩清音，肺肝相对浊音界位于右锁骨中线第五肋间。肺底缘移动范围 7cm。双肺呼吸音粗，双肺可闻及湿性啰音。

　　患者入院后行肺超声检查发现：双侧肺野发现胸膜粗糙、不光滑，伴有离散的 B 线（图 5-13）。超声诊断：结合病史提示肺间质病变（建议进一步行 HRCT 检查）。随后 HRCT 检查结果证实为双肺肺间质病变。

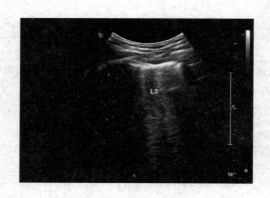

图 5-13　早期肺间质纤维化的超声表现（L-3 区），胸膜增粗，可见融合 B 线

（二）病例 2（早期筛查和进展评估）

简要病史：患者男，64 岁，主因间断胸闷、气短 6 年，再发 3 个月，加重 1 个月入院。既往 2 型糖尿病病史 2 年。入院时 HRCT 检查提示双肺间质纤维化伴感染。肺功能示：限制型肺通气功能轻度障碍，肺总量降低，残总比正常，肺换气功能中度障碍。临床诊断：特发性肺纤维化（急性加重）。

患者入院后行肺超声检查所见

右肺：R1-6 区胸膜多发增粗、不均匀，部分随呼吸滑动减弱。肺野内 R1-6 区可见弥漫性离散 B 线，部分相互融合。

左肺：L1-6 区胸膜多发增粗、不均匀，随呼吸滑动可；肺野内 L1-6 区可见弥漫性离散 B 线，部分相互融合，其中前胸壁胸膜稍增粗，背部胸膜明显增粗，但连续性尚完整（图 5-14）。

超声诊断：双肺多发 B 线伴胸膜增粗（符合肺间质疾病表现 结合病史考虑肺间质纤维化可能）；左肺前下及侧下叶胸膜下低回声区（局部炎症不除外）。B 线评分：18 分，胸膜评分：20 分。

经过一段时间的治疗，患者自觉症状好转出院，2 个月后因再次胸闷、气短就诊于呼吸科门诊，肺超声所见：

右肺：R1-6 区胸膜多发增粗、不均匀，部分连续性中断，随呼吸滑动减弱。肺野内可见弥漫性 B 线，部分相互融合。

左肺：L1-6 区胸膜多发增粗、不均匀，部分肺野胸膜下不均匀，连续性中断，随呼吸滑动减弱。肺野内 L1-6 区可见弥漫性离散 B 线，部分相互融合。其中背部多处胸膜下呈不均匀颗粒状表现，可见不规则片状低回声区，边界欠清，内回声欠均匀，其一范围约 27mm×17mm（图 5-15）。

超声诊断：双肺多发 B 线伴胸膜增粗（符合肺间质疾病表现 结合病史考虑肺间质纤维化可能 较上次检查加重）。B 线评分：21 分，胸膜评分：28 分。

为了证实超声检查结果患者再次行胸部 HRCT 检查，结果显示双肺间质纤维化伴感染，较前加重（图 5-16）。

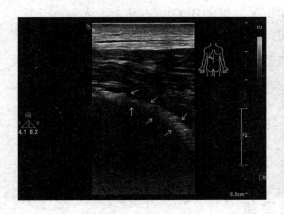 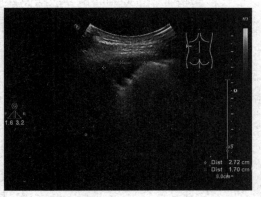

图 5-14　第一次检查，肺超声示左背部　　　　图 5-15　第二次复查，肺超声示左背部
　　　　肺野内胸膜明显增粗伴 B 线　　　　　　　　肺野内胸膜多处连续性中断，可见多个
　　　　　　　　　　　　　　　　　　　　　　　　　片状低回声区，提示胸膜下毁损

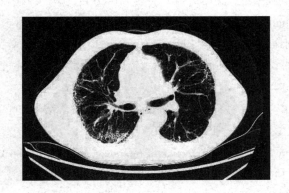

图 5-16　第二次复查，胸部 CT 示双肺间质性病变

三、联合心肺超声对肺间质纤维化中的应用

结缔组织病患者的病情进展过程中面临多种挑战，其中肺间质纤维化、肺动脉高压、心肌缺血和骨质疏松为结缔组织病的共同问题。然而，肺超声、心脏超声和肌骨超声的联合应用可完成对以上问题的检查，其诊断敏感性均较高，同时减少患者辐射剂量的累及。

结缔组织病对心脏可产生影响。超声心动图通过评估左室收缩功能、舒张功能等指标，评价心脏射血和储备能力。严重的肺间质疾病可导致肺动脉高压，从而诱发右心室-肺动脉耦联失衡，导致右心室功能衰竭。通过超声心动图的多个指标如右心室大小、三尖瓣反流最大速度、下腔静脉内径和变异率、右心室心肌做功指数等指标，对右心功能是否受累进行评价，及时发现问题，进行临床干预及治疗。

总之，目前研究已经证实如果经胸肺超声在扫查肺的过程中多个肺野出现多个 B 线及胸膜下不规则、破碎、颗粒状的声像图表现，则应考虑弥漫性实质性肺部疾病。肺超声可以快速、有效地判断 B 线和胸膜情况，对筛查及随访肺间质纤维化的灵敏度高，可以从形态学改变早期判断患者的肺部受累情况。相比 HRCT，超声具有无创、经济、简便、无辐射及可反复检查等优势，在肺间质纤维化的诊断中占据越来越重要的地位。但是需要指出的是，相对于其他肺内疾病的超声诊断而言，肺间质纤维化的检查更为复杂多样，笔者建议肺超声诊断 ILD 时一定要结合患者的病史，超声应用于 ILD 筛查及随访较诊断更有意义。

（编写：王晓娜；审阅：赵浩天　姚光耀）

参考文献

[1] 中华医学会呼吸病学分会间质性肺疾病学组 . 我国间质性肺疾病临床和基础工作的回顾与展望 [J]. 中华结核和呼吸杂志，2013，36（12）：910-913.

[2]Warrick JH，Bhalla M，Schabel SI，et al.High resolution computed tomography in early scleroderma lung disease[J].J Rheumatol，1991，18（10）：1520-1528.

[3] 王柳盛、李惠萍 . 中国大陆间质性肺疾病流行病学资料及研究进展 [J]. 中华内科杂志，2014，53（08）：652-654.

[4] 朱蕾，胡莉娟，李丽，等 . 关于肺功能诊断的建议 [J]. 中华结核和呼吸杂志，2018，41（4）：308-311.

[5]Miller A.Lung function testing：selection of reference values and interpretative strategies[J].Am Rev Respir Dis，1992，146（5 Pt 1）：1368-1369.

[6]Warrick JH，Bhalla M，Schabel SI，et al.High resolution computed tomography in early scleroderma lung disease[J].The Journal of rheumatology，1991，18（10）：1520-1528.

[7] 中华医学会呼吸病学分会 . 肺部感染性疾病支气管肺泡灌洗病原体检测中国专家共识（2017 年版）[J]. 中华结核和呼吸杂志，2017，40（08）：578-583.

[8] 黄慧，邵池，徐作军 . 美国胸科协会官方指南——支气管肺泡灌洗液的细胞学分析在间质性肺疾病中的临床应用（摘译本）[J]. 中华结核和呼吸杂志，2012，35（9）：650-654.

[9]Gigante A，Rossi Fanelli F，Lucci S，et al.Lung ultrasound in systemic sclerosis：correlation with high-resolution computed tomography，pulmonary function tests and clinical variables of disease[J].Intern Emerg Med，2016，11（2）：213-217.

[10]Vasco PG，de Luna Cardenal G，Garrido IM，et al.Assessment of interstitial lung disease in Sjögren's syndrome by lung ultrasound：a pilot study of correlation with high-resolution chest tomography[J].Intern Emerg Med，2017，12（3）：327-331.

[11]Moazedi-Fuerst FC，Kielhauser SM，Scheidl S，et al.Ultrasound screening for interstitial lung disease in rheumatoid arthritis[J].Clin Exp Rheumatol，2014，32（2）：199-203.

[12]Song G，Bae SC，Lee YH.Diagnostic accuracy of lung ultrasound for interstitial lung disease in patients with connective tissue diseases：a meta-analysis[J].Clin Exp Rheumatol，2016，34（1）：11-16.

[13]Warrick JH，Bhalla M，Schabel SI，et al.High resolution computed tomography in early scleroderma lung disease[J].J Rheumatol，1991，18（10）：1520-1528.

[14]Pinal Fern á ndez I，Pallisa N ú ñez E，Selva-O'Callaghan A，et al.Correlation of ultrasound B-lines with high-resolution computed tomography in antisynthetase syndrome[J].Clin Exp Rheumatol，2014，32（3）：404-407.

[15] 王晓娜，牛慧敏，薛红元 . 肺超声与 HRCT 诊断结缔组织病相关间质性肺病的对比分析[J]. 中国超声医学杂志，2020，36（09）：788-791.

[16]Buda N，Piskunowicz M，Porzezi ń ska M，et al.Lung Ultrasonography in the evaluation of interstitial lung disease in systemic connective tissue diseases：criteria and severity of pulmonary fibrosis-analysis of 52 patients[J].Ultraschall Med，2016，37（04）：379-385.

[17]Picano E，Semelka R，Ravenel J，et al.Rheumatological diseases and cancer：the hidden variable of radiation exposure[J].Ann Rheum Dis，2014，73（12）：2065-2068.

[18] 王晓娜 . 肺超声评价结缔组织病相关间质性肺病的临床应用研究 [D]. 河北医科大学，2019.

[19]Gutierrez M，Salaffi F，Carotti M，et al.Utility of a simplified ultrasound assessment to assess interstitial pulmonary fibrosis in connective tissue disorders-Preliminary results[J].Arthritis Research and Therapy，2011，13（4）：R134.

[20]Reissig A，Kroegel C.Transthoracic sonography of diffuse parenchymal lung disease：the role of comet tail artifacts[J].J Ultrasound Med，2003，22（2）：173-180.

[21]Wells AU，Denton CP.Interstitial lung disease in connective tissue disease-mechanisms and management [J].Nat Rev Rheumatol，2014，10（12）：728-39.

[22]Barsotti S，Bruni C，Orlandi M，et al.One year in review 2017：systemic sclerosis[J].Clin Exp Rheumatol，2017，106（4）：3-20.

[23] 中国医师协会风湿免疫科医师分会风湿病相关肺血管 / 间质病学组，国家风湿病数据中心 .2018 中国结缔组织病相关间质性肺病诊断和治疗专家共识 [J]. 中华内科杂志，2018，57（8）：558-565.

[24]Ohno Y，Koyama H，Yoshikawa T，et al.State-of-the-Art imaging of the lung for connective tissue disease（CTD）[J].Curr Rheumatol Rep，2015，17（12）：69.

[25] 黄向红，韦丽思，黄小莉 . 间质性肺疾病患者肺超声评分与肺功能相关性的初步探讨 [J]. 中国临床医学影像杂志，2017，28（03）：184-187.

[26]Vasco PG，Cardenal G，Garrido IM，et al.Assessment of interstitial lung disease in Sjögren's syndrome by lung ultrasound：a pilot study of correlation with high-resolution chest tomography[J].Intern Emerg Med，2017，12（3）：327-331.

第六章
气胸的超声诊断

第一节　气胸的病理生理学

一、气胸的定义

生理性的胸膜腔是密闭的，当气体以各种途径进入胸膜腔，将壁层胸膜与脏层胸膜分离，称为气胸（图6-1）。

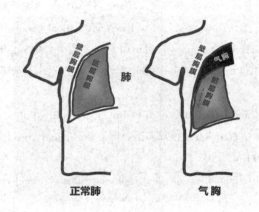

图6-1　正常肺和气胸的示意图

二、气胸的病因和分类

气胸根据起病方式，可分为自发性气胸和创伤性气胸。自发性气胸分为原发性气胸和继发性气胸。原发性气胸常无基础肺疾病，为胸膜下肺小疱破裂所致，原因不明。继发性气胸常继发于各类慢性肺疾病，以慢性阻塞性肺疾病（COPD）最为常见。创伤性气胸包括胸壁贯穿伤、钝器伤、医源性因素等。患者有外伤史应警惕气胸的发生。经皮肺穿刺术、静脉置管术、不当的机械通气模式等可引起医源性气胸。

根据临床病理生理学表现，可分为闭合性气胸、交通性气胸和张力性气胸。闭合性气胸由于创口密闭，气胸范围往往较局限。交通性气胸由于创口开放，气体自由出入胸膜腔。张力性气胸在创口处形成单向活瓣，吸气相气体进入胸膜腔，而呼气时气体无法排出，造成胸腔压力逐渐升高，此类气胸最为严重，可导致梗阻性休克发生。根据液体性质的不同可分为液气胸、血气胸、脓气胸、乳糜气胸等。

三、气胸的体征和临床表现

局限性少量气胸，常局部胸痛，可向周围放射。气体刺激胸膜可导致刺激性干咳。张力性气胸可出现严重呼吸困难、缺氧、大汗、血压下降等临床表现。

单侧气胸可导致胸膜腔由负压变为正压，致使气管和纵隔向对侧移位。气胸侧的呼吸音明显较健侧减低，对比双侧呼吸音听诊有助于判断气胸。

四、气胸的诊断

气胸的诊断常借助询问病史、体格检查和影像学工具。胸部 CT 断层扫描对气胸检查最为全面（图 6-2），可发现局部或大面积气胸，如自发性气胸，基本上均发生于肺尖，胸膜下肺泡破裂，肺尖部可见多个透亮区。胸部 X 线对气胸的诊断也有较高的价值，X 线诊断气胸主要依靠无肺纹理的气胸带，气胸带的宽窄主要与气体量的多少有关，但常规正位胸片对背部区域局限性气胸显示欠佳，若患者血管纹理稀少、肺部有肺大疱、衣服褶皱、穿戴物遮挡时亦会漏诊。

肺超声以其便捷性、无创性和准确性的优势，近年来逐渐应用于紧急气胸的诊断和定位引导穿刺。肺超声诊断气胸的特异性高达 100%。在一些无法接受胸部 CT 检查的特定场景，如院外急救、术中突发气胸等情况，肺超声可作为重要的诊断工具。

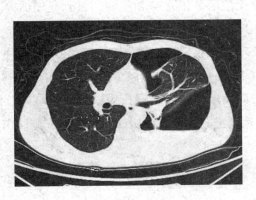

图 6-2　气胸的胸部 CT

第二节　气胸的超声表现

一、A 线

由于气体无法透声，超声波传导至胸膜处即发生全反射。正常肺组织内，由于肺间质很薄，远低于超声机器分辨率，因此作为"实性物体"的肺间质并不显示，因此胸膜后方无数含气的肺泡被超声默认为"全部是气体"，因此呈 A 线伪像（图 6-3）。

气胸是胸膜腔内气体将两层胸膜分开，因此，当超声波传导至壁层胸膜时，壁层胸膜与胸膜腔内气体（即气胸）处即发生全反射（图6-3），因此在二维超声的静态征象中，气胸和正常肺均表现为胸膜后方A线（即胸膜后方均为气体）。

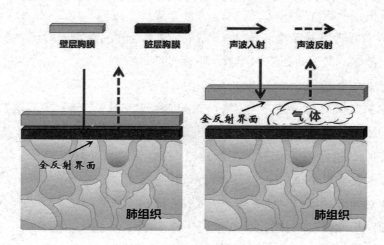

图6-3 正常肺和气胸的示意图

二、胸膜特点

二维超声静态征象无法区分正常肺和气胸，因此我们需要进一步动态观察，这也是超声优于其他影像学工具的一个特点。

气胸和正常肺均表现为胸膜后方A线，因此，鉴别正常肺和气胸，需证明胸膜为两层（壁层胸膜+脏层胸膜+后方A线伪像）还是一层（壁层胸膜+后方A线伪像）。

胸膜很薄，即使我们使用高频线阵探头观察，也很难区分两层胸膜。因此，胸膜是否贴合，需结合呼吸运动进行判断，呼吸时，是否存在胸膜滑动征；停止呼吸时，是否存在胸膜搏动征。

第三节　气胸的诊断与鉴别诊断

一、气胸的排除诊断征象

排除诊断的意义是：当出现这些征象时，可以排除该扫查区域内存在气胸，这对于快速筛查急性呼吸困难患者是否存在气胸意义重大。

（一）排除征象一：B线

B线是肺间质增厚出现的振铃混响伪像，其出现前提是胸膜腔密闭。当气胸存在时，声波在壁层胸膜处已发生全反射，无法触及脏层胸膜，因此无法探及脏层胸膜后方的肺间质（不论A线或B线）。因此，B线的出现，可排除该扫查区域存在气胸的可能性。

（二）排除征象二：肺实变

肺实变是由于肺泡大面积塌陷，失去充气状态，此时肺组织在超声下呈实性回声。肺实变被超声发现的前提，是超声波可透过两层胸膜，直达实变的肺组织区域。当气胸产生时，超声波可探及壁层胸膜，经壁层胸膜与胸腔内气体界面，发生全反射，而无法探及脏层胸膜。因此，无论后方肺组织是否存在肺实变，均无法被超声探及。反之，肺实变的出现，证实该区域胸膜腔处于密闭状态，可作为排除气胸的依据。

由以上可知，B 线和肺实变征象产生的前提是胸膜腔必须处于密闭状态，声波才可观察远场肺。当胸膜腔内被气体填充时，壁层胸膜即发生全反射，无法探及远场肺。因此，当超声可见 B 线和肺实变时，即可证实胸膜腔是密闭的（图 6-4）。

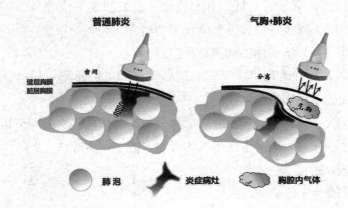

图 6-4　普通肺炎和气胸合并肺炎的示意图

（三）排除征象三：胸膜滑动征

两层胸膜发生相对滑动的条件有两个：一是两侧胸膜需密闭，二是存在呼吸运动。气胸发生时，两层胸膜分开，超声下仅可探及壁层胸膜，因此不论呼吸运动存在与否，胸膜均呈静态，无滑动（图 6-5）。

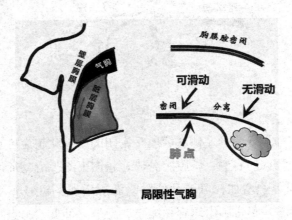

图 6-5　胸膜滑动征示意图

尽管胸膜滑动消失对气胸有较高的提示价值，但胸膜滑动消失也可存在于其他病理情况下，如胸膜黏连、局部肺大疱、严重肺气肿或其他导致肺顺应性严重下降。

因此，我们需要记住一句话：气胸时胸膜滑动一定消失，但胸膜滑动消失不一定是气胸。

（四）排除征象四：胸膜搏动征

两层胸膜发生搏动（可以理解为微震动）的条件有两个：一是两侧胸膜需密闭，二是存在心跳。处于同一胸腔内的心脏和肺脏，彼此毗邻，心脏跳动可通过物理传导，致肺脏发生同频率的振动，称为胸膜搏动征。距离心脏越近的肺组织，胸膜搏动感越强；距离心脏越远的肺组织，胸膜搏动感越弱。

胸膜搏动征可作为胸膜滑动征的补充检查，我们假设一位呼吸骤停，或故意屏气的患者，由于肺组织无呼吸运动，导致胸膜滑动消失。此时，只要心跳存在，我们就可以通过观察胸膜搏动征，证实两层胸膜是密闭的。

当气胸产生时，心脏跳动可传导至脏层胸膜，但无法通过气胸传导至壁层胸膜，因此气胸发生区域的壁层胸膜是静止的。

综上所述，B线、肺实变、胸膜滑动征和胸膜搏动征是气胸的四个排除诊断征象。当该四种征象均不存在时，则高度提示气胸可能，需进一步确认。

二、气胸的诊断征象

（一）确诊征象一：肺点征

当上述四个排除诊断征象均不存在时，我们进一步精确寻找"肺点征"。肺点征的本质是气胸区域（两层胸膜分开）和正常肺组织（两层胸膜密闭）的交界位置（图6-6）。

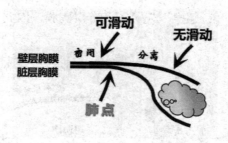

图6-6　"肺点征"示意图

在图6-6中，"肺点征"的左侧胸膜腔是密闭的，因此超声可观察到胸膜滑动征，为正常肺组织区域；肺点的右侧，胸膜腔分离，超声下胸膜滑动征消失，为气胸区域。吸气时，正常肺组织容积增加，可滑动的胸膜面积增加，超声下可见"肺点"由左向右运动；反之，呼气时，正常肺组织容积缩小，超声下可见"肺点"由右向左运动（图6-7、图6-8）。

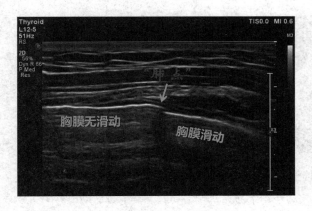

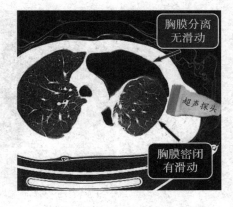

图 6-7　肺点征的超声表现　　　　图 6-8　肺点征对应胸部 CT 位置
（探头中点）

（二）确诊征象二：平流层征

在怀疑气胸区域切换 M 模式，可见胸膜后方多条平行的线性高回声，称为"平流层征"或"条形码征"（图 6-9）。在呼吸状态下，将取样线置于"肺点"处，确保随呼吸运动"肺点"经过取样线来回摆动，此时，可观察到 M 模式下"沙滩征"和"平流层征"相互交替出现（图 6-10）。

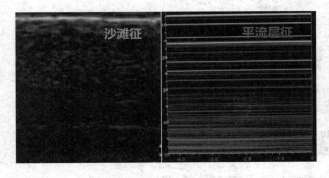

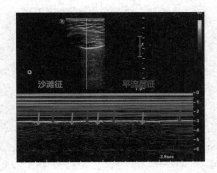

图 6-9　M 模式下正常肺组织的"沙滩征"（左）和　　图 6-10　动态模式下"肺点"两侧
气胸的"平流层征"或"条形码征"（右）　　　　　　"沙滩征"和"平流层征"
相互交替出现

（三）"肺点征"和"平流层征"的适用条件

"肺点征"代表气胸区域和正常肺组织的交界点，其出现的前提是在肺超声可扫查的范围内存在该交界点，即局限性气胸，既有胸膜密闭的正常胸腔结构，又有气胸处的胸膜分离的异常胸腔结构。然而，当发生大面积气胸时，气胸将肺组织严重压缩，外围胸壁无胸膜贴合处，此时则无法通过超声寻找"肺点征"。这种情况下，观察"平流层征"是证实气胸的最佳方法（图 6-11）。

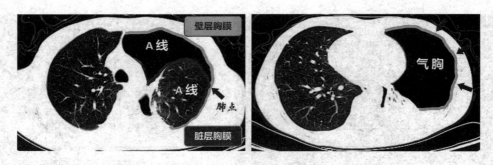

图 6-11　局部气胸和大范围气胸

注：在肺超声可扫查范围内同时具备气胸和正常肺组织时，寻找"肺点征"即可诊断气胸（左）；当肺超声可扫查范围内均为气胸，则采用"平流层征"。

三、气胸的诊断流程

尽管我们了解了上述关于气胸的相关肺超声征象，但实际超声操作过程中，我们需要理清思路，依照一定的流程进行筛查。根据日常工作经验，我们推荐采用如下流程进行气胸的排查（图 6-12）。

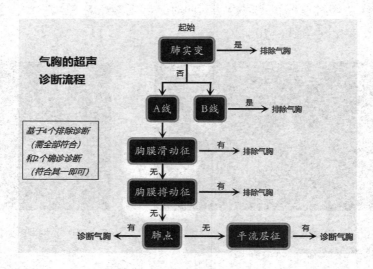

图 6-12　气胸的诊断流程

注：需同时满足四个排除诊断，并符合 2 个确诊诊断其一，即可诊断气胸。

第四节　肺超声在气胸中的实战应用

一、肺超声对气胸的筛查技巧

自发性气胸往往范围较局限，表现为单纯气胸，不合并其他肺部疾病。此类患者检查时优先于肺尖部开始，按照 4 个排除诊断的顺序，逐一检查是否有 B 线、肺实变等征象，均为 A 线则观察胸膜滑动征和胸膜搏动征。两者具有不同的检查条件：胸膜滑动征需在呼吸运动时观察，胸膜搏动征是在屏气时观察最清楚。当两者均不存在时，高度提示该区域的 A 线是胸膜腔内气体的伪像。进一步沿着胸壁扫查，有意识地去寻找"肺点征"。我们可以选择几个极端的位置，比如在右上肺高度怀疑气胸，接下来将探头置于右侧腋中线的肺肝交界区，观察"窗帘征"是否存在，如肺肝交界区无"窗帘征"和胸膜搏动征，高度提示该侧肺大面积气胸可能；如该区有"窗帘征"，则将该点与右上肺可疑气胸的位置做直线，沿此直线寻找"肺点征"即可。

需要注意的是，当胸腹部创伤患者入急诊科，由于患者呼吸困难、体位受限等因素，可能对检查有一定干扰。此时仍需选择双肺尖，观察有无气胸。即使合并胸腔积液、肺部多发渗出等创伤性湿肺表现，仍需警惕是否合并气胸。

二、肺超声指导气胸定位并引导穿刺抽气

当怀疑气胸时，先寻找第一个"肺点征"位置，于吸气末期做体表标记（吸气末期时肺组织膨胀最大，此时气胸定位对穿刺安全性更高）。在该肺点周围，自胸骨旁线至腋中线寻找更多的"肺点征"位置，将所有"肺点征"进行连线，其上方区域即为气胸区域（图 6-13）。

需注意，结合患者呼吸状态，尽可能在吸气末期"肺点征"出现位置进行做定位标记，确保穿刺过程中的安全性。

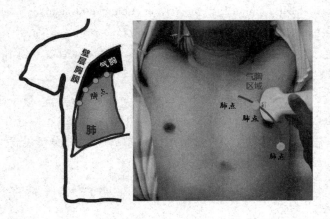

图 6-13 超声定位气胸范围及引导穿刺方法

注：将每一个"肺点征"位置连线，无胸膜滑动的一侧为气胸区域。

（编写：赵浩天；审阅：武晓静）

参考文献

[1] 赵浩天，龙玲，任册，等.床旁肺超声对气胸诊断价值的研究进展[J].中国急救医学，2019，39（09）：892-897.

[2]Fei Q，Lin Y，Yuan TM，et al.Lung ultrasound，a better choice for neonatal pneumothorax：a systematic review and meta-analysis[J].Ultrasound Med Biol，2021，47（3）：359-369.

[3]Laursen CB，Pietersen PI，Jacobsen N，et al.Lung ultrasound assessment for pneumothorax following transbronchial lung cryobiopsy[J].ERJ Open Res，2021，7（3）：00045-2021.

[4]Quarato CMI，Sperandeo M，Verrotti di Pianella V.Lung ultrasound for pneumothorax in children：relevant limits[J].Pediatr Radiol，2020，50（3）：451-452.

[5]Bensted K，McKenzie J，Havryk A，et al.Lung ultrasound after transbronchial biopsy for pneumothorax screening in post-lung transplant patients[J].J Bronchology Interv Pulmonol,2018,25(1)：42-47.

[6]Ramos Hernández C，Núñez Delgado M，Botana Rial M，et al.Validity of lung ultrasound to rule out iatrogenic pneumothorax performed by pulmonologists without experience in this procedure[J].Rev Clin Esp（Barc），2021，221（5）：258-263.

[7]Hwang TS，Yoon YM，Jung DI，et al.Usefulness of transthoracic lung ultrasound for the diagnosis of mild pneumothorax[J].J Vet Sci，2018，19（5）：660-666.

[8]Raimondi F，Rodriguez Fanjul J，Aversa S，et al.Lung ultrasound for diagnosing pneumothorax in the critically ill neonate[J].J Pediatr，2016，175：74-78.

[9]Deng BY，Li N，Wu WS，et al.Use of neonatal lung ultrasound for the early detection of pneumothorax[J].Am J Perinatol，2020，37（9）：907-913.

[10]Volpicelli G，Boero E，Sverzellati N，et al.Semi-quantification of pneumothorax volume by lung ultrasound[J].Intensive Care Med，2014，40（10）：1460-1467.

[11] 赵浩天，燕亚茹，张捷思，等.肺超声对不同肺泡失充气相关疾病的鉴别诊断[J].中国老年学杂志，2021，41（15）：3373-3377.

[12]Volpicelli G.Lung ultrasound for pneumothorax：elementary considerations[J].Am J Emerg Med，2014，32（12）：1545.

[13]Mital T，Goyal S，Jain N，et al.Use of lung ultrasound to diagnose intraoperative tension pneumothorax in a pediatric laparoscopic surgery[J].Saudi J Anaesth，2020，14（4）：563-564.

[14]Parab SY，Solanki SL.Lung point and power slide signs help to improve the accuracy of lung ultrasound to diagnose pneumothorax[J].Saudi J Anaesth，2017，11（1）：121-122.

[15]Volpicelli G.A title is worth a thousand words：it is possible to semi-quantify pneumothorax by lung ultrasound[J].Intensive Care Med，2014，40（10）：1616-1617.

[16]Rodríguez-Pérez M，Tung-Chen Y，Herrera-Cubas R.Detection and semiquantification of

pneumothorax through lung ultrasound：case report of a COVID-19 patient[J].Enferm Infecc Microbiol Clin（Engl Ed），2022，40（9）：524-525.

[17] 宋鹏远，庞敏，安玉姬，等 . 超声辅助人工气胸下近壁层胸膜肺肿瘤微波消融的有效性及安全性 [J]. 现代肿瘤医学，2022，30（5）：806-810.

第七章
肺气肿的超声诊断

第一节　肺气肿的病理生理学

一、肺气肿的定义

肺气肿是指肺部终末支气管远端气腔出现持久性扩张，同时伴有肺泡壁和细支气管破坏的一种病理改变。需要注意的是肺气肿是病理诊断名词，它的主要病理表现是肺过度膨胀与弹性减退。肺气肿多合并支气管感染，两者迁延进展、相互影响，最终发展为以慢性阻塞性肺疾病（COPD）为主的呼吸系统疾病。随着年龄增长、危险因素影响时间的延长，发病率呈逐年上升的趋势。COPD 的主要特征是持续性气流受限，并随着病程延长呈进行性发展。

二、肺气肿的发病机制与病理改变

吸烟与吸入有害颗粒是肺气肿发生的最常见原因。当焦油、尼古丁、有害粉尘等物质被吸入后，气道上皮细胞和纤毛运动就会被破坏，促使支气管黏液腺和杯状细胞增生肥大，黏液分泌增多，导致气道自净能力显著下降。与此同时，氧自由基产生增多，这使得中性粒细胞释放较多活性较强的蛋白酶，而抗蛋白酶产生减少、灭活加快，蛋白酶－抗蛋白酶平衡被破坏，肺弹力纤维被溶解，从而诱发肺气肿。

其次，支气管与肺感染也会刺激炎性细胞（中性粒细胞、巨噬细胞及 T 淋巴细胞等）分泌各种蛋白酶，从而引起慢性黏液高分泌状态并破坏肺实质。

如上所述，肺其中的病理改变可见肺过度膨胀，弹性减退。肺泡壁较薄，肺泡腔较大，随着病情进展多个肺泡破裂形成肺大疱，甚至破裂入胸腔导致自发性气胸（具体内容见第六章气胸的超声诊断）。当病变由小气道延伸至大气道时，肺顺应性明显减低，通气功能显著下降，肺泡失去回缩能力，残气量、残气量占肺总量比值上升。周边毛细血管受肺泡挤压血流量明显减少，毛细血管血流量大量丧失后，血管弥散面积减少，通气血流比例失调，导致换气障碍。通气障碍与换气障碍的同时存在，致使缺氧和二氧化碳潴留，从而引起低氧血症及高碳酸血症，最终出现呼吸衰竭。长期的缺氧状态会使血管收缩活性物质增多（白三烯、5－羟色胺、血管紧张素Ⅱ等）、内皮源舒张因子和收缩因子平衡失调、平滑肌细胞对钙离子通透性增加，肌肉兴奋－收缩偶联效应增强，使得肺动脉压力继发性增高，长期增高肺血管壁增厚，管腔狭窄，血管发生重塑，进而引起右心系统负荷变化，最终导致心功能衰竭。

三、肺气肿对循环系统的影响

肺功能、结构的不可逆性改变，以及在进展过程中反复发生的气道感染、低氧血症和血管重塑等会导致血管阻力增加，最终形成肺动脉高压。当肺循环阻力增加时，右心代偿性做功增加，右心室继发性肥厚。随着病情进展，超过右心室的代偿功能，右心失代偿，右心排出量下降，右心室收缩末期残留血量增加，舒张末压增高，最终导致右心扩大和右心功能衰竭。

此外缺氧及高碳酸血症会影响诸如神经、消化、内分泌等多个系统，最终导致多器官功能衰竭。

四、肺气肿的临床诊断

（一）体格检查

典型肺气肿患者，视诊可见胸廓前后径增大，剑突下胸骨下角明显增宽，呈"桶状胸"外观；触诊可闻及语颤减弱；叩诊双肺过清音，肺肝交界区下移；听诊双肺呼吸音明显减弱，呼气相延长。其中肺肝交界区减弱是因为肺气肿患者肺总量增加、残气量增加，过多气体潴留于肺泡腔内无法排出，导致肺组织扩大，压迫膈肌致肺肝交界区下移（图7-1）。

（二）肺功能检查

肺气肿的患者首要检查肺功能检查，它是判断气流受限的主要客观指标。肺总量（TLC）、残气量（RV）和功能残气量（FRC）增加，肺活量（VC）下降，提示肺充气过度。当吸入支气管舒张药后，第一秒用力呼气容积占预计值百分比（FEV1/FVC）＜70%及第一秒用力呼气容积（FEV1）＜80%预计值，可确定为不完全可逆的气流受限。

（三）胸部影像学检查

X线诊断肺气肿主要依靠肺过度通气膨胀、血流减少、支气管管壁增厚、线样肺纹理增粗这些表现。肺部过度通气会使胸部出现不规则透亮区、膈面平坦、胸骨后区含气肋间隙增大、肺高度增加。肺血管受肺大疱挤压会出现位置偏移与血流再分布，相应肺部正常区域肺血管管径无明显变化或轻度增大。肺大疱是一个薄壁围绕而成的无血管区，随着病情进展，可无明显变化，也可自发破裂，若破裂位置波及周围间质内血管，可引起继发性出血、感染。此时X线中可见肺大疱内有气–液平，甚至类似肺脓肿样感染病灶。

CT诊断肺气肿的主要依据是肺野内双肺局限性或弥漫性透亮度增加，可见异常的低密度区，肺纹理稀疏，肺实质含气间隙明显增大，即典型肺过度充气表现（图7-2）。早期肺气肿时，病变仅累及小气道，在肺部可见散在的磨玻璃影和小结节影。随着病情进展，肺气肿发展为小叶中心型、全小叶型、间隔旁型及混合型四种。但四种肺气肿都存在肺大疱，因此CT通过肺大疱的位置及不同表现来诊断不同类型的肺气肿。

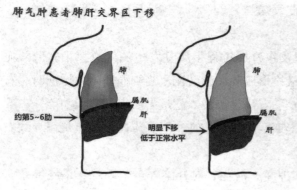

肺气肿患者肺肝交界区下移

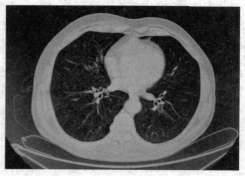

图 7-1　肺气肿时，肺肝交界区下移示意图

图 7-2　肺气肿的胸部 CT 表现

第二节　肺气肿的肺超声表现

一、肺运动及胸膜表现

肺气肿患者因其通气功能受损而出现呼吸功能减低，若肺功能处于代偿期，肺滑动可正常或频率轻度加快，当肺功能失代偿时，肺滑动明显减低，右侧胸壁探及"窗帘征"明显减弱，严重肺气肿区域的相应肋间可看到胸膜滑动基本消失，仅存在胸膜搏动。

由于住院治疗的肺气肿患者常合并炎性或纤维化表现，因此此类患者病程一般较长。超声下可见胸膜不光滑、局灶性或弥漫性增厚，若合并严重肺部感染，可出现广泛不规则增厚，凹凸不平表现（图 7-3）。

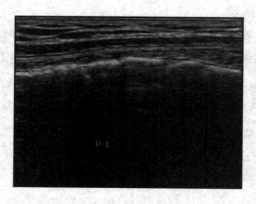

图 7-3　肺气肿合并炎症时的胸膜表现

二、不同寻常的 A 线

由于终末细支气管和肺泡等结构内残气量增加，单位区域气体含量较正常肺组织区域增多，因此肺部超声在肺功能的严重减低区或周围型肺大疱区可探及显著透亮的

A 线，这是由于超声对气体的强反射性与传播低衰减性的特点。A 线的多重反射较正常肺组织增强，因此远场会有无明显衰减、A 线间距较正常区域明显缩窄的特点（图7-4），我们可以通过凸阵探头或高频线阵探头对胸膜与 A 线间距、A 线与 A 线间距进行测量，可见肺气肿患者的 A 线间距明显缩短。该特征在 M 模式下可见多条 A 线，与健康肺的"海岸征"不同，有时会更接近气胸的"平流层征"（图7-5）。

这里值得注意的是并不是所有上述 A 线特点的患者都是肺气肿，在体型消瘦和婴幼儿的正常 A 线表现也可与上述特点相同，原因有可能是与肋间隙较窄、单位肋间探查肺部区域偏小有关。当肺气肿可与肺炎、肺水肿等疾病同时存在时，肺脏探查可见离散型或融合型 B 线。

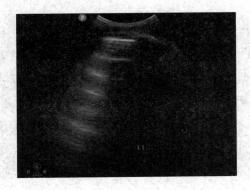 

图7-4　A 线间距缩短，远场衰减不明显　　　图7-5　M 模式下，肺气肿"海岸征"消失，近似"平流层征"

第三节　肺气肿的心脏血管超声表现

一、肺气肿与肺源性心脏病

呼吸系统与循环系统关系密切，心肺之间存在相互作用。因此，长期肺气肿存在会直接影响心脏结构与功能，通过肺循环→右心→左心→全心的病理改变顺序，形成慢性肺源性心脏病，最终导致心肺功能均衰竭的结果。由于右心室是唯一可发生急性扩张的腔室，对于最先出现病理改变的右心室，我们需要注意的是慢性肺源性心脏病右心室特点要与右心室急性扩张鉴别。两者的区别主要表现为右心室厚度和是否存在左心室受累（右心室急性扩张超声心动图表现详见第九章肺栓塞的超声诊断）。慢性肺源性心脏病时舒张期，剑突下四腔心切面测得右心室壁厚度明显增加（＞5mm，通常来说＞9mm 常见），右心室腔内可见明显的肌小梁形成，同时在疾病进展后常常存在以室间隔与左室游离壁为著的左心室肥厚。

二、从肺高压血流动力学角度理解肺气肿心脏血管超声表现

（一）右心室代偿期

肺气肿会形成肺动脉高压。当肺动脉压力增高，但右心室可以代偿时肺动脉与右心系统结构上无明显变化，此时右心室舒张期略显饱满，肺动脉前向流速可加快，但需排除其他导致三尖瓣关闭不全疾病的三尖瓣轻强以上程度的反流。

（二）右心室失代偿期

肺动脉压力进一步增大，右心压力升高，可出现诸如肝淤血、颈静脉怒张等体循环静脉压力升高的相关表现，此时右心室形态改变，同时右心室后负荷的增加会引起运动障碍，右心室扩张程度与右心功能测定详见第九章肺栓塞的超声表现章节。

（三）双心室相互作用不良转归

当右心压力大于左心压力时，右心室压力会影响左心室压力，不管在舒张期还是收缩期，左心均会被压迫，影响左心射血功能，导致全身的灌注不良，最终导致多脏器衰竭。此时心脏超声表现为全心扩大，以右心明显，并全心衰竭（图7-6），各个瓣膜反流明显增多，这里需要注意的是，此时三尖瓣跨瓣压差法测量肺动脉压力会因右心失代偿表现而导致不同程度的低估，此时需要依靠连续多普勒（CW）测量三尖瓣跨瓣压差与心室比例、肺动脉加速时间及反流峰值流速、下腔静脉及右心房面积等因素相互结合而得出最终结论。值得注意的是当肺气肿得到控制后，心脏结构与功能将有明显改善，这也是与肺源性心脏病晚期不同的地方。

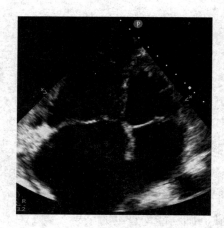

图7-6 全心扩大，心室交互作用，全心衰竭

（编写：白　杨　赵浩天；审阅：燕亚茹）

参考文献

[1]Demir OF，Hangul M，Kose M.Congenital lobar emphysema : diagnosis and treatment options[J].Int J Chron Obstruct Pulmon Dis，2019，14：921-928.

[2]Papiris SA，Triantafillidou C，Manali ED，et al.Combined pulmonary fibrosis and emphysema[J].Expert Rev Respir Med，2013，7（1）：19-31，quiz 32.

[3] 罗敏，高鹏，谢秋霞，等 . 慢性阻塞性肺疾病影像组学研究进展 [J]. 国际医学放射学杂志，2022，45（2）：168-173.

[4] 罗丽娟，陈燕 . 肺气肿动物模型研究进展 [J]. 结核与肺部疾病杂志，2022，3（1）：60-64.

[5]Lynch DA.Functional imaging of COPD by CT and MRI[J].Br J Radiol，2022，95（1132）：20201005.

[6]Shimada A，Kawata N，Sato H，et al.Dynamic quantitative magnetic resonance imaging assessment of areas of the lung during free-breathing of patients with chronic obstructive pulmonary disease[J].Acad Radiol，2022，29（2）：S215-S225.

[7]Luppi F，Kalluri M，Faverio P，et al.Idiopathic pulmonary fibrosis beyond the lung : understanding disease mechanisms to improve diagnosis and management[J].Respir Res，2021，22（1）：109.

[8]Gjerdevik M，Grydeland TB，Washko GR，et al.The relationship of educational attainment with pulmonary emphysema and airway wall thickness[J].Ann Am Thorac Soc，2015，12（6）：813-20.

[9] 何转霞，齐鑫鑫，刘涛 . 慢性阻塞性肺疾病的体内外实验模型研究进展 [J]. 毒理学杂志，2022，36（1）：80-85.

[10]Stern EJ，Frank MS.CT of the lung in patients with pulmonary emphysema : diagnosis, quantification，and correlation with pathologic and physiologic findings[J].AJR Am J Roentgenol，1994，162（4）：791-798.

第八章
肺脓肿的超声诊断

第一节　肺脓肿的病理生理学

一、肺脓肿的定义

肺脓肿是以肺部坏死性感染为主要病因的疾病，随着病情进展，坏死区域被肉芽组织环绕，最后演变为纤维组织，其感染途径主要为吸入性、血源性、继发性及其他途径。肺脓肿的临床表现随着肺部感染的加重逐渐明显，坏死的肺部组织可经小支气管咳出，肺内脓腔破溃可形成脓胸、脓气胸或支气管胸膜瘘。

二、肺脓肿的进化及其临床表现

绝大多数肺脓肿是支气管及肺部局限性感染进展后得到的结果，我们再临床工作中遇到的致病菌主要有金黄色葡萄球菌、克雷伯杆菌、铜绿假单胞菌及厌氧菌。这些致病菌引起的化脓性炎症可以使肺小气道与小血管的堵塞，进而导致肺组织坏死形成局部包裹性脓腔与肺部空洞。当坏死的肺组织与痰液经细支气管咳出时就会出现常见的脓臭样痰。肺部弥漫性的感染也会引起多发肺脓肿，相邻肺组织可形成机化性肺炎，脓肿一旦破溃，脓液流动的区域均会引起相应的肺部感染。

这些病理变化会使全身产生炎症反应，诸如高热、寒战、咳嗽、咳痰、喘憋等常见临床表现，当这些病原微生物及其释放的各种毒素刺激体内单核－巨噬细胞、中性粒细胞、肥大细胞及内皮细胞时，将会释放大量炎性介质入血，导致全身炎症反应综合征（systemic inflammatory response syndrome，SIRS），最终形成中毒性休克。

三、肺脓肿的临床诊断

肺脓肿的临床表现比较典型，寒战、高热及脓臭样痰，结合实验室检查指标与 X 线、CT 检查可以明确诊断。其中实验室检查以白细胞、中性粒细胞等血液性检查及细菌性检查为主。肺部 CT 及胸部 X 线均可提供诊断支持。然而，在患者病情严重、无法进行移动检查的情况下，超声对于周围型肺脓肿可以进行病情动态的监控。

X 线诊断肺脓肿主要以血源性感染多见，当肺脓肿急性发作时，肺内可见单发或多发片状高密度影，在肺纹理消失的空洞区域可见典型的气－液平，且周边可见较为模糊的渗出影。而慢性肺脓肿在 X 线下表现为脓肿炎性渗出较少，周边壁较薄，肺内可见纤维组织填充后的坏死灶。

CT 的主要优势在于能够及早发现还未坏死的实性病灶，对于脓肿位置及胸腔内部情况显示清晰明了，这也是 CT 在肺脓肿诊断中应用广泛的主要原因。CT 的主要表现是类圆形肿块伴有不规则厚壁，当支气管小血管对肉芽组织供血时，增强 CT 可见脓肿厚壁有明显强化。

第二节　肺脓肿的超声表现

　　肺脓肿由于是炎症感染导致，大量的炎性渗出填充气泡内可引起肺叶实变，因此实变区域内肺脓肿显示清晰，反之未实变的区域有大量 B 线覆盖，特别是单发、位于中心区域的肺脓肿，是超声无法发现的，这也是超声诊断肺脓肿的局限性。因此，超声可以观察到的肺脓肿主要有两种情况：①紧邻胸膜后方的肺脓肿灶；②位于大范围肺实变内的肺脓肿灶（图 8-1）。

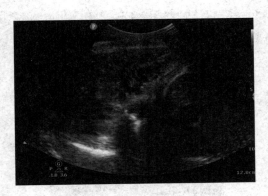

图 8-1　肺实变合并肺脓肿，局部肺叶可见脓肿腔形成

　　肺脓肿的超声表现较肝脓肿相似，早期肺脓肿尚未液化，仅能在实变的肺叶中探及不均质的低回声或中低回声肿块，形状不规则，周边肺叶组织可有弱回声带使之与周边组织分界不清，肿块中心区域因伪像影响很少见到坏死，或在肺实变中出现局部脓肿腔。CDFI 检查可见肿块内部有散在的彩色血流信号。这里我们要注意多结合临床，原因是对于周围型肺部肿瘤，也可有相似的超声表现，根据临床症状及实验室检查做出初步判断后可行 CT、支气管镜等检查明确诊断。

　　脓肿形成期时，肿块内部可出现典型的坏死液化征象，肿块内部可见弱回声或无回声填充，液化区域周边可见囊壁包裹，且壁较厚，周边肺组织因为水肿可呈现低回声的炎性反应区，CDFI 检查内部液化坏死区无彩色血流信号，脓肿周边可见彩色血流信号（图 8-2）。

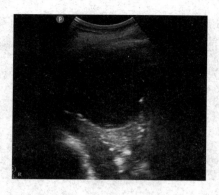

图 8-2　肺叶实变区域可见低回声肿块，其内可见无回声填充，壁较厚

　　脓肿吸收期时液化区域逐渐被纤维组织、肉芽组织填充，炎性反应也较之前有明显减轻，因此，B 线、A 线逐渐增多，肺叶实变区域越来越小，因此脓肿吸收时很少探及，部分实变肺叶中可见团块样中高回声，CDFI 检查无明显彩色血流信号。

　　此外，脓肿破溃于胸腔会形成脓胸，这与肺部脓肿常常并发，因此，我们对于脓胸的超声检查不可忽略，胸腔可见脏壁层胸膜分离，液性暗区填充其中，且液性暗区内可见密集点状弱回声填充，当脓性胸腔积液内合并气体时，超声可探及其内部气泡呈多发点状强回声（图 8-3）。

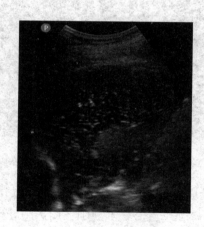

图 8-3　胸腔内可见大量液性暗区，区内可见密集点状弱回声及强回声

（编写：白　杨　赵浩天；审阅：燕亚茹）

参考文献

[1]Flint KL，Lloyd MR，van den Berg P，et al.Legionella pulmonary abscess and pleural space infection in an immunocompetent patient[J].BMJ Case Rep，2021，14（5）：e243026.

[2]Mizuno M，Miyoshi T，Nabeshima K，et al.Pleomorphic carcinoma of the lung with high serum

granulocyte colony stimulating factor, suggested of pulmonary abscess by preoperative radiology; report of a case[J].Kyobu Geka, 2006, 59（9）: 859–863.

[3] 刘敬，胡才宝，叶瑞忠，等 . 感染性肺炎超声诊断专家建议 [J]. 中华医学超声杂志（电子版），2020，17（3）: 244–250.

[4]Jaffer F, Beatty N, Ahmad K.Mucormycosis pulmonary abscess, containment in a patient with uncontrolled diabetes mellitus[J].BMJ Case Rep, 2017, 2017: bcr2016217945.

[5]Robinson DA, DeNardo GA, Burnside DM.What is your diagnosis？ Pulmonary abscess[J].J Am Vet Med Assoc, 2003, 223（9）: 1259–1260.

[6] 李伟坚，林常青，林俊鸿 . 经皮引流和体位引流治疗肺脓肿 60 例临床疗效分析 [J]. 现代诊断与治疗，2013，24（20）: 4669–4670.

[7] 刘俊忠，王于臻，侯建华，等 . 不典型肺脓肿的 HRCT 表现 [J]. 中国医学工程，2014，22（12）: 132–134.

第九章

肺栓塞的超声诊断

第一节 肺栓塞的病理生理学

一、肺栓塞的定义

肺栓塞是指各类栓子阻塞肺动脉及其分支，以静脉血栓栓塞症（vein thrombo embolism，VTE）多见。VTE 是指血液异常凝结成块，阻塞血流运行，可分为下肢深静脉血栓（DVT）或肺栓塞。肺栓塞年发病率约 39 ～ 115 例 /10 万人，而 DVT 患者则可达 53 ～ 162 例 /10 万人。肺栓塞是指内源性或外源性栓子将肺动脉和（或）分支肺血管阻塞而引起的肺循环功能障碍综合征（图 9-1）。最常见的原因是血栓栓塞，引起肺栓塞的血栓可来源于上腔静脉路径、下腔静脉路径或右心腔内。大多数来源于下肢静脉系统。创伤、骨折、手术及各类留置导管等均是 VTE 的诱发因素。癌症、感染、输血等因素同样可促进 VTE 形成。不良习惯和慢性疾病中，吸烟、肥胖、高胆固醇血症、冠心病、高血压和糖尿病等增加了 VTE 的发生率。肺栓塞的病理生理学包括呼吸系统功能异常、循环系统功能异常和内皮功能异常等。

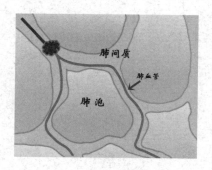

图 9-1　肺血管栓塞示意图

二、肺栓塞对呼吸系统的影响

肺栓塞患者的呼吸困难主要源于血流动力学改变带来的影响。一方面，栓塞部位由于栓子的机械阻塞作用，肺血管血流减少，但肺泡通气仍存在，因此该供血阻断部位的肺组织区域的肺泡无效腔比例增加；另一方面，未栓塞部位由于血流分布再分配，导致通气正常的肺泡面临更多的肺血流灌注，肺毛细血管的通透性增高，继发肺间质和肺泡内渗出，这两种原因从不同方面导致了整体肺组织的通气／血流比例失调。此外，部分肺栓塞位置由于及周围的肺泡塌陷，可出现肺不张，这些因素均可导致呼吸衰竭。

在大面积急性肺栓塞及继发性血小板激活因子的作用下，可引起支气管反射性痉挛，肺泡通气量增加可导致代偿性低碳酸血症，肺血管通透性改变可导致肺间质和肺泡弥漫性出血或水肿。当肺小动脉和肺毛细血管的血流中断持续时间较长，其支配区域的肺泡表面活性物质逐渐减少，肺泡发生塌陷，导致肺不张，进一步加剧呼吸衰竭。此外，约 1/3 的肺栓塞病例中可经心脏超声检测到卵圆孔未闭导致的右向左分流，导致混合静脉血氧饱和度减低，增加反常栓塞的概率。

三、肺栓塞对循环系统的影响

肺栓塞可引起双侧或单侧肺组织的局部或多部位血管栓塞，栓塞的局部位置由于血流受阻或缓慢，可继发血栓形成。除了栓子对血管的机械阻塞作用外，神经 – 体液调节因素、缺氧、血管内皮受损后释放的大量血管收缩物质（如血管紧张素 Ⅱ、内皮素等）引起的各级肺动脉收缩，可加剧肺动脉压力增高。肺动脉压力的增高水平和肺血管的阻塞程度相关，由于肺血管床面积较大，储备量足，肺动脉压力增高需在肺血管堵塞面积高达 30% ~ 50% 时方可出现明显的心肺功能异常，达 85% 时死亡风险增加。肺动脉压力是右心室的后负荷，因此右心室的室壁张力和心肌细胞拉伸均增加，右心室收缩时间延长，其内径和收缩功能均受到一定程度的影响，通过 Frank-Starling 机制改变右心室心肌的收缩特性，从而引起肺源性心脏病。右心室扩张和收缩功能减低，导致右心室心输出量降低，同时肺动脉机械阻塞导致血流运行受阻，左心室接收的血容量不足，导致整体心输出量降低，梗阻性休克发生。压力过负荷引起的右心衰竭是肺栓塞患者死亡的重要原因。

右心室的扩张和功能不全导致心肌做功和耗氧量明显增加，冠状动脉灌注压降低，供血不足，进一步加剧心肌缺血。肺栓塞导致的右心室心肌梗死并不常见，冠状动脉供氧不足可导致心肌细胞损伤。此外，右心房压力的继发性增高可诱导卵圆孔重新开放，通过右心房和左心房的反向压力梯度，导致回心血流产生右向左分流束，进一步加剧缺氧。

四、肺栓塞的临床诊断

肺栓塞的临床表现具有非特异性，轻微者可无症状，仅在体检时偶然发现。严重者主要以胸痛、咯血、晕厥、发绀甚至休克。实验室检查指标主要以 D- 二聚体、心肌酶等为主。肺栓塞患者血浆 D- 二聚体在凝血系统和纤溶系统同时激活后增高。然而癌症、感染、妊娠或其他住院因素均可导致 D- 二聚体水平增高，因此其阳性预测值较低，但阴性预测值意义更大，可用于筛除。影像学工具计算机断层扫描（CT）和 CT 血管造影（CTA）通过直接发现肺动脉或其分支内充盈缺失或阻断可作为诊断肺栓塞的"金标准"（图 9-2）。然而，在严重肾衰竭、造影剂过敏或孕妇中应谨慎使用该技术。此外，对于急诊科、重症监护室、麻醉科等，急性肺栓塞患者可能合并梗阻性休克、意识障碍、呼吸心跳骤停等危急因素，无法离开监护设备，此时 CT 应用受限。

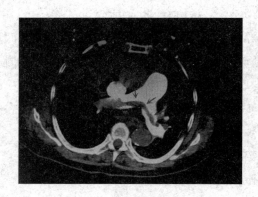

图 9-2　肺动脉栓塞的 CTA 表现

　　超声的便携性可完成床旁快速肺栓塞诊断，动物和临床研究均对肺栓塞引起的梗死灶的典型肺超声表现进行了描述。基于循证医学证据的肺超声国际共识建议在疑似肺栓塞患者中，肺超声可作为 CTA 的替代诊断工具。然而大多数肺栓塞病例通过超声直接发现栓子的敏感性较低。单独肺超声通过 BLUE 方案（详见第十五章肺超声诊断方案与流程）可通过排除法诊断肺栓塞，但准确性有限且易受合并其他肺疾病的干扰。联合心肺超声可评估血流动力学状况，在评估心脏结构和功能外，结合肺栓塞引起的血流动力学紊乱特征，整合信息对肺栓塞做出精准的判断。肺超声诊断肺栓塞的一项包含 1916 例患者 Meta 分析显示，敏感度为 82%，特异度为 89%；联合心肺超声诊断肺栓塞的一项包含 4216 例患者的 Meta 分析显示，敏感度 77%，特异度 99%。

第二节　肺栓塞的肺超声表现

一、肺超声的直接征象

　　肺栓塞由于是深层肺各级血管的阻塞，肺超声无法直接发现肺组织的病情。范围较小或病情较轻的肺栓塞对肺组织影响较小。急性大面积肺栓塞时，远端肺动脉闭塞导致缺血和出血，可引起局部肺组织缺血坏死，梗死灶产生。位于深层的梗死灶无法被超声发现（胸膜后方伪像的遮挡），位于胸膜下方临近胸膜的梗死灶可被超声探及。肺梗死灶在超声下表现为胸膜后方楔形低回声区，尖端指向肺门（图 9-3）。彩色多普勒可发现梗死灶周围条形血流环绕或伸入低回声区。

　　由于肺组织接受肺动脉、支气管动脉和肺泡内气体弥散等多重供氧方式，因此肺栓塞较少会引起肺梗死。只有当急性大面积肺栓塞或存在严重基础心肺疾病时，肺组织氧供严重不足，才可出现肺梗死。研究显示仅有 10% ~ 15% 的肺栓塞病例引起肺梗死，因此该肺超声直接征象对诊断肺栓塞的敏感性较低。

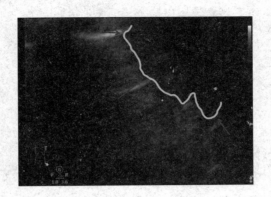

图 9-3　肺栓塞致局部肺梗死后可见胸膜后方低回声区

二、肺超声的间接征象

在 BLUE 方案中，肺栓塞的诊断路线需要符合"A profile"（即 A 模式）和"下肢静脉血栓（+）"，A profile 是指 A 线＋胸膜滑动征，提示双肺无渗出，且胸膜密闭性良好。这样的 A profile 在 BLUE 方案中指向两类疾病：肺栓塞和 COPD。进一步鉴别两者需结合下肢静脉彩色多普勒超声检查。如果发现下肢静脉存在活动性血栓（图 9-4），诊断为肺栓塞；如果无血栓，诊断为 COPD。

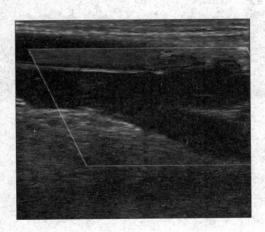

图 9-4　右侧股静脉血栓阻塞血管通路

　　BLUE 方案的流程对肺栓塞有着较高的诊断价值，敏感度 81%，特异度 99%，阳性预测值 94%，阴性预测值 98%。尽管如此，在真实临床场景中往往两种以上病情交杂，通过干扰 BLUE 方案的诊断路线而掩盖了肺栓塞。比如一名急性肺栓塞患者，其血栓来源并非来自下肢静脉，超声扫查下肢静脉血栓为阴性后，按 BLUE 方案的流程应诊断为 COPD 急性发作。如果患者并无 COPD 病史，则肺超声的诊断陷入僵局。再比如一名急性肺栓塞患者，同时合并单肺少量的间质性肺炎，在第一步流程中就会因为 A/B 模式而诊断为肺炎。因此，我们在肺超声的实际操作中，应该活学活用，除了 BLUE 方案外，进一步结合超声心动图和下腔静脉超声检查是非常必要的。

第三节　肺栓塞的心脏血管超声表现

一、心脏血管超声的直接征象

心脏超声对肺血管的检查范围有限，仅能发现肺动脉主干和左、右肺动脉的分叉部位，借助左肺动脉短直的特点，适当旋转探头可将左肺动脉尽可能多的显示。当栓子体积较大，阻塞于主干肺动脉部位时，心脏超声于胸骨旁短轴的肺动脉切面可直接发现低 – 无回声的栓子，且血流通道受阻（图 9-5）。位于再深层和下级肺小动脉、肺毛细血管的栓子则无法被超声发现。因此，心脏超声的直接征象对肺栓塞的诊断敏感度不高。

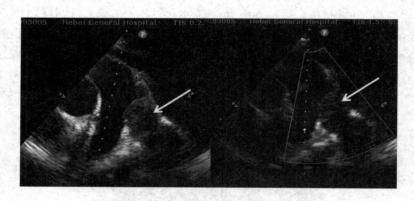

图 9-5　肺动脉栓塞的直接超声表现

二、心脏血管超声的间接征象

（一）右心室的结构和大小评估

急性肺栓塞对血流动力学最严重的影响就是通过阻塞血流通道而引起肺动脉高压。在这个基础上，右心和左心的表现呈明显的反差。肺动脉压力是右心室的后负荷，由于右心室在解剖上和左心室的不同，右心室心肌抗压能力远不如左心室，因此在肺动脉高压时，右心室的形态和功能改变较为明显。典型肺栓塞病例中，超声可发现继发于肺动脉高压而引起的右心室急性扩张，表现为右心室和左心室的容积 / 面积 / 内径比例增加，在心尖四腔心切面，右心室和左心室的面积 / 内径比 ≥ 0.6 提示右心室中度扩张，≥ 1.0 提示重度扩张（图 9-6）。

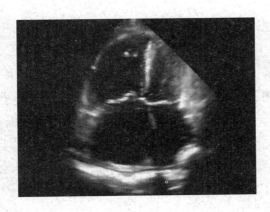

图 9-6　肺栓塞引起的右心扩张

（二）左心室短轴"D"字征

右心室压力通过室间隔传导至左心室导致室间隔左移，左心室于短轴切面由"正圆形"变为"D"字形，可导致舒张早期左心室充盈受限，通过降低左心室前负荷导致心输出量减少。此外，右束支传导阻滞的发展可能会加重心室的去同步化。

在胸骨旁短轴的乳头肌切面，右心室扩张可通过室间隔对左心室进行挤压，呈典型的"D"字征（图 9-7）。舒张期"D"字征提示前负荷因素引起，即容量过负荷；收缩期"D"字征提示后负荷因素引起，即肺动脉高压。肺栓塞时，左心室短轴"D"字征应表现为收缩期"D"字征。但严重的肺栓塞可于舒张期和收缩期均可见"D"字征。

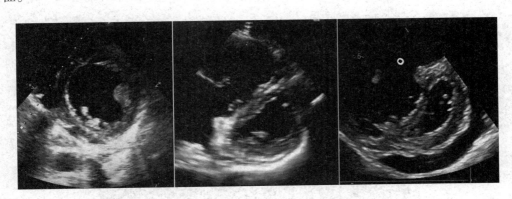

图 9-7　左心室短轴"D"字征

注：左图为正常图像，中图为轻 - 中度"D"字征，右图为重度"D"字征。

（三）右心室功能的评估

三尖瓣环收缩期位移（TAPSE）被认为是反映右心室室壁运动的良好指标（图9-8）。低于 16 ~ 17mm 提示右心室收缩功能障碍。于三尖瓣环 - 右心室侧壁位置使用 M 模式测量其纵向收缩期位移，对右心室室壁运动有良好的评估价值。在相同位置，使用组织多普勒（TDI）法可获取 3 个波形，正向波形称为 S'（图 9-9），反映该区域心肌组织收缩的最大速度，低于 9.5 ～ 10.0cm/s 提示收缩功能障碍。TAPSE 与 TDI 法的测量具有局限性，当评估整体右心室运动功能情况时，要更加关注右心室中下段情况，因此二维斑点追踪对心肌运动有良好的反映价值，于心尖四腔心切面描记右心室心肌范围可获取整体和节段运动应变值（图 9-10）。可用右室面积变化分数（FAC）反映右室收缩功能。FAC =（右室舒张末期面积－右室收缩末期面积）/ 右室舒张末期面积 × 100%，心尖四腔心切面测量，FAC < 35% 提示右室收缩功能减低。以上指标仅反映右心室功能不全，引起右心室急性或慢性心功能不全的因素很多，它仅仅是肺栓塞的继发征象之一，可作为诊断肺栓塞的佐证，但不能仅通过右心室收缩功能即判断肺栓塞的发生。

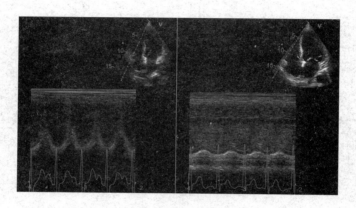

图 9-8　三尖瓣环收缩期位移（TAPSE）测量

注：左图 TAPSE 为 25.6mm，正常水平；右图 TAPSE 为 11.2mm，提示右心室收缩功能减低。

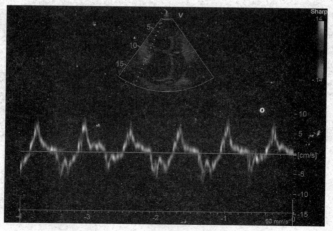

图 9-9　肺栓塞患者三尖瓣环 s'，测量值为 8.8cm/s，提示右心室收缩功能减低

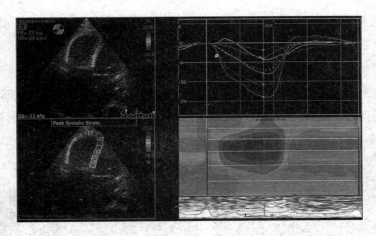

图 9-10　肺栓塞患者二维斑点追踪技术

注：右室游离壁应变值：基底段 -3、中段 -6、心尖段 -17，提示右心室心肌运动减弱，以基底段为著。

（四）右心室 McConnell 征

McConnell 征是指右心室游离壁运动不均匀减低，在心尖四腔心切面，右心室心尖部运动尚可，基底段和中段运动减低（图 9-11），呈现出右心室收缩运动不协调的表现。McConnell 征是急性肺栓塞的特异性超声征象。

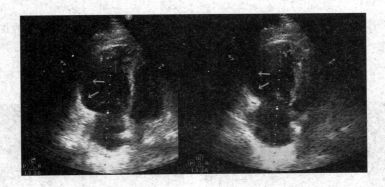

图 9-11　McConnell 征

注：左图为舒张末期，右图为收缩末期，黄色箭头指向右心室基底段和中段，红色箭头指向心尖段。

（五）肺动脉内径的评估

主肺动脉和左、右肺动脉内径扩张也是肺栓塞的一个继发超声征象。主肺动脉正常内径低于 27 ~ 30mm，左、右肺动脉正常内径低于 20mm。高于该数值提示肺动脉增宽，但不能说明是肺栓塞引起的，内径正常值往往与被检查者身高体型有关。

（六）肺动脉压力的评估

于三尖瓣瓣口测量反流速度，通过 Bernoulli 方程计算肺动脉压力可对肺动脉测压

（图 9-12），肺动脉收缩压高于 30mmHg 或平均压高于 20mmHg 提示肺动脉压力增高。于肺动脉瓣瓣口评估前向血流频谱，当收缩中期出现切迹，频谱呈"拳指征"（图9-13），且测量显示，肺血管射血加速时间＜ 60ms、三尖瓣收缩期峰值梯度轻度增高（＜ 60mmHg）两者共存，称为"60/60 征"。也就是说当我们测得肺动脉瓣前向流速时，若发现频谱高直或中间有明显切迹，要谨慎肺动脉压力低估和肺动脉梗阻栓塞的可能。

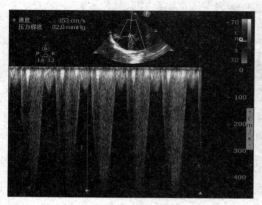

图 9-12　三尖瓣反流速度及肺动脉压力测量

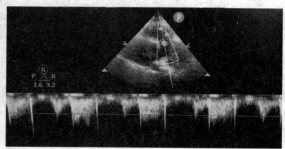

图 9-13　肺动脉前向血流收缩中期切迹

（七）卵圆孔再开放

约 1/3 的肺栓塞患者可继发卵圆孔开放。右心房压力的继发性增高可导致卵圆孔重新开放。二维超声对卵圆孔的诊断价值有限。经食管超声发现卵圆孔开放的诊断价值较经胸超声更高，二维可测量卵圆孔大小，彩色多普勒可直观获取经卵圆孔的分流束（图9-14）。右心声学造影可明确是否存在经卵圆孔的右向左分流（图 9-15）。

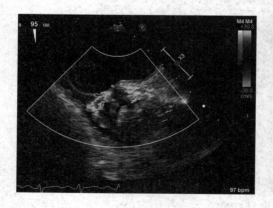

图 9-14　经食管超声检测卵圆孔未闭和
右向左分流

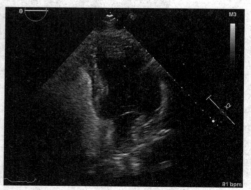

图 9-15　右心声学造影检测卵圆孔未闭和
左心腔内出现气泡

（八）下腔静脉内径和压力的评估

腔静脉扩张固定。二维超声对上腔静脉显示率不高，需通过经食管超声探查。下腔静脉是评估静脉回流的良好超声指标。在自主呼吸患者中，超声纵切置于剑突下可获取下腔静脉长轴切面（图 9-16），取距离右心房开口处 1 ~ 2cm 处测量其呼吸周期内的内径，IVC 内径和塌陷率用于评估腔静脉回流入心脏位置的压力，即中心静脉压或右房压，有两种计算方法（表 9-1、表 9-2）。

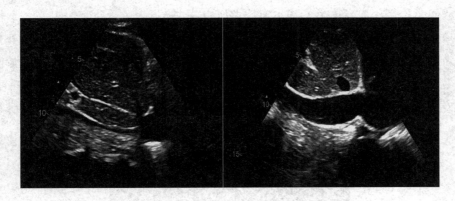

图 9-16　下腔静脉长轴切面

注：左图为低血容量的下腔静脉，表现为纤细塌陷；右图为肺栓塞的下腔静脉，表现为扩张固定，管腔内可见点状强回声，提示血流运行不畅。

表 9-1　下腔静脉内径及塌陷率对中心静脉压的评估

IVC 内径	IVC 塌陷率	中心静脉压
≤ 15mm	明显塌陷	0 ~ 5mmHg
15 ~ 25mm	> 50%	5 ~ 10mmHg
15 ~ 25mm	< 50%	10 ~ 15mmHg
> 25mm	< 50%	15 ~ 20mmHg
> 25mm	无塌陷	> 20mmHg

注：仅适用于平稳呼吸的自主呼吸患者

表 9-2　下腔静脉内径及塌陷率对中心静脉压的评估

IVC 内径	IVC 塌陷率	中心静脉压
≤ 21mm	> 50%	3（0 ~ 5）mmHg
> 21mm	> 50%	8（5 ~ 10）mmHg
≤ 21mm	< 50%	8（5 ~ 10）mmHg
> 21mm	< 50%	15（10 ~ 20）mmHg

注：仅适用于平稳呼吸的自主呼吸患者

（九）下肢深静脉血栓（DVT）筛查和加压超声（CUS）

约 70% 的肺栓塞患者合并 DVT。使用线阵探头对股静脉、腘静脉、胫前静脉、胫后静脉、腓静脉及肌间小静脉等进行全面扫查。低 – 无回声且随血流活动性较大，为新发活动性血栓（图 9-17），对肺栓塞诊断的意义更大。等回声、高回声提示血栓机化，一般较稳定，但不排除部分脱落导致肺栓塞可能。当静脉管腔透声欠佳时，CUS 通过适当力度挤压血管，根据形变程度判断是否存在血栓，探头经轻微加压可将血管压瘪，提示血流通畅；挤压血管无形变提示血栓形成可能性大。

　　超声筛查下肢静脉及 CUS 探查对 DVT 的检测敏感度 90%，特异度 95%，在疑似肺栓塞患者且经 CUS 发现 DVT 后可以启动抗凝治疗。一项 Meta 分析显示 CUS 诊断特异度为 96%，敏感度为 41%，对于无法接受 CT 检查的患者其应用价值更高。Nazerian 等人研究发现，心脏超声未发现右心室功能障碍且联合 CUS 未发现血栓时，对肺栓塞诊断的阴性预测值高达 96%，具有良好的排除诊断价值。

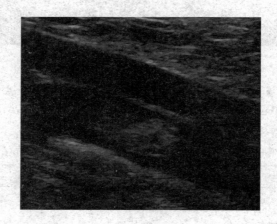

图 9-17　股静脉内活动性血栓，与管壁部分粘连，随血流可见摆动

（编写：白　杨　赵浩天；审阅：刘　奕）

参考文献

[1]Wendelboe AM，Raskob GE.Global burden of thrombosis：epidemiologic aspects[J].Circ Res，2016，118（9）：1340-1347.

[2]Rogers MA，Levine DA，Blumberg N，et al.Triggers of hospitalization for venous thrombo embolism[J].Circulation，2012，125（17）：2092-2099.

[3]Khorana AA，Kuderer NM，Culakova E，et al.Development and validation of a predictive model for chemotherapy-associated thrombosis[J].Blood，2008，111（10）：4902-4907.

[4]Piazza G，Goldhaber SZ.Venous thromboembolism and atherothrombosis：an integrated approach[J].Circulation，2010，121（19）：2146-2150.

[5]Severinsen MT，Kristensen SR，Johnsen SP，et al.Anthropometry，body fat，and venous thromboembolism：a Danish follow-up study[J].Circulation，2009，120（19）：1850-1857.

[6]Ageno W, Becattini C, Brighton T, et al.Cardiovascular risk factors and venous thromboembolism : a meta-analysis[J].Circulation, 2008, 117（1）: 93-102.

[7] 温绍君，张维君，房芳. 肺栓塞的病理生理 [J]. 中华心血管病杂志, 2001, 29（5）: 6-7.

[8]Marcus JT, Gan CT, Zwanenburg JJ, et al.Interventricular mechanical asynchrony in pulmonary arterial hypertension : left-to-right delay in peak shortening is related to right ventricular overload and left ventricular underfilling[J].J Am Coll Cardiol, 2008, 51（7）: 750-757.

[9]Mauritz GJ, Marcus JT, Westerhof N, et al.Prolonged right ventricular post-systolic isovolumic period in pulmonary arterial hypertension is not a reflection of diastolic dysfunction[J].Heart, 2011, 97（6）: 473-478.

[10]Miller LD, Joyner CR, Ducrick SJ, et al.Clinical use of ultrasound in the early diagnosis of pulmonary embolism[J].Ann Surg, 1967, 166（3）: 381-392.

[11]Niemann T, Egelhof T, Bongartz G.Transthoracic sonography for the detection of pulmonary embolism-a meta-analysis[J].Ultraschall Med, 2009, 30（2）: 150-156.

[12]Burrowes KS, Clark AR, Tawhai MH.Blood flow redistribution and ventilation-perfusion mismatch during embolic pulmonary arterial occlusion[J].Pulm Circ, 2011, 1（3）: 365-376.

[13]Konstantinides S, Geibel A, Kasper W, et al.Patent foramen ovale is an important predictor of adverse outcome in patients with major pulmonary embolism[J].Circulation, 1998, 97（19）: 1946-1951.

[14]Shopp JD, Stewart LK, Emmett TW, et al.Findings from 12-lead electrocardiography that predict circulatory shock from pulmonary embolism : systematic review and meta-analysis[J].Acad Emerg Med, 2015, 22（10）: 1127-1137.

[15]Miron MJ, Perrier A, Bounameaux H, et al.Contribution of noninvasive evaluation to the diagnosis of pulmonary embolism in hospitalized patients[J].Eur Respir J, 1999, 13（6）: 1365-1370.

[16]Volpicelli G, Elbarbary M, Blaivas M, et al.International liaison committee on lung ultrasound（ILC-LUS）for international consensus conference on lung ultrasound（ICC-LUS）. International evidence-based recommendations for point-of-care lung ultrasound[J].Intensive Care Med, 2012, 38（4）: 577-591.

[17]Chen W, Xu K, Li Y, et al.Clinical value of thoracic ultrasonography in the diagnosis of pulmonary embolism : a systematic review and meta-analysis[J].Med Ultrason, 2021, 24(2): 226-234.

[18]Hull RD, Hirsh J, Carter CJ, et al.Pulmonary angiography, ventilation lung scanning, and venography for clinically suspected pulmonary embolism with abnormal perfusion lung scan[J].Ann Intern Med, 1983, 98（6）: 891-899.

[19]Cao J, Sun J, Wang Y, et al.Diagnostic accuracy of cardiopulmonary ultrasound for pulmonary embolism : A systematic review and meta-analysis[J].Echocardiography, 2022, 39（2）: 185-193.

[20]Lichtenstein DA.BLUE-protocol and FALLS-protocol : two applications of lung ultrasound in the critically ill[J].Chest, 2015, 147（6）: 1659-1670.

[21]Rudski LG，Lai WW，Afilalo J，et al.Guidelines for the echocardiographic assessment of the right heart in adults[J].J Am Soc Echocardiogr，2010，23（7）：685-713.

[22]Konstantinides SV，Meyer G，Becattini C，et al.2019 ESC guidelines for the diagnosis and management of acute pulmonary embolism developed in collaboration with the European Respiratory Society（ERS）[J].Eur Respir J，2019，54（3）：1901647.

[23]Perrier A，Bounameaux H.Ultrasonography of leg veins in patients suspected of having pulmonary embolism[J].Ann Intern Med，1998，128（3）：243-243.

[24] 刘大为，王小亭 . 重症超声 [M]. 北京：人民卫生出版社，2017.

第十章

其他肺疾病的超声诊断

第一节 肺大疱的超声诊断

一、肺大疱的病理生理学

肺大疱是由于各种原因导致的肺泡腔内压力增高，肺泡壁发生破裂，相邻的肺泡相互融合，形成一个更大的含气囊腔。肺大疱分为先天性和后天性，先天性肺大疱常见于婴幼儿先天性支气管发育异常；后天性肺大疱常见于成年人，尤其老年患者，在炎症、慢性支气管炎、肺气肿或免疫相关肺间质疾病等疾病中可合并。肺大疱可单发或多发，一般将直径超过 1cm 的含气囊腔定义为肺大疱。

二、肺大疱的肺超声表现

超声发现肺大疱的前提是该肺大疱必须贴近胸膜。深层肺组织的肺大疱无法被超声发现，这是因为临近胸膜后方的肺泡已经将超声波全反射，深层无法触及。

基于肺大疱的病理结构，决定了肺大疱的超声表现如下：①肺大疱是一个含气囊腔，因此，胸膜后方的肺大疱在超声下应呈 A 线；②肺大疱内大多为残气量，不参与气体交换，在呼吸时腔内体积变化小，因此，在超声上随呼吸运动，不存在胸膜滑动征或极其微弱；③由于同为 A 线结构，故肺大疱在健康肺或者 COPD 肺中很难发现和鉴别。

我们曾报告了这样 1 例肺大疱的超声表现，患者为老年女性，口干、眼干，眼角膜和牙齿出现碎屑样脱落，双手和双膝关节疼痛，临床诊断为干燥综合征伴间质性肺疾病。胸部 CT 呈典型肺间质纤维化表现，肺组织内多发肺大疱。

由于患者合并肺间质纤维化，即双肺满布 B 线，因此在 B 线中出现了一个孤立的局灶性 A 线结构，随呼吸该结构无扩张、胸膜无滑动，我们考虑它是一个气性结构，经 CT 证实为肺大疱（图 10-1、图 10-2）。该例病例超声特征较典型，主要是因为合并肺间质纤维化，A 线结构和 B 线结构反差较大，因此可准确识别。

肺大疱的肺超声表现主要有 3 个特点：①超声表现为胸膜后方局灶性 A 线区域；②胸膜滑动极弱或消失，该气性区域不随呼吸运动发生扩张；③肺大疱需累及胸膜时方可被超声发现。

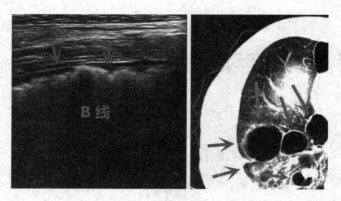

图 10-1　未累及胸膜的肺大疱无法被超声发现

注：位于肺组织深层，并未累及胸膜的肺大疱，超声无法探及。

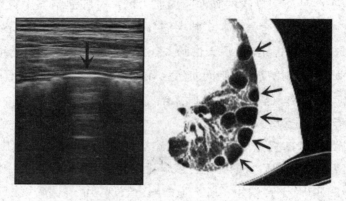

图 10-2　累及胸膜的肺大疱可被超声发现［来源：赵浩天，刘奕，薛红元．干燥综合征相关间质性肺疾病合并肺大疱的肺超声表现 1 例．中国超声医学杂志，2022，38（2）：241.］

注：位于胸膜后方紧邻的肺大疱，超声可见典型征象。

第二节　肺结核的超声评估

一、肺结核的病理生理学

肺结核是由结核分枝杆菌感染而引起的呼吸系统疾病，主要通过呼吸道飞沫传播，属于乙类传染病的一种。结核病传染性和病死率均较高，是全球十大死亡病因之一。结核菌感染后，其病灶主要位于肺叶、气管支气管和胸膜等位置。结核分枝杆菌浸入肺组织后，根据临床表现和传染性可分为潜伏感染、活动性肺结核和非活动性肺结核。潜伏感染者可无临床表现及影像学表现；非活动性肺结核为无明显临床症状，但胸部影像学（CT、胸片或肺超声）有阳性表现；活动性肺结核在影像学基础上，多见咳嗽、咳痰、午后低热、胸痛、咯血等临床症状。

二、肺结核的肺超声表现

一位年轻男性患者，28岁，以咳嗽、咳痰、胸痛、呼吸困难为主要症状而就诊。呼吸、心率均较快，入院不久即意识模糊、血压下降，合并休克症状，立即转入重症医学科进行监护和治疗。

肺超声扫查发现：双肺多发局灶性B线，间断可见A线，提示肺内多发渗出，渗出范围不均匀，胸膜不均匀增粗，局部可见连续性破坏（图10-3）。左肺渗出较重处，肺泡广泛塌陷，呈肺实变。但肺实变区域肺叶的回声并不均匀，可见多发碎片征强回声，即"碎片征"，后方伴"彗星尾征"。另可见支气管征，提示该处肺实变为内部渗出所致，渗出范围极不均匀（图10-4）。

双侧均可见少量胸腔积液，透声差，浑浊。于肺脏表面、壁层胸膜、膈肌表面等位置均可见多发絮状物，一端与组织粘连，一端漂浮于胸腔积液内，随呼吸运动可见摆动，称为"浮萍征"（图10-5）。该征象亦可见于结核性心包炎、结核性腹膜炎或肾结核等疾病中，与结核病的病理机制相关。

肺超声对肺结核的诊断有一定的价值，可提示双肺渗出程度、胸膜受累程度、肺通气状况等，与肺CT渗出情况有良好的一致性。但对于空洞型肺结核或肺组织深部病变的结核病，肺超声应用价值有限。在肺超声诊断肺结核时，建议描述渗出情况，不建议直接做出诊断，需结合患者既往史、实验室检查及结核杆菌的特异性检查指标等综合做出分析。肺超声在肺结核治疗过程中可用于动态监测疾病发展或好转的过程，B线减少、肺实变区域减小等变化均可提示肺结核治疗有效。

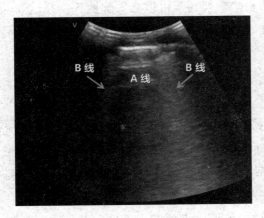 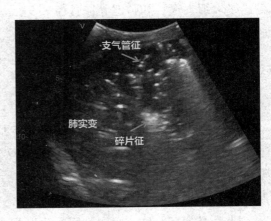

图10-3 肺结核的肺超声表现：B线呈多发局灶性分布，间断可见A线

图10-4 肺结核的肺超声表现：肺泡塌陷区域呈肺实变，回声不均匀，多发碎片状强回声，可见支气管征

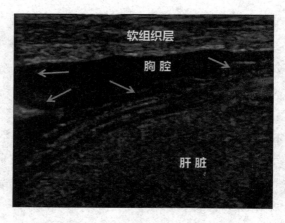

图 10-5　肺结核的肺超声表现：黄色箭头指向为漂浮的絮状物，与周围组织粘连。

第三节　尘肺的超声评估

一、尘肺的病理生理学

尘肺是指吸入矿物质粉尘后引起的弥漫性肺疾病，以煤工尘肺、矽肺、石棉肺最为常见。空气中粉尘越多、浓度越高，致病性就越高。直径在 10 ~ 15μm 的粉尘颗粒可以被上呼吸道阻挡，无法进入下呼吸道（肺内）；直径在 6 ~ 10μm 的粉尘颗粒可直达终末细支气管和肺泡腔；直径＜ 5μm 的粉尘颗粒甚至可以介入肺换气，穿过气 - 血屏障而进入肺循环内。

尘肺引起的主要症状为咳嗽、咳痰、胸闷、气短等表现，合并肺感染后病情急性加重，可出现呼吸困难、咯血等症状。

二、尘肺的肺超声表现

一位老年男性患者，67 岁，以咳嗽、咳痰、呼吸困难为主要症状而就诊，呼吸频率 25 次 / 分，心率 100 次 / 分，血压 126/72mmHg，血氧饱和度 92%。患者既往常年呼吸道感染合并间歇性呼吸困难，平均每年于当地医院进行治疗，曾在木场作业 10 余年。近日突发呼吸困难，咳痰，痰液黏稠，为淡黄色，双肺听诊满布哮鸣音及湿性啰音。

肺超声检查发现：双侧胸膜回声明显不均匀增厚，表面凹凸不平，部分肋间隙胸膜颗粒感明显，呈广泛连续性中断（图 10-6）。于右侧侧胸壁区域探查"窗帘征"减弱呈浅快运动，提示患者处于浅快呼吸模式，双肺多发离散型 B 线，部分肋间隙 B 线融合（图 10-7）。未受累区域可见 A 线。

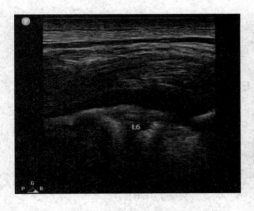
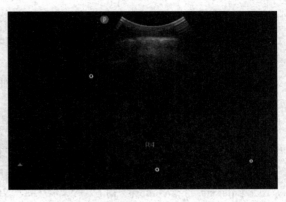

图 10-6　肺超声示双肺胸膜回声明显　　　图 10-7　肺超声表现为胸膜后方多发局灶性 B 线，
　　　　　增粗，凹凸不平　　　　　　　　　　　　未累及胸膜区域可见 A 线

该患者血压和心率尚可，血氧饱和度明显下降，提示循环功能尚稳定，呼吸系统受累严重。在对尘肺患者进行检查时需注意以下几点。

（1）首先进行肺超声可以明确患者目前呼吸活动度状态，通过"窗帘征"及"胸膜滑动征"明确肺运动及潮气量尚可，并在多个肋间探及胸膜回声不均匀增厚、凹凸不平，部分连续性中断，可以确定患者病程较长，很可能是慢性肺病引发的急性呼吸困难。

（2）胸膜后方双肺多发 B 线，以离散型 B 线为主，部分融合，呈不对称性，双肺还可见多发 A 线，此征象提示双肺多区域小叶间隔增厚，肺炎合并肺间质改变可能性大。

（3）由于尘肺的肺超声主要表现以肺炎和肺间质纤维化为特征，尘肺并不具有典型肺超声表现，因此必须结合患者既往史，尤其是工作环境和生活环境是否有粉尘接触史，对诊断非常重要。

由于尘肺的肺超声表现缺乏特异性，对于尘肺的超声诊断，建议描述为"肺间质疾病，请结合病史及相关化验"，不建议直接诊断尘肺。

（编写：赵浩天　白　杨；审阅：刘元琳　刘　奕）

参考文献

[1] 赵浩天，刘奕，薛红元.干燥综合征相关间质性肺疾病合并肺大疱的肺超声表现 1 例 [J].中国超声医学杂志，2022，38（2）：241.

[2]Ng CS，Sihoe AD，Wan S，et al.Giant pulmonary bulla[J].Can Respir J，2001，8（5）：369-371.

[3]Benito Bernáldez C，Almadana P，acheco V.Spontaneous regression of pulmonary emphysematous bulla[J].Arch Bronconeumol，2017，53（6）：347-348.

[4]Withey S，Tamimi A.Spontaneous pulmonary haemorrhage into an existing emphysematous

bulla[J].BMJ Case Rep，2016，2016：bcr2015213144.

[5]Koenig SP，Furin J.Update in tuberculosis/pulmonary infections 2015[J].Am J Respir Crit Care Med，2016，194（2）：142-146.

[6]谭焜月，刘春霞，王园，等.肺大疱压迫心脏超声心动图表现 1 例 [J].临床超声医学杂志，2022，24（5）：337，343.

[7]Pedicelli G.La tubercolosi polmonare attuale.Problematiche radiologiche pulmonary tuberculosis today.Radiologic problems[J].Radiol Med，1993，86（4）：399-417.

[8]Chierakul N，Boonsuk J，Muangman N，et al.Radiographic features for predicting smear-negative pulmonary tuberculosis[J].J Med Assoc Thai，2016，99（6）：697-701.

[9]姜爽爽，徐静，刘青，等.基于肺超声特征的肺结核诊断模型构建分析 [J].中华肺部疾病杂志（电子版），2022，15（2）：252-254.

[10]Giannelli F，Cozzi D，Cavigli E，et al.Lung ultrasound（LUS）in pulmonary tuberculosis：correlation with chest CT and X-ray findings[J].J Ultrasound，2022，25：625-634.

[11]Fentress M，Ugarte-Gil C，Cervantes M，et al.Lung ultrasound findings compared with chest X-Ray findings in known pulmonary tuberculosis patients：a cross-sectional study in lima，peru[J].Am J Trop Med Hyg，2020，103（5）：1827-1833.

[12]朱春明，张鹤，刘红波，等.慢性阻塞性肺疾病、尘肺患者生活质量及其影响因素分析 [J].中国医科大学学报，2018，47（6）：542-547.

第十一章
急性呼吸窘迫综合征的超声诊断

第一节　急性呼吸窘迫综合征的病理生理学

一、急性呼吸窘迫综合征的定义及流行病学

急性呼吸窘迫综合征（ARDS）最早在 1967 年被首次发现并描述，是由各种肺内和肺外致病因素导致的全身急性炎症反应在肺部的表现，造成肺血管通透性增加，引起顽固性低氧血症的一组综合征。从 1994 年急性肺损伤（ALI）概念的提出，到 2012 年 ARDS"柏林定义"诊断标准的出现，表明现代医学对以急性肺泡损伤引起的低氧血症和双肺渗出的一类综合征的认识在逐步加深。

目前 ARDS 的临床诊断缺乏足够的特异性，且不同医师之间存在资质、经验、主观因素的差异，不同地区、不同医院间的医患比、诊断水平均存在差异，导致其发病率波动于 2 ~ 70/100 000。根据 LUNG SAFTY 的一项报告指出，全球当前有 40% 的 ARDS 患者在重症监护病房被漏诊，延迟诊断现象更为常见。

符合尸检证实的 ARDS 中，仅 50% 在临床治疗过程中被确诊，这表明 ARDS 漏诊率不低。然而，经"柏林定义"诊断的 ARDS 与组织学标准相比，诊断敏感性为 89%，特异性为 63%，表明"柏林定义"更适合于筛查，而非确切诊断。ARDS 危重患者肺部留下残疾，肺功能明显受限，在出院 1 年后，只有 48% 的人群可恢复正常工作能力，5 年后约 77%。

新生儿呼吸窘迫综合征（RDS）几乎发生于超声检查小于 37 孕周的新生儿。Ⅱ 型肺泡上皮细胞分泌肺表面活性物质不足，导致肺泡气体 – 液体交界面存在较大的表面张力，将导致肺顺应性下降和肺泡塌陷。

二、急性呼吸窘迫综合征的病理生理学

ARDS 的本质是一种肺水肿，但它和我们常见的心源性肺水肿有着本质区别。心源性肺水肿是由于左心室收缩或舒张功能不全、二尖瓣血流受限、左房压增高等因素导致左心充盈压增高，进而毛细血管嵌顿压增高，在静水压的作用下发生肺血管渗漏。而 ARDS 属于肺源性肺水肿，通过肺内或肺外因素造成肺部继发性损伤，其病理基础是肺毛细血管内皮细胞破坏，通透性增加，液体向外渗漏。肺泡 Ⅰ 型上皮细胞结构的破坏导致"门户"开放，液体进入肺泡增多且清除能力下降；Ⅱ 型上皮细胞损伤导致肺泡表面

活性物质减少，肺泡顺应性下降而发生萎陷。以上因素导致肺泡腔渗出富含蛋白质的液体，造成肺水肿和透明膜形成。ARDS 是非心源性因素引起的有肺水肿表现的急性呼吸衰竭综合征。

ARDS 的血管外肺水在肺内分布是不均匀的，典型的 ARDS 肺部液体渗漏呈重力依赖性分布，即上肺充气过度，却无血流通过，导致无效腔通气；下肺肺水充盈，肺泡塌陷，而无气体通过（图 11-1）。我们知道，维持机体正常氧供是需要通气 / 血流比例在一定范围内，气和血的配合才能发挥最佳功效。而 ARDS 中，不论上肺和下肺，均使得通气 / 血流比例失调，走向两个极端，造成供氧效率减低。中间段可能存在正常通气的肺组织，但无法维持足够的氧交换，因此 ARDS 也被称为"婴儿肺""小肺"（图 11-2）。

ARDS 在不同个体中差异性很大，"柏林定义"作为诊断标准其诊断价值差强人意。作为超声科医师，我们对于 ARDS 复杂的病理生理学基础有一定的了解，有助于进行肺超声检查时的诊断思路分析。

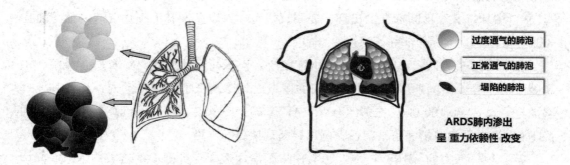

过度通气的肺泡

正常通气的肺泡

塌陷的肺泡

ARDS肺内渗出
呈 重力依赖性 改变

图 11-1　ARDS 上肺和下肺的肺泡示意图　　图 11-2　ARDS 的肺组织渗漏呈重力依赖性分布示意图

三、急性呼吸窘迫综合征的病因及分类

ARDS 的诱因 / 病因诸多，根据病因来源，可分为肺源性和肺外源性（表 11-1）。根据氧合指数水平，可分为轻度、中度和重度 ARDS。根据致病原，ARDS 可分为生物致病原（细菌、病毒、真菌等）和非生物致病原（药物、有毒物质、机械通气再损伤等）。

表 11-1　ARDS 的病因分类

	肺内源性	肺外源性
诱因 / 病因	肺炎，误吸，溺水，肺挫伤，有毒物质吸入	全身炎症感染、脓毒症；胸腹部创伤、烧伤；休克；药物中毒；急性胰腺炎；大量输血、高危手术等

四、急性呼吸窘迫综合征的体征和临床表现

顾名思义，ARDS 最重要的体征是呼吸窘迫，缺氧严重，听诊可发现双肺湿性啰音，

并伴有顽固性低氧血症（吸氧无法改善的低氧血症）。

五、急性呼吸窘迫综合征的诊断

对于存在以下症状时均应考虑到 ARDS 可能性：快速进展的呼吸道症状（呼吸频率快）、存在缺氧表现（血氧饱和度低、中心性发绀），且存在诱发危险因素（脓毒症、肺炎、误吸等）。

进一步明确诊断，需结合胸部影像学（传统为胸片、胸部 CT，现加入肺超声）、心脏血流动力学监测（传统为肺动脉漂浮导管、脉搏指示剂连续心排出量监测技术等，现加入心脏超声）、血气分析等检查和化验。

胸部影像学的作用是评价双肺是否存在浸润影（图 11-3）；心脏血流动力学监测的目的是除外左心源性因素和容量过负荷因素；动脉血气分析的作用是评价氧合指数，是否存在低氧血症。

目前关于 ARDS 的诊断标准参照"柏林定义"（表 11-2）。

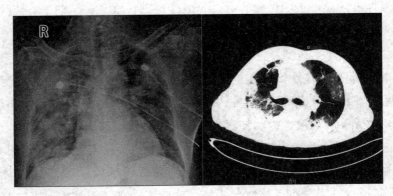

图 11-3　典型 ARDS 的胸部 X 线（左）和胸部 CT（右）表现，双肺呈不均匀渗出

表 11-2　急性呼吸窘迫综合征的诊断标准——"柏林定义"（2012 年）

ARDS "柏林定义"	
发病时间	在已知诱因后，于 1 周内出现新发呼吸困难或原有呼吸症状急性加重
肺水肿来源	肺水肿，原因不能用心功能障碍或液体过负荷完全解释 如无危险因素，需客观评估（超声心动图）除外静水压增高的肺水肿
胸部影像学	双肺浸润影，且不能完全用胸腔积液、肺萎陷或结节解释
低氧血症	轻度：200mmHg < PaO_2/PiO_2 ≤ 300mmHg，PEEP 或 CPAP ≥ 5cmH$_2$O 中度：100mmHg < PaO_2/PiO_2 ≤ 200mmHg，PEEP 或 CPAP ≥ 5cmH$_2$O 重度：PaO_2/PiO_2 ≤ 100mmHg，PEEP 或 CPAP ≥ 5cmH$_2$O

注：PEEP：呼气末正压，CPAP：持续气道正压，PaO_2/FiO_2：氧合指数

在临床实践中我们发现，胸部 X 线在 ARDS 诊断中的准确性差强人意，且 X 线技术读片一致性中等，在不同医师之间诊断差异较大，且这种差异无法经过培训而改善。

胸部 CT 是 ARDS 的最佳影像学之一，但 ARDS 患者由于严重的呼吸窘迫或接受机械通气和（或）血流动力学监测设备，常无法配合 CT 检查。因此，肺超声作为评估 ARDS 肺部浸润的影像学技术具有重大的临床意义。在此基础上，联合心肺超声可在发现肺部浸润影（B 线、肺实变等）的同时，快速筛查心功能，快速完成"柏林定义"的第 2、第 3 条诊断标准。

第二节　急性呼吸窘迫综合征的超声特点

一、急性呼吸窘迫综合征的肺超声征象

解读 ARDS 的肺超声表现，需在脑海里想象其病理生理学特征。ARDS 的肺间质及肺泡内呈弥漫性渗出，呈重力依赖性分布，或无规则，这是它区别于心源性肺水肿的重要因素之一。

ARDS 的渗出灶并无典型特征，在不同个体间差异较大。一些常见的典型 ARDS 的超声表现，如双肺不均匀分布 B 线（离散型或融合型）伴胸膜增粗甚至连续性中断是 ARDS 较常见的肺超声征象（图 11-4）。肺实变可见于一些中 - 重度 ARDS 患者，伴少量胸腔积液或无胸腔积液，提示肺实变区域是由肺组织渗出引起（非胸腔积液压缩导致）。在肺实变中，伴多发"碎片征""动态支气管征"等征象，提示肺组织渗出不均匀。

ARDS 由于肺泡结构破坏和渗出，累及胸膜时可导致胸膜不均匀增粗（图 11-5），呈多发局灶性，局部可见连续性中断，胸膜滑动减弱或消失。当胸膜下局部肺组织的肺泡完全塌陷时，可见胸膜后方不规则低回声区，内回声不均匀（图 11-6）。

大多数 ARDS 的肺部存在正常通气区域，超声可见局部或大范围的 A 线区域（图 11-7），胸膜滑动正常或稍减弱。

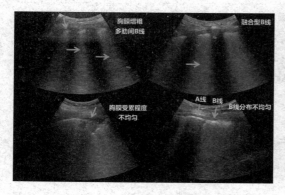

图 11-4　ARDS 的肺超声表现

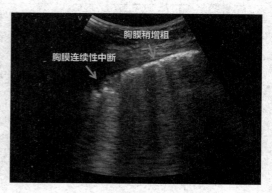

图 11-5　ARDS 的胸膜不均匀增粗，局部可见胸膜结构毁损

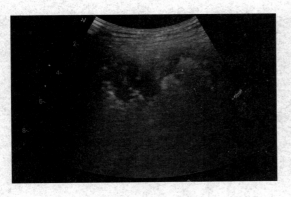

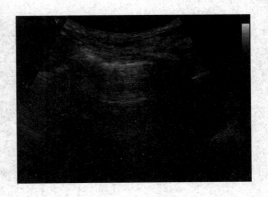

图 11-6　ARDS 局部胸膜后方肺泡塌陷区表现为不规则、不均匀的低回声，伪像消失，提示肺泡腔气体几乎完全消失

图 11-7　ARDS 存在正常通气区域

　　总之，ARDS 的肺超声表现千变万化，其规律就是没有规律。不均匀、不对称分布的 B 线体现了肺源性渗出的不均一性和无规律性。需注意的是，ARDS 的渗出呈重力依赖性分布，即下肺渗出往往较上肺更严重，对于卧床患者，背部区域渗出较胸前区更严重，但应存在正常通气区域（图 11-8）。上肺过度通气区域和中肺正常通气区域均表现为 A 线伴胸膜滑动征，提示未发生渗出病变的区域，但其分布依然不规律，在严重 ARDS 患者中，甚至双肺弥漫性渗出，无 A 线区域。在临床实战中，遇到突发喘憋、血氧饱和度降低患者，经吸氧后无法改善的顽固性低氧血症，应立即使用床旁超声扫查双肺，当发现不均匀、不对称分布的 B 线时，应考虑 ARDS 的可能（表 11-3）。

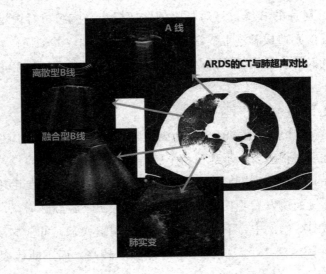

图 11-8　ARDS 的 CT 与肺超声对比

表 11-3　ARDS 常见的肺超声表现

扫查	超声征象
胸膜	病变处胸膜增粗、不均匀，可有局部连续性中断，严重者可见局部胸膜后方片状低回声区
局部肺野征象	多发局灶性 B 线，离散型或融合型； 可有肺实变； 伴或不伴胸腔积液； 可见 A 线区域，胸膜滑动正常或减弱； 碎片征、支气管征多见
整体肺野征象	非均匀、非对称分布的 B 线 重力依赖区常见融合型 B 线或肺实变 非重力依赖区可见 A 线区域，胸膜滑动正常或减弱

二、急性呼吸窘迫综合征与心源性肺水肿的鉴别

（一）肺超声鉴别部分

ARDS 的本质是肺源性肺水肿，和心源性肺水肿有着本质的区别，因此，ARDS 的诊断标准里面有一条"需排除静水压升高导致的肺水肿（心源性）"。由于两者均有双肺渗出的病理表现，因此 B 线是两者在超声中共同的征象，但仅仅凭借 B 线的特征是无法区分两种疾病的。

心源性肺水肿基于容量负荷超出了左心功能的储备，导致肺循环压力升高，此时双肺可见弥漫的、对称的 B 线，且对胸膜的破坏极小，胸膜可轻微增厚、边缘模糊。而 ARDS 的炎症反应则造成肺泡上皮细胞和肺毛细血管内皮的损伤，累及胸膜时，可造成胸膜不同程度的破坏。我们团队总结了近五年来所遇到的 ARDS 和心源性肺水肿的肺超声特征，见表 11-4。

（二）心脏及下腔静脉超声鉴别部分

单独采用肺超声对于鉴别 ARDS 和心源性肺水肿存在困难时，建议联合心脏超声检查，除外心源性因素很重要。不建议将下腔静脉指标作为除外容量过负荷的依据，这是因为，有 25% 的 ARDS 合并肺源性心脏病，ARDS 通过破坏肺组织和肺循环，造成肺动脉压力增高，继而诱发右心功能障碍，这也可导致下腔静脉增宽，甚至呈扩张固定表现。因此，在 ARDS 病例中，下腔静脉呈纤细、塌陷状态，可基本除外容量过负荷，但下腔静脉扩张、固定状态，只能提示中心静脉压较高，而不能代表容量过负荷（表11-4）。

表 11-4　心源性肺水肿和 ARDS 的鉴别

	静水压性肺水肿	急性呼吸窘迫综合征
产生原因	容量负荷与左心功能失平衡，肺毛细血管嵌顿压增高	肺毛细血管内皮细胞、肺泡上皮细胞结构破坏，透明膜形成
病理生理学特点	高静水压性肺水肿	高通透性肺水肿
临床表现	急性左心衰表现：端坐呼吸，咳白色或粉红色泡沫痰	呼吸窘迫，进行性呼吸困难，顽固性低氧血症
肺渗漏特点	双肺各级毛细血管均匀渗漏	肺内不均匀渗出，典型病例液体呈重力依赖性分布
肺超声特点	（1）双肺可见弥漫、连续、对称的B线分布；（2）胸膜光滑或稍增厚，连续性完整；（3）伴或不伴胸腔积液，可见肺组织压缩，回声均匀	（1）双肺B线呈不均匀、不对称；（2）胸膜不均匀局灶性增粗、破坏，胸膜滑动减弱或消失；（3）存在正常肺区域；（4）胸膜下局限性不规则低回声区；（5）伴或不伴肺实变，内可见"碎片征""支气管征"等，胸腔积液少见
心脏超声特点	左房压增高、左室充盈压增高，伴或不伴左室收缩功能减低	左室收缩及舒张功能正常，左房压正常范围
下腔静脉超声特点	多数呈扩张、固定状态，或中间状态，强烈自主呼吸时可见一定的塌陷率	可呈纤细、塌陷状态，或中间状态，严重ARDS合并右心功能障碍时可呈扩张、固定状态

注：典型 ARDS 的左心功能是正常的，"柏林定义"规定诊断 ARDS 需排除左心房高压。但实际中，左心功能不全患者也可合并 ARDS，此时考虑两种肺水肿存在混合，并非典型的 ARDS。

第三节　急性呼吸窘迫综合征的"超声柏林定义"

急性呼吸窘迫综合征（ARDS）是呼吸系统急重症疾病，起病急、治疗难度大、死亡率和致残率较高。将心肺超声技术融入 ARDS 的诊断中，具有极大的临床意义，可提供快速、准确、量化、动态的呼吸循环状态评估。结合我科多年来床旁急重症工作经验，参阅国内外高质量研究，建议将心肺超声技术作为 ARDS 一线筛查和诊断工具。传统 ARDS 诊断标准"柏林定义"最初采用的影像学工具是胸部 X 线，然而其准确率饱受质疑。随后将影像学工具拓展到胸部 CT 后，理论上诊断率很高，但临床实际中，ARDS 由于喘憋、低氧血症、接受机械通气或合并休克症状等因素无法转运至 CT 室，因此其应用受限。近年来，有学者呼吁将肺超声技术纳入"柏林定义"作为影像学工具，改良为"超声柏林定义"（表 11-5）。该方法具有较高的敏感性、准确性、便捷性和重复评估疗效等巨大优势，为诊治带来新的思路。

表 11-5　ARDS 的"超声柏林定义"

ARDS "超声柏林定义"	
发病时间	在已知诱因后，于 1 周内出现新发呼吸困难或原有呼吸症状急性加重
肺水肿来源	肺水肿，原因不能用心源性肺水肿或液体过负荷肺水肿完全解释 超声心动图指标需除外以下因素：左房压增高、左室收缩或舒张功能不全 下腔静脉纤细、塌陷状态可除外容量过负荷
胸部影像学	双肺可见多发分布不均匀的 B 线，伴或不伴肺实变、胸腔积液等征象 胸膜不均匀增粗，伴或不伴局部连续性中断或胸膜后方低回声区 存在正常的肺通气区（即 A 线伴胸膜滑动征）
低氧血症	轻度：200mmHg < PaO_2/PiO_2 ≤ 300mmHg，PEEP 或 CPAP ≥ 5cmH$_2$O 中度：100mmHg < PaO_2/PiO_2 ≤ 200mmHg，PEEP 或 CPAP ≥ 5cmH$_2$O 重度：PaO_2/PiO_2 ≤ 100mmHg，PEEP 或 CPAP ≥ 5cmH$_2$O

　　注：ARDS 的"超声柏林定义"并非官方共识或指南的文件，而是作者多年来床旁急危重症超声经验的总结，结合文献依据而制，具有较高的参考价值。

　　ARDS"超声柏林定义"最大的意义是借助超声的"可视化"为载体，通过对肺部渗出的评估、心功能的评估和腔静脉的评估，快速整合呼吸与循环信息，以及呼吸循环之间相互作用的联系，于床旁快速、便捷、无创、准确地诊断和评估 ARDS，为抢救赢得宝贵时间。

　　多年来研究证实 ARDS"超声柏林定义"的应用，相较于传统工具胸部 CT（科间转运不方便）、胸部 X 线（准确率低，背部渗出不易检出）、有创血流动力学监测（有创风险，操作和监测需要花费时间）等，其准确性相近，且大幅度缩短诊断和评估的时间。将超声作为疑似 ARDS 患者的一线筛查、诊断或排除诊断工具，临床价值高，意义重大。

第四节　急性呼吸窘迫综合征的实战应用与进展

　　由于肺超声与胸部 CT 对肺部浸润影的诊断一致性较高，故肺超声 B 线的出现可作为肺部浸润影的可靠依据。尤其在急性呼吸窘迫、合并血流动力学紊乱、合并全身炎症反应、合并神志不清的患者中，床旁便携式超声的实战应用价值显现出来。

一、肺超声在 ARDS 中的应用优势

肺超声在 ARDS 中应用的优势主要在于以下几点。

1. 准确性　由于 ARDS 的病变具有重力依赖性特点，因此背部、下肺等位置的病

变更严重，而正位胸部 X 线往往对背部疾病容易漏诊。肺超声的优势在于灵活，可主观经胸扫查各区域，并分别记录病变特征、范围、病灶大小等。肺超声对肺部浸润影的诊断敏感性极高，可发现胸膜后方少量的渗出性病变，且与胸部 CT 相比，不论整体一致性和 12 分区一致性均较高。

2. 便捷性　ARDS 患者存在呼吸窘迫，且一定比例合并血流动力学紊乱（如感染性休克）、全身炎症反应、脑功能灌注不足（昏迷、神志不清）等，无法离开重症监护病房的多种监测与抢救设备。而肺超声可移动至床旁完成诊断，并即时评价每阶段肺部渗出的治疗进展。

3. 无创性　ARDS 由于起病急、进展快，需要影像学反复多次进行评估，胸部 X 线和 CT 可增加累及辐射剂量，对机体造成一定的损伤。超声是一种无创的影像学工具，即使每日多次扫查患者肺部，对机体组织器官亦无辐射风险。

4. 可重复性　ARDS 是呼吸系统疾病中最为紧急和危重的疾病，病情进展极为迅速，其致死率和致残率均较高，因此早期诊断和抢救刻不容缓。肺超声在初次诊断 ARDS 后，可于当天进行反复的评估，对肺保护性通气、俯卧位、肺复张、容量负荷调整等治疗措施的效果进行实时监测，以便于掌握病情进展。

5. 联合心肺超声　超声在扫查肺部同时，可对心功能进行评估。监测左心功能（左室、左房）指标可除外心源性因素。此外，通过对右心大小、收缩功能和运动形态进行扫查，评估 ARDS 是否合并肺源性心脏病。此外，超声测量下腔静脉内径及变异度可对容量负荷与心功能的关系进行评估，指导 ARDS 的液体复苏策略。

二、联合心肺超声在 ARDS 中的诊治进展

（一）ARDS 的肺超声表现

由于肺超声与胸部 CT 对肺部浸润影的诊断一致性较高，肺超声 B 线的出现作为肺部浸润影的超声征象在诊断中具有重要意义。不论在胸部 CT、X 线或肺超声中，ARDS 与心源性肺水肿之间的共同点均为血管外肺水增多，即浸润影增多。然而基于其产生机制的不同（ARDS 为高通透性，心源性肺水肿为高静水压性），在肺内分布存在一定的差异。有胸部 CT 相关研究指出，ARDS 的肺实变区域明显增多，且重力依赖区较非重力依赖区相比，肺泡塌陷区域明显增多，提示 ARDS 的血管外肺水遵循重力依赖性分布，在下肺、背部等处的渗出表现更重，甚至肺泡塌陷，需要俯卧位通气和肺复张治疗。

有学者将 ARDS 的肺超声征象归纳为以下 5 种：①不均匀的 B 线分布；②存在正常肺泡通气区域；③胸膜不均匀增厚；④前胸壁胸膜下实变区；⑤胸膜滑动减弱或消失。ARDS 以弥漫性肺间质渗出和重力依赖区肺泡大范围塌陷为主，约 83.3% 的 ARDS 合并肺实变，伴"碎片征及动态/静态支气管征"。半定量肺超声评分对 ARDS 血管外肺水严重程度评估有较高价值，B 线越多，肺水越多。监测每日 ARDS 患者 B 线数量和占区域面积对评估预后有效。约 70% 的 ARDS 患者表现为局部肺组织渗出，25% 表现为弥

漫性渗出。

（二）动态肺超声征象变化评价肺复张

ARDS 俯卧位治疗和肺复张是重要的治疗手段。不同水平的呼气末正压（PEEP）对塌陷区肺泡的复张程度不同，肺泡能否被打开对治疗和预后至关重要（图 11-9）。肺超声的动态性优势在此体现出了巨大临床价值，通过观察呼气末与吸气末肺超声征象的变化，可评估肺复张是否成功。当较低水平 PEEP 时，重力依赖区广泛肺泡塌陷，此时增加 PEEP，若肺实变区变为 B 线甚至 A 线，则提示肺泡存在复张（图 11-10）；若肺实变区仍为实变区，则提示肺泡无复张。如出现后者情况，观察支气管征，是否存在阻塞性肺不张。如不存在，则立即在超声指导下进行 PEEP "滴定式" 调整，逐渐增加 PEEP，直到肺超声征象随呼吸发生变化。

研究证实，将 PEEP 水平从 $0 \rightarrow 10cmH_2O \rightarrow 15cmH_2O$ 的过程中，肺重力依赖区塌陷肺泡的失充气面积明显缩小。有研究根据 PV 曲线法测量 PEEP 诱导的肺复张（0 ~ $15cmH_2O$），同时采用肺超声评估 12 区域征象并评分，根据 PEEP 增加引起的超声变化，设计了超声复充气评分（ultrasound reaeration score），两者具有良好的相关性。

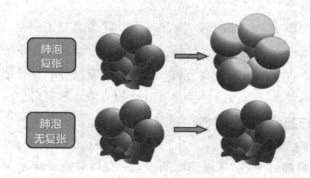

图 11-9　ARDS 肺复张示意图

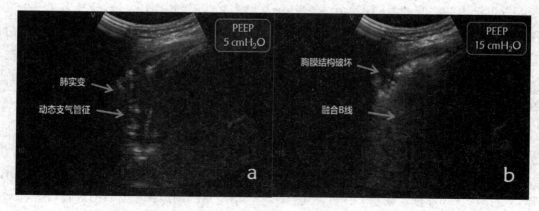

图 11-10　不同水平 PEEP 对 ARDS 患者肺复张效果评价

注：a. 低 PEEP 水平时塌陷区呈肺实变；b. 高 PEEP 水平时肺实变转为 B 线，提示肺泡通气。

（三）指导液体决策

超声评估左室流出道的速度 – 时间积分（VTI）可快速获取每搏输出量和心输出量指标，评价心泵功能是否正常。当发现右心功能障碍时，提示合并肺源性心脏病可能，对全身循环系统的影响极大，预后较差，此时应严格限制液体平衡量，避免液体正平衡带来的肺组织继发性损伤和右心功能的进一步下降。通过评估下腔静脉内径和形态变化（图 11-11），对中心静脉压和容量负荷耐受情况有一定的了解，进一步指导 ARDS 的液体治疗策略（该补液还是该脱水？），对维持机体循环功能的稳定有极大帮助。

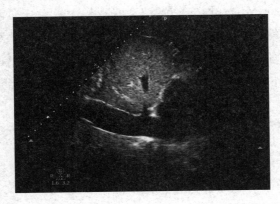

图 11-11　ARDS 合并容量过负荷时，右房压增高，超声可见下腔静脉增宽，塌陷率低

（四）ARDS 和心源性肺水肿的鉴别诊断

一项关于重症超声鉴别 ARDS、心源性肺水肿和其他原因的低氧性呼吸衰竭的研究发现，当 B 线征阳性区域＜ 3 个时，预测其他原因呼吸衰竭的敏感性 97%，特异性 53%，ROC 曲线下面积为 0.82；进一步对肺泡渗出性疾病进行分析发现，左侧胸水长径＞ 20mm、下腔静脉内径≤ 23mm、中 – 重度左室功能障碍是鉴别诊断的独立影响因素，ROC 曲线下面积 0.79。表明胸水更多（以漏出液为主）、左室功能障碍均支持心源性肺水肿诊断，下腔静脉内径≤ 23mm 提示 ARDS，因为 ARDS 患者的渗出为肺源性，与容量过负荷关系不大。下腔静脉的内径和塌陷率与中心静脉 – 右心房的腔内压力呈相关性，心源性肺水肿常合并容量绝对或相对过负荷，因此下腔静脉往往扩张。有学者将左室射血分数、双肺前外侧肺野 B 线和下腔静脉形态称为"三联扫描征象"，在急诊科快速鉴别心源性和肺源性呼吸困难因素的实用价值极高，且花费时间短（3 分钟内即可完成）。

（五）俯卧位肺超声评分

对于接受俯卧位通气的患者，由于前胸壁贴于床，不便于进行超声扫查，因此重点评估区域在于背部和侧胸壁。ARDS 患者的肺内渗出由于呈重力依赖性分布特点，采用俯卧位通气的目的是将"重力区"和"非重力区"进行颠倒，从而打开塌陷区的肺泡。因此，对俯卧位患者评估塌陷区肺泡是否获得复张，可评估和指导俯卧位通气的进程，调整呼吸机参数。

（六）右心超声心动图在 ARDS 中的应用

联合心肺超声在 ARDS 中的应用，除了排除左心源性因素外，对 ARDS 患者监测右心功能也具有重要临床价值。ARDS 患者的肺顺应性下降、肺循环阻力增加，尤其接受机械通气后的胸腔内正压，易合并右心功能障碍，使得循环稳定性进一步下降。研究发现 ARDS 患者存在不同程度的右心功能减退，包括右心功能监测仪、超声心动图和中心静脉压监测等指标。ARDS 患者合并急性肺源性心脏病（ACP）的发生率为 22%~25%，且合并 ACP 的 ARDS 死亡率更高（25% VS 23%）。一项纳入 226 例控制通气的中 – 重度 ARDS 患者研究发现，ARDS 在 3 天内 ACP 的发生率为 22%，合并 ACP 的 ARDS 患者的 28 天病死率高达 60%。心肺超声每日多次数评估 ARDS 患者右心功能可指导液体量平衡决策和右心保护性肺通气策略，避免循环功能紊乱加重。

（编写：赵浩天　刘元琳；审阅：刘　奕　白　杨）

参考文献

[1]Bellani G，Pham T，Laffey JG.Missed or delayed diagnosis of ARDS：a common and serious problem[J].Intensive Care Med，2020，46（6）：1180-1183.

[2]Islam M，Levitus M，Eisen L，et al.Lung ultrasound for the diagnosis and management of acute respiratory failure[J].Lung，2020，198（1）：1-11.

[3]ARDS Definition Task Force，Ranieri VM，Rubenfeld GD，et al.Acute respiratory distress syndrome：the Berlin Definition[J].JAMA，2012，307（23）：2526-2533.

[4]Chiumello D，Pesenti A.The monitoring of acute cor pulmonale is still necessary in "Berlin" ARDS patients [J].Intensive Care Med，2013，39（10）：1864-1866.

[5]赵浩天，燕亚茹，张捷思，等.肺超声对不同肺泡失充气相关疾病的鉴别诊断 [J]. 中国老年学杂志，2021，41（15）：3373-3377.

[6]Zapol WM，Snider MT.Pulmonary hypertension in severe acute respiratory failure [J].N Engl J Med，1977，296（9）：476-480.

[7]Vieillard-Baron A，Schmitt JM，Augarde R，et al.Acute cor pulmonale in acute respiratory distress syndrome submitted to protective ventilation：incidence，clinical implications，and prognosis[J].Crit Care Med，2001，29（8）：1551-1555.

[8]Vieillard-Baron A，Charron C，Caille V，et al.Prone positioning unloads the right ventricle in severe ARDS[J].Chest，2007，132（5）：1440-1446.

[9]Boissier F，Katsahian S，Razazi K，et al.Prevalence and prognosis of cor pulmonale during protective ventilation for acute respiratory distress syndrome[J].Intensive Care Med，2013，39（10）：

1725-1733.

[10]Riviello ED，Kiviri W，Twagirumugabe T，et al.Hospital incidence and outcomes of the acute respiratory distress syndrome using the kigali modification of the berlin definition[J].Am J Respir Crit Care Med，2016，193（1）：52-59.

[11]Mantuani D，Nagdev A，Stone M.Three-view bedside ultrasound for the differentiation of acute respiratory distress syndrome from cardiogenic pulmonary edema[J].Am J Emerg Med，2012，30（7）：1324.e1-4.

[12]Vergani G，Cressoni M，Crimella F，et al.A morphological and quantitative analysis of lung CT scan in patients with acute respiratory distress syndrome and in cardiogenic pulmonary edema[J].J Intensive Care Med，2020，35（3）：284-292.

[13]Sekiguchi H，Schenck LA，Horie R，et al.Critical care ultrasonography differentiates ARDS，pulmonary edema，and other causes in the early course of acute hypoxemic respiratory failure[J].Chest，2015，148（4）：912-918.

[14]袁婷，姚尚龙，尚游.超声在急性呼吸窘迫综合征合并急性肺源性心脏病诊断和治疗中的应用[J].中华危重病急救医学，2016，28（6）：573-576.

[15]Chiumello D，Umbrello M，Sferrazza Papa GF，et al.Global and regional diagnostic accuracy of lung ultrasound compared to CT in patients with acute respiratory distress syndrome[J].Crit Care Med，2019，47（11）：1599-1606.

[16]Bouhemad B，Brisson H，Le-Guen M，et al.Bedside ultrasound assessment of positive end-expiratory pressure-induced lung recruitment[J].Am J Respir Crit Care Med，2011，183（3）：341-347.

[17]杜全胜，赵鹤龄.改良叹气法肺复张在急性呼吸窘迫综合征治疗中的应用进展[J].中国急救医学，2008（10）：936-939.

[18]程彤，赵鹤龄，陈宁，等.肺复张对急性呼吸窘迫综合征的影响[J].临床荟萃，2007（12）：875-876.

[19]Legras A，Caille A，Begot E，et al.Acute respiratory distress syndrome（ARDS）-associated acutecor pulmonale and patent foramen ovale：a multicenter noninvasive hemodynamic study[J].Crit Care，2015，19：174.

[20]Stefanidis K，Dimopoulos S，Tripodaki ES，et al.Lung sonography and recruitment in patients with early acute respiratory distress syndrome：a pilot study[J].Crit Care，2011，15（4）：R185.

[21]张宏民，刘大为.室间隔左移："恃弱凌强"的治疗启示[J].中华内科杂志，2017，56（7）：483-484.

[22]李文放，陈杰，杨兴易.急性呼吸窘迫综合征患者右心室功能不全的研究[J].上海医学，2002（12）：738-740.

[23]Lichtenstein DA，Mezière GA.The BLUE-points：three standardized points used in the BLUE-protocol for ultrasound assessment of the lung in acute respiratory failure[J].Crit Ultrasound J，

2011，3（2）：109-110.

[24]Copetti R，Soldati G，Copetti P.Chest sonography：a useful tool to differentiate acute cardiogenic pulmonary edema from acute respiratory distress syndrome[J].Cardiovasc Ultrasound，2008，6：16.

[25]刘丹琴，曾潍贤，周王锋，等.血管外肺水指数及肺血管通透性指数对 ARDS 患者预后的评估价值 [J]. 中华医学杂志，2015，95（44）：3602-3606.

[26]Phua J，Badia JR，Adhikari NK，et al.Has mortality from acute respiratory distress syndrome decreased over time？ a systematic review[J].Am J Respir Crit Care Med，2009，179（3）：220-227.

第十二章
胸腔积液的超声诊断

第一节　胸腔积液的病理生理学

一、胸腔积液的定义

胸膜腔是位于肺脏和胸壁之间的一个潜在的腔隙。在正常情况下脏层胸膜和壁层胸膜表面有一层很薄的液体，呼吸运动时起润滑作用。任何因素使胸膜腔内液体形成过快或吸收过缓，胸膜腔内相对液体积聚增多，即产生胸腔积液。

二、胸腔积液的病因及分类

胸腔积液产生的病因较复杂，常见的有结核性胸腔积液、肿瘤相关恶性胸腔积液、心肺功能异常引起的漏出液性质的胸腔积液，以及15%～25%的原因不明的胸腔积液。在临床实践中，根据胸腔积液的实验室和生化检查结果，可初步分为漏出性胸腔积液和渗出性胸腔积液。

漏出性胸腔积液的常见病因包括充血性心力衰竭、肾病综合征、肝硬化、低蛋白血症等疾病，由于肺循环淤血、静水压力升高导致肺间质及肺泡内液体生成过多过快，超出了淋巴组织的滤过吸收能力。其中，充血性心力衰竭时，胸腔积液多为双侧，一般来说，右侧多于左侧；肾病综合征的胸腔积液多为双侧，多积聚于肺底；肝硬化胸腔积液多伴有腹水；低蛋白血症时的胸腔积液多伴有全身组织间隙水肿等特点。漏出性胸腔积液治疗的关键是针对原发病的治疗。

渗出性胸腔积液多与炎症病变或恶性病变相关，如类肺炎性胸腔积液、脓胸、结核性胸腔积液等炎症病变导致；恶性胸腔积液中，以肺癌、乳腺癌、淋巴瘤及间皮瘤直接侵犯或转移至胸膜所致者较为多见。

三、胸腔积液的体征和临床表现

少量积液时，可无明显体征，或可触及胸膜摩擦感和闻及胸膜摩擦音；中至大量积液时，患侧胸廓饱满，触觉语颤减弱，局部叩诊浊音、低沉，呼吸音减低或消失；可伴有气管、纵隔向健侧移位。

临床表现以呼吸困难最为常见，多伴有胸痛、胸闷和咳嗽，症状严重程度与积液量的多少相关。积液量较少时（300～500ml）症状多不明显或无典型症状；大量积液时，可表现为明显的心悸、喘憋等症状。部分患者以下肢水肿等静脉压升高的临床表现就诊，平时床旁超声出诊工作中可纳入考量。

四、胸腔积液的诊断

胸腔积液的常规诊断需结合病史、体格检查和影像学工具。询问既往肺部疾病史，是否存在潜在导致胸腔积液的问题。体格检查以叩诊为主，但对于 < 300ml 的胸腔积液常难以准确鉴别。

影像学检查包括胸部 X 线、胸部 CT 及胸腔超声检查。胸部 CT 检查能鉴别支气管肺癌的胸膜侵犯或广泛转移，良性或恶性胸膜增厚，但 CT 辐射剂量大、仪器设备体积庞大，且不适用于床旁操作；同时，CT 检查过程中患者取平卧位，与实际胸腔穿刺常用的坐位不同，导致 CT 所示胸腔积液量与超声探查（坐位）积液量的结果不相符。尤其对于少 – 中量的胸腔积液做诊断性穿刺时，CT 无明显优势。胸部 X 线通过识别肋膈角处阴影诊断胸腔积液。站立位时，侧位胸部 X 线可识别肋膈角处 > 50ml 的胸腔积液，但正位胸部 X 线则需至少 200ml 以上。研究发现站立位胸片导致肋膈角变钝的胸腔积液量在 175 ～ 525ml。当卧位时，胸腔积液更加难以辨别，有时常与肺炎等疾病混淆。

胸腔超声对胸腔积液的检查准确性高。一项 Meta 分析显示，与胸部 X 线相比，肺超声诊断胸腔积液具有更高的敏感性（91% VS 42%）、特异性（92% VS 81%）和 ROC 曲线下面积（0.96 VS 0.57）。超声通过直观发现液性暗区及内部随呼吸运动而漂浮的肺组织，可判断胸腔积液的存在（图 12-1）。超声可检测到大于 5ml 的生理性胸腔积液，局部积液量至 20ml 可明确诊断。除定性诊断外，定量估测胸腔积液的深度、量的多少，可协助临床判断是否需要穿刺抽液以解除过高的胸腔内压。超声引导下胸腔穿刺术可大幅增加胸腔穿刺的准确性和安全性，提高治疗效率。

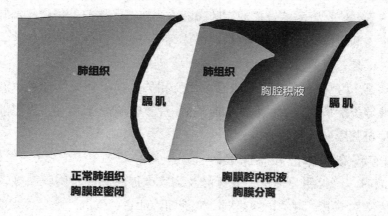

图 12-1　正常肺组织胸膜腔密闭（左）和胸腔积液（右）示意图

第二节　胸腔积液的超声特点

一、超声检查仪器与体位

胸腔超声检查选择凸阵探头（3.5 ~ 5.0MHz），当胸膜较表浅、合并胸膜病变需观察测量胸膜厚度及观察胸膜结构时，亦可选择高频线阵探头（7.5 ~ 10.0MHz）。

如患者行动方便，可采取坐位探查；床旁急危重症患者可采用卧位或半坐位，展开手臂，双手上举或抱头，以便于充分暴露胸部，舒展肋间隙宽度，结合呼吸运动进行动态观察，沿肋间隙逐一进行扫查。

二、典型胸腔积液的超声特点

典型的胸腔积液表现为胸膜脏壁层之间的液性暗区，超声便于诊断。胸腔积液的超声特征主要为以下几个方面。

（一）胸膜腔内液性暗区

仔细辨认胸腔积液与周边相关结构，如膈肌、膈下脏器（肝、脾）、胸壁和肺（图12-2）。需要注意的是，侧胸壁探查胸腔积液并定位时，务必区分胸水和腹水，必要时告知临床医生进针方向，保证穿刺安全。

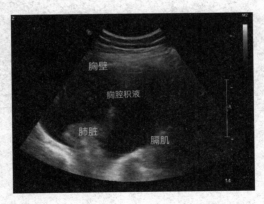

图 12-2　胸腔积液及周边结构的超声表现：显示胸腔积液及周边膈肌、肺叶、胸壁等组织结构

（二）海母征

胸腔积液内漂浮的肺组织受压、随呼吸可见摆动，类似"海母"形态故得名（图12-3）。

（三）四边形征

少量胸腔积液时，壁层胸膜与脏层胸膜分离，中间可见四边形样液性暗区（图12-4）。

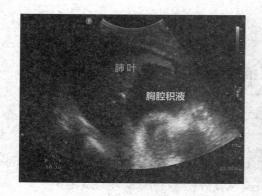

图 12-3　海母征：受压的实性肺叶
漂浮于胸腔积液中

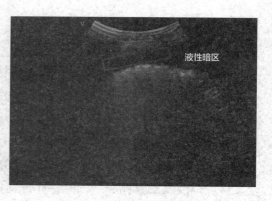

图 12-4　四边形征：壁层胸膜、脏层胸膜和
其间的液性暗区围成的四边形区域

（四）正弦波征

　　肺叶受压后，于胸膜腔内漂浮，随呼吸运动可见肺叶呈往返摆动。将取样线置于肺叶摆动最大处，M 模式下可见规律的正弦波曲线（图 12-5）。需注意的是，当胸腔积液非常黏稠时，正弦波征可能无法观察。

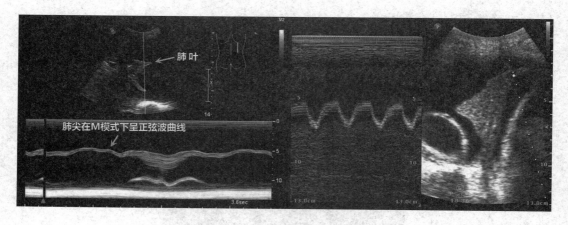

图 12-5　正弦波征：肺叶于 M 模式下呈正弦波曲线

　　注：正弦波征的含义是受压的实性肺叶随呼吸运动在胸腔积液内漂浮，从侧面证实胸腔积液的存在。

三、特殊胸腔积液的超声特点

（一）浓稠的胸腔积液

　　一些疾病导致的胸腔积液黏稠，密度增高，探头挤压可见轻微流动感（图 12-6）。

（二）类肺炎性胸腔积液

　　类肺炎性胸腔积液常由肺炎、肺脓肿或支气管扩张伴炎症等疾病引起的胸腔积液，又称为肺炎旁胸腔积液。胸腔积液形状不规则，肺组织边界不清，局部形状杂乱，胸腔积液内可见杂乱的分隔（图 12-7）。

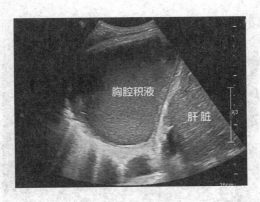

图 12-6　浓稠的胸腔积液：胸腔积液回声增高，甚至与肝脏回声相近，液体流动感消失

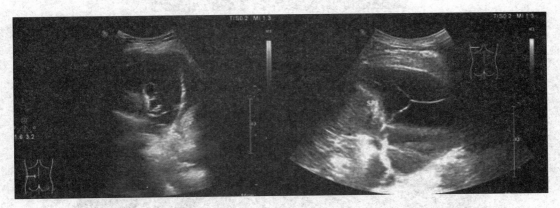

图 12-7　类肺炎性胸腔积液超声表现：胸腔积液呈液性暗区，周围肺组织边界不清，形状杂乱

（三）肺不张合并胸腔积液

肺不张患者合并肺底胸腔积液，表现为局部肺叶呈实性组织回声，内可见支气管征，周围包绕液性暗区，有时分界并不明显（图 12-8）。

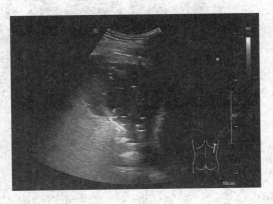

图 12-8　肺不张合并胸腔积液：胸腔积液呈液性暗区，周围肺组织边界不清，形状杂乱

（四）右肺腺癌合并胸腔积液

右肺腺癌患者超声扫查未见瘤体组织，合并恶性胸腔积液，超声表现为实变的肺

组织周围液性暗区（图 12-9）。

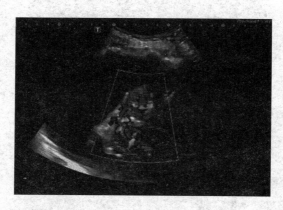

图 12-9　右肺腺癌患者合并胸腔积液，实变的组织内可见枝状血流信号

（五）右上肢肉瘤术后合并胸腔积液

右上肢肉瘤术后患者右侧胸腔扫查，胸腔内可见液性暗区及多个混合回声团（图 12-10）。

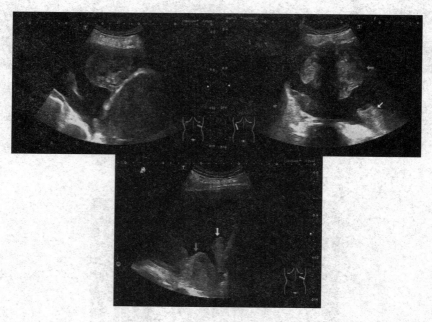

图 12-10　右上肢肉瘤术后合并胸腔积液的超声表现，内可见多个混合回声团

（六）恶性胸膜间皮瘤合并胸腔积液

原发性恶性胸膜间皮瘤患者，胸腔积液内可检测到脱落细胞。

（七）食管癌合并胸腔积液

食管癌患者左侧胸腔可见液性暗区，内透声差，可见点状及絮状回声漂浮，形成"浮游生物征"（图 12-11）。

（八）肺癌胸膜转移合并血性胸腔积液

肺癌患者继发胸膜转移癌，胸腔内可见液性暗区，内透声差，可见密集点状回声。穿刺抽液呈血性胸腔积液，考虑胸腔积液内红细胞自发显影。

（九）包裹性胸腔积液

胸腔积液较局限者，可出现于不典型位置（非常规的肺肝交界区），形成局部包裹性。此时，胸腔积液流动感差，多可见分隔（图12-12）。

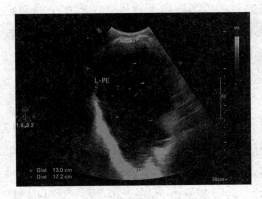 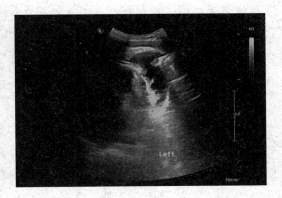

图 12-11　食管癌合并胸腔积液的超声表现　　　　图 12-12　包裹性胸腔积液的超声表现

三、不同病因的胸腔积液特征小结

漏出液和渗出液的超声表现有所不同。典型的漏出液以无回声为主，含有大量漏出细胞时，积液偶见低回声物质；典型的渗出液以非均质回声或均质密集点状回声为主，内可见杂乱的碎片状、条索状回声，亦可见多发线样分隔。超声对分隔的敏感度高于胸部CT。

血性胸腔积液或脓胸常表现为均质的密集点状回声。当超声发现胸水分层时，液性暗区内可见两种不同的回声区，称"红细胞比容征"。动态观察胸腔积液，可见随心跳和呼吸运动，碎片状回声呈动态漂浮于积液内，形成"浮游生物征"，此类征象提示为类肺炎性胸腔积液或脓胸。

大量胸腔积液的产生可物理压迫肺组织或支气管，引起肺不张，使肺叶回声与肝回声相近，称为"组织样征"或"肺组织肝样变"。肺不张内的小支气管可残存少量气体或液体，但并未完全阻塞，因此随呼吸运动可见支气管内流动现象，称为"动态支气管征。

包裹性胸腔积液常出现在非重力依赖区，即非常规位置，且较局限，不随体位改变而移动。因此，探查积液时胸腔要全面扫描，不能仅扫描后背区，前壁及侧壁扫描必不可少，以免漏诊。结核性胸腔积液常呈现为包裹性。非包裹性胸腔积液可随心跳和呼吸发生周期性流动，彩色多普勒模式可见胸腔积液内充满周期性变化的彩色信号。

胸膜、膈肌可见结节是恶性胸腔积液的特异性征象。胸膜厚度＞10mm或膈肌厚度＞7mm 高度提示恶性胸腔积液可能。恶性胸膜间皮瘤表现为胸膜表面增厚、边界不规则的低回声区，并可侵犯胸壁或膈肌，也可表现为多发小结节。胸膜转移瘤常伴有胸腔积液，转移灶表现为不同回声，常侵犯胸壁和膈肌。

需注意的是，尽管不同类型的胸腔积液具有各异的超声特点，但胸腔超声不能作为给胸腔积液定性诊断的标准，只能作为参考或提示。在临床诊断中，必要时须结合超声引导下胸腔积液穿刺细胞学检查，以病理检查手段证实为准。对于血性胸腔积液，尤其是大量、透声较差时，其定位穿刺务必谨慎，避免出现以下结果：①胸水中癌细胞在穿刺过程中扩散；②大量胸水压迫部分膈肌下移，错误认为患者为大量腹腔积液而非大量胸腔积液；③胸腔内压力较大，穿刺过程中性质未确定的胸水扩散至其他位置引起相关风险。

四、胸腔积液的鉴别诊断

1. 囊肿　周围临近器官（如纵隔、心包、肝、脾、肾等部位）囊肿形态不规则时可被误诊为胸腔积液。囊肿可见薄壁，位置一般较局限，尽量多切面扫查，观察囊肿与膈肌、肺叶和相邻组织之间的关系，可予以鉴别诊断。

2. 肺实变　肺实变或肺不张时，肺内气体吸收导致肺叶可透过声波，呈实性回声。炎症导致的肺实变有时呈低回声或极低回声，于胸腔积液产生部位相近，易被误诊。此时需寻找膈肌结构，观察病灶与膈肌的关系。此外，寻找肺叶组织，观察是否存在动态的"正弦波征"；结合彩色多普勒，观察病灶内有无血流，可见血流考虑为肺实变。

3. 心包积液　大量心包积液时，常与左侧胸腔难以鉴别。此时需观察积液周边结构，与心包、膈肌的解剖关系，可予以鉴别。

第三节　胸腔积液的超声定量评估

一、胸腔积液分级标准

1. 少量胸腔积液　在肺底与膈肌之间可见条形液性暗区，其形态和宽度可随呼吸运动呈现周期性变化，吸气时或变小或消失，呼气时无回声区增大。随体位改变亦可改变。

2. 中等量胸腔积液（上界不超过第6后肋水平）　胸水范围及深度较大，易受呼吸运动和体位变化的影响。

3. 大量胸腔积液（上界超过第6后肋水平）　胸腔内可见大面积液体，纵隔向健侧移位，呼吸运动和体位改变对积液影响不大，肺组织受压，呈实性回声。

二、胸腔积液定量评估方法

（一）PLAPS 指数

PLAPS 点位是肺超声 BLUE 中的一个扫查点位，位于下蓝点的水平延长线与腋后线的交点。将凸阵探头置于 PLAPS 点，声束垂直于胸壁，于呼气末期测量胸膜线和肺组织的距离，即为 PLAPS 指数（图 12-13）。

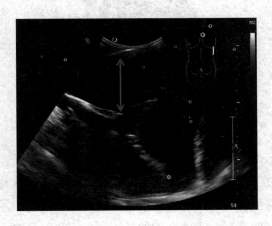

图 12-13　PLAPS 指数测量超声示意图

研究发现，此处测量的胸腔积液深度以 1～4cm 居多，超过 6cm 时提示大量胸腔积液。对于正常体型（无肥胖或过瘦）的成年人，PLAPS 指数与胸腔积液定量的关系见表 12-1。

表 12-1　PLAPS 指数与估测胸腔积液的量

PLAPS 指数	0.3cm	1.0cm	2.0cm	3.5cm	> 6.0cm
胸腔积液定量	15～30ml	75～150ml	300～600ml	1500～2500ml	巨大量

（二）Goecke 公式

患者于站位、坐位检查时，Goecke 公式有两种表达方式：

公式 1：$EV（ml）=[70×A（cm）+B（cm）]$（图 12-14）

公式 2：$EV（ml）=90×A（cm）$

注：EV 为胸腔积液量（ml）；LH 为侧胸壁最大液体深高度（cm）；SH 为肺下界液体高度（cm）。

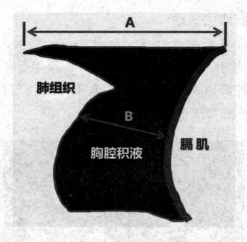

图 12-14　胸腔积液测量公式

（三）最大液深与穿刺点液深

　　超声报告描述胸腔积液时，要在报告中向临床医生提供最大液体深度及穿刺定位点液体深度。最大液深值较大，但液宽较小时，应在超声报告中尽可能描述清楚，避免临床医师错误的判断穿刺情况。需要注意的是，最大液深≠穿刺点液深，不管最大液深是多少，都不能代表穿刺过程中的穿刺点液深。穿刺点液深指的是穿刺点到胸腔实质脏器之间的垂直距离，可直接指导胸水定位点及进针方向（图 12-15）。

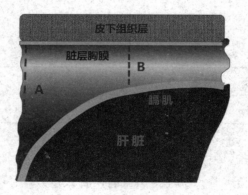

图 12-15　最大液深及穿刺点液深（虚线 A：最大液体深度；虚线 B：穿刺点液体深度）

（编写：潘红然；审阅：许彩娜　赵浩天　白　杨）

参考文献

[1] 陆再英，钟南山.内科学（第 7 版）[M].北京：人民卫生出版社，2011.

[2]Light RW.Clinical practice.Pleural effusion[J].N Engl J Med，2002，346（25）：1971-1977.

[3]Fisk M，Branley H.Pleural effusion[J].Br J Hosp Med（Lond），2013，74（4）：C50-54.

[4]Yousefifard M，Baikpour M，Ghelichkhani P，et al.Screening performance characteristic of ultrasonography and radiography in detection of pleural effusion：a Meta-Analysis[J].Emerg（Tehran），2016，4（1）：1-10.

[5]Dancel R，Schnobrich D，Puri N，et al.Recommendations on the use of ultrasound guidance for adult thoracentesis：a position statement of the society of hospital medicine[J].J Hosp Med，2018，13（2）：126-135.

[6]Qureshi NR，Rahman NM，Gleeson FV.Thoracic ultrasound in the diagnosis of malignant pleural effusion[J].Thorax，2009，64（2）：139-143.

[7]Dietrich CF，Mathis G，Cui XW，et al.Ultrasound of the pleurae and lungs[J].Ultrasound Med Biol，2015，41（2）：351-365.

[8]Lichtenstein D.Lung ultrasound in the critically ill[J].Curr Opin Crit Care，2014，20（3）：315-322.

[9]Chichra A，Makaryus M，Chaudhri P，et al.Ultrasound for the pulmonary consultant.Clin Med Insights Circ Respir Pulm Med，2016，10：1-9.

[10]Grondin-Beaudoin B，Dumoulin E.Ultrasound finding predictive of malignant pleural effusion[J].Can Respir J，2013，20（1）：10.

[11]Wernecke K，Vassallo P，Peters PE，et al.Mediastinal tumors：biopsy under US guidance[J].Radiology，1989，172（2）：473-476.

[12]Brogi E，Gargani L，Bignami E，et al.Thoracic ultrasound for pleural effusion in the intensive care unit：a narrative review from diagnosis to treatment[J].Crit Care，2017，21（1）：325.

[13]Shiroshita A，Nozaki S，Tanaka Y，et al.Thoracic ultrasound for malignant pleural effusion：a systematic review and meta-analysis[J].ERJ Open Res，2020，6（4）：00464-2020.

[14]Hansell L，Milross M，Delaney A，et al.Lung ultrasound has greater accuracy than conventional respiratory assessment tools for the diagnosis of pleural effusion，lung consolidation and collapse：a systematic review[J].J Physiother，2021，67（1）：41-48.

第十三章
膈肌功能的超声评估

第一节　膈肌功能与呼吸生理学

一、膈肌的解剖位置

膈肌是胸腔和腹腔的"分水岭"，也是肺脏和肝脏交界区的"隔断墙"。膈肌是由肌腹和腱膜组成的肌纤维结构。膈肌于躯体两侧起自第 2 ~ 3 腰椎，于躯体中部，起自胸骨下缘 – 剑突后方。

膈肌表面有主动脉裂孔（走行主动脉和胸导管）、食管裂孔（走行食管和迷走神经）和腔静脉裂孔（走行下腔静脉和膈神经）。

二、膈肌的生理功能

膈肌是机体重要的呼吸肌肉，膈肌功能由膈神经支配。膈神经由颈 $_{3 ~ 5}$ 出入的神经纤维汇合而成，将刺激传导至膈肌。膈神经可传导大脑皮质发出的随意呼吸（自主呼吸、用力呼吸等）指令进和脑干发出的非随意呼吸（如睡眠时呼吸）指令，同时可将膈肌冲动反馈传导至呼吸中枢。

吸气是主动过程，主要吸气肌肉为膈肌，辅助吸气肌肉有肋间外肌和前锯肌等，在用力吸气时发挥作用。吸气相，承担主要做功的膈肌发生收缩而下移，产生吸气运动（图 13-1）。呼气是被动过程，胸廓回弹、膈肌舒张等作用完成呼气动作。此外，肋间内肌等作为辅助呼气肌肉，可参与用力呼气过程。

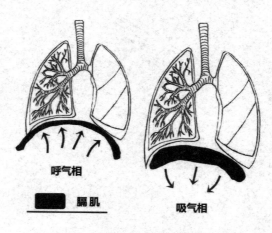

图 13-1　膈肌随呼吸运动示意图

三、膈肌运动的评价方法

膈肌是呼吸运动的主要承担者，承担 60% ~ 80% 的做功。当膈肌功能发生障碍时，如外伤或手术损伤、膈神经传导障碍、重症肌无力、长时间机械通气导致膈肌失用性萎缩等因素，均可影响膈肌功能，导致患者无法获取足够的肺通气，需要辅助通气设备维持。

传统影像学工具（如 CT 和 X 线）对膈肌评价的不足之处在于静态性，仅可观察膈肌形态，而无法直观感受膈肌运动。肌电图、肺功能监测、跨膈压监测等技术对膈肌功能的评估价值有限，且不便于急性呼吸困难或危重患者床旁监测。因此需要更加便捷、快速、动态的膈肌评价工具。

第二节 膈肌功能的超声评估

膈肌超声技术近年来逐渐被人们重视，对哮喘或慢性阻塞性肺疾病患者通气功能、机械通气患者困难撤机及膈肌萎缩患者的康复治疗等方面，均有良好的应用价值。超声以其无创性、便捷性、准确性、可重复评估对比等优势，逐渐成为膈肌收缩功能和做功的评估工具。

一、膈肌移动度

（一）操作及测量方法

探头：凸阵探头 / 相控阵探头。

体位：仰卧位，床头高度 0 ~ 30°。

测量位点：锁骨中线和腋前线之间区域，与肋弓交界处（图 13-2）。

操作方法：将探头置于受试者测量位点，可获取膈肌穹窿顶部图像（图 13-3）。将取样线与膈顶垂直（即垂直于膈肌收缩运动方向），并切换 M 模式，可获取膈肌顶部随呼吸节律而发生的运动轨迹。

计算方法：观察连续 3 个平静呼吸周期，选取其一进行测量。测量吸气末期（M 曲线峰点）至呼气末期（M 曲线谷点）的垂直距离，即膈肌在一次呼吸周期内的移动度（图 13-4、表 13-1）。

（二）膈肌移动度的意义

吸气相，膈肌主动收缩，位置下移，带动肺泡扩张，肺内压下降低于大气压，外界气体进入肺组织，完成一次吸气过程。膈肌下移的距离，即膈肌移动度。膈肌每下移 10mm 的移动度可带动约 350ml 的肺通气量。因此，膈肌移动度的本质反映的是肺通气功能。

　　使用超声测量膈肌移动度监测肺通气能力往往选择清醒、自主（无呼吸支持设备）且平静呼吸状态的患者，此时膈肌移动度反映的是潮气量。嘱患者尽可能最大程度吸气，再最大程度呼出气体，此时测量膈肌移动度反映的是肺活量（图 13-5）。

　　膈肌功能障碍定义为平静呼吸时，超声测得膈肌移动度 < 10mm。膈肌矛盾运动表现为吸气时膈肌朝胸腔侧运动（远离探头方向），这两种情况均为膈肌功能异常的超声表现。

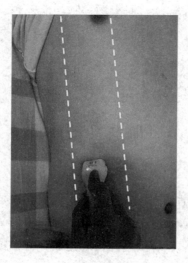

图 13-2　膈肌移动度的测量位点
（锁骨中线和腋前线之间区域，探头朝向肋弓，轻度下压，获取膈顶图像）

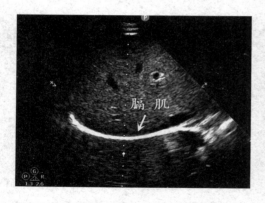

图 13-3　膈肌移动度的测量方法（二维模式）

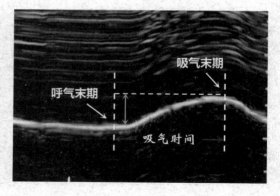

图 13-4　膈肌运动度的测量指标
（黄色箭头之间的距离为膈肌移动度）

表 13-1　膈肌移动度的正常值

	平静呼吸	深呼吸	鼻吸试验
男性	18 ± 3mm	70 ± 6mm	29 ± 6mm
女性	16 ± 3mm	57 ± 10mm	26 ± 5mm

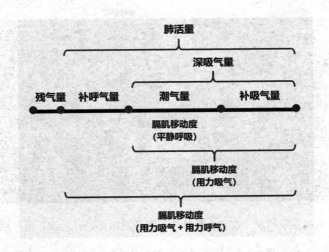

图 13-5　不同呼吸状态时膈肌移动度反映的肺通气功能

二、膈肌厚度及增厚率

（一）操作及测量方法

探头：线阵探头。

体位：仰卧位，床头高度 0 ~ 30°。

测量位点：右侧腋前线和腋中线之间区域，与第 8 ~ 10 肋间交界处（图 13-6）。

操作方法：将探头置于受试者测量位点，可获取两条线性中 – 高回声，分别为胸膜和腹膜。测量两者之间的距离即膈肌厚度（图 13-7）。将取样线垂直于厚度均匀的膈肌位置，并切换 M 模式，可获取膈肌厚度随呼吸节律而发生厚度的改变。

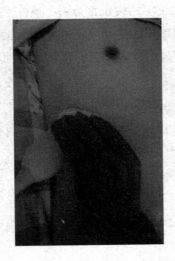

图 13-6　膈肌移动度的测量位点

注：右侧腋前线和腋中线之间区域，与第 8 ~ 10 肋间交界处，探头垂直于肋间隙，获取膈肌图像。

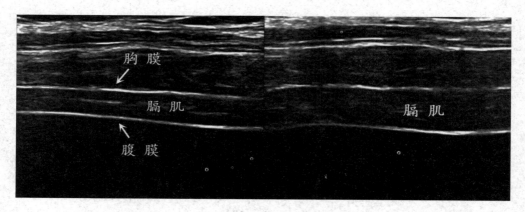

图 13-7　二维超声观察膈肌厚度（左图：呼气末期基础膈肌形态；右图：吸气相增厚的膈肌形态）

计算方法：嘱患者平静呼吸，于呼气末期测量膈肌厚度，为膈肌基础厚度。于吸气末期测量膈肌厚度，为膈肌吸气相厚度。膈肌增厚率公式：膈肌增厚率＝（膈肌吸气末厚度－膈肌呼气末厚度）/ 膈肌呼气末厚度，正常值见表 13-2。

表 13-2　膈肌功能超声正常值（平静呼吸时）

	膈肌厚度	膈肌增厚率	膈肌移动度
正常值	2.2 ~ 2.8mm	42% ~ 78%	≥ 10mm
膈肌萎缩标准	< 2.0mm	< 20%	< 10mm

（二）膈肌厚度及增厚率的意义

膈肌厚度测量是反映膈肌组织结构正常与否。多种疾病如神经－肌接头传导疾病、膈神经损伤、膈肌损伤、膈肌废用性萎缩等均可导致膈肌萎缩，在超声上显示为膈肌变薄。长时间弃用膈肌在泛素、蛋白水解酶复合体活性增加和肌球蛋白水平降低等作用下发生废用性萎缩，其萎缩速度之快，可达骨骼肌的 8 倍左右。

膈肌增厚率反映膈肌收缩功能，和膈肌移动度本质不同。膈肌增厚率反映膈肌作为肌纤维结构其自身收缩力的强弱，膈肌增厚率越高，反映膈肌收缩功能越好。而膈肌移动度反映的是吸气时做功的大小。

三、膈肌超声新技术

组织多普勒成像（tissue doppler imaging，TDI）是评价组织运动速度的一项技术，常用于心肌收缩及舒张运动评价。在困难撤机患者中，由于患者发生浅快呼吸，可导致膈肌移动度"假性正常化"。

探头：相控阵探头。

体位：仰卧位，床头高度 0 ~ 30°。

测量位点：锁骨中线和腋前线之间区域，与肋弓交界处（同膈肌移动度）。

操作方法：将探头置于受试者测量位点，将取样线与膈顶垂直，取样框置于膈肌上，确保膈肌收缩轴向与取样线一致。并切换 TDI 模式，可获取患者膈肌收缩和舒张的波形（图 13-8、图 13-9）。

Soilemezi 等研究发现，机械通气撤机失败者、撤机成功者和健康对照组之间的膈肌收缩峰值速度分别（2.66±2.14）cm/s、（1.50±0.59）cm/s 和（1.35±0.34）cm/s，膈肌舒张峰值速度分别为（3.36±2.40）cm/s、（1.53±0.73）cm/s 和（1.19±0.39）cm/s。赵浩天等对接受不同机械通气时长的老年患者进行膈肌组织运动速度超声监测发现，长期依赖呼吸机的老年患者在自主呼吸试验（断开呼吸机）时，其膈肌收缩峰速度中位数高于健康对照组（3.25cm/s VS 2.15cm/s），提示患者可能处于潜在的浅快呼吸模式。Meng 等对 1 例罕见的迟发性庞贝病患者采用膈肌 TDI 技术测量发现，膈肌收缩峰值速度与最大吸气压、用力肺活量等指标相关性良好。

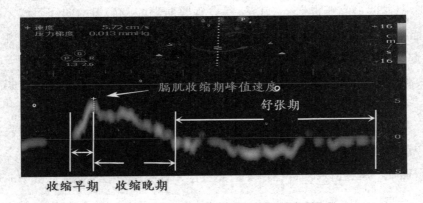

图 13-8　组织多普勒模式观察膈肌运动速度

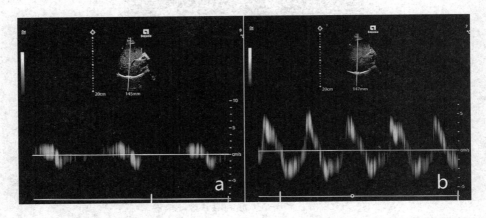

图 13-9　组织多普勒模式观察膈肌运动速度（左图：平静呼吸模式；右图：浅快呼吸模式）

四、辅助呼吸肌肉的超声评估

当膈肌功能障碍患者发生呼吸困难时，辅助呼吸肌肉参与做功比例增加。肋间外肌和膈肌是吸气的协同肌肉，且膈肌萎缩越明显，肋间外肌代偿收缩的幅度越大。

探头：线阵探头。

体位：仰卧位，床头高度 0 ~ 30°。

测量位点：第 2 ~ 3 肋骨间，距胸骨右侧 2 ~ 4cm 处。

操作方法：将探头置于受试者测量位点，垂直于胸壁，可于相邻肋骨间获取肋间肌图像（图 13-10）。将取样线垂直于厚度均匀的肋间肌位置，并切换 M 模式，可获取肋间肌厚度随呼吸节律而发生厚度的改变。

计算方法：嘱患者平静呼吸，分别于呼气末期和吸气末期测量肋间肌厚度，公式：肋间肌增厚率＝（肋间肌吸气末厚度－肋间肌呼气末厚度）/肋间肌呼气末厚度，正常值见表 13-3。

欧洲呼吸学会发表声明建议使用超声监测肋间肌功能作为通气评价指标。有研究发现，健康人呼吸稳定时，肋间肌几乎没有明显增厚，而在膈肌萎缩患者中，肋间肌厚度及增厚率均明显高于健康人。Dres 等发现膈肌功能障碍组的肋间肌增厚率明显高于膈肌功能正常组（17% VS 5%），且肋间肌增厚率与膈肌压力生成呈负相关（$R = -0.79$）。赵浩天等对长期机械通气（> 30 天）、短期机械通气（3 ~ 30 天）和健康对照组的膈肌和肋间肌厚度及增厚率进行监测发现，机械通气时间越长，膈肌越薄，膈肌增厚率越低，而肋间肌增厚率增加。膈肌增厚率与肋间肌增厚率呈负相关（$R = -0.405$），表明机械通气导致膈肌功能萎缩并发生收缩功能障碍时，肋间肌发挥代偿收缩机制，以维持通气需要。

此外，腹肌、胸锁乳突肌等超声评估亦可作为膈肌萎缩的时的代偿呼吸肌肉评估。

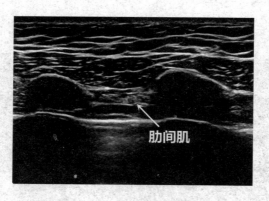

图 13-10　二维超声观察胸骨旁肋间肌

表 13-3　健康个体肋间肌厚度及增厚率

	肋间肌吸气末厚度	肋间肌呼气末厚度	肋间肌增厚率
男性	3.3mm	3.3mm	3%
女性	2.2mm	2.1mm	3%

五、膈肌超声的适应性和局限性

1. 呼吸模式　呼吸模式对膈肌影响较大。膈肌移动度在用力吸气时测量值明显较平静吸气时大，且增厚率较大。接受机械通气辅助呼吸时，膈肌测量值亦不能反映真实的膈肌功能。

2. 体位　体位对膈肌移动度有一定的影响。如坐位时腹腔挤压膈肌，导致膈肌运动较正常偏低。因此，超声评估时应选择平卧位，或床头抬高角度不超过30°。

3. 左、右侧解剖因素　由于左侧躯体受胃肠气体干扰，膈肌显示受限，而右侧经肝获取膈肌图像较易，因此大多数研究集中于右侧膈肌。

4. 个体差异　腹型肥胖、腹内高压、膈肌解剖位置异常等因素均可影响膈肌切面的获取或测量的准确性。此外，胸腹部外伤、术后腹带包扎等因素亦导致超声实施受限。

第三节　膈肌超声在机械通气撤机中的应用

机械通气是呼吸衰竭等严重疾病的重要治疗手段，但大量研究证实，通气模式、通气时间等因素均可导致膈肌结构萎缩和功能障碍，降低机体自主通气能力，导致最终撤机困难。接受机械通气48小时即可发生萎缩，平均每日萎缩率约6%，其中前72小时最为明显，每日膈肌厚度减少约10.9%。持续18～69小时的机械通气可将膈肌肌纤维厚度下降50%以上。

膈肌移动度和膈肌增厚率在多项研究中作为预测膈肌源性撤机失败的指标，膈肌移动度＜10mm是膈肌功能障碍的标准。膈肌移动度预测撤机成功的阈值在10～14mm。膈肌增厚率预测撤机成功的阈值在30%～36%。

浅快呼吸指数（呼吸频率/潮气量）是传统预测撤机能力的指标，呼吸频率增加代表"快"，潮气量减小代表"浅"。由于潮气量与膈肌做功相关，有研究使用膈肌移动度或膈肌增厚率替换潮气量，组成新公式：膈肌—浅快呼吸指数＝呼吸频率/膈肌移动度，或呼吸频率/膈肌增厚率，均显示出对撤机能力的预测价值。

第四节　膈肌超声在慢性阻塞性肺疾病中的应用

慢性阻塞性肺疾病（COPD）是以持续进展性、不完全可逆性气流受限为特征的一种慢性肺部疾病。晚期出现肺气肿、桶状胸等体征，并表现为气短、呼吸困难等临床症状。

COPD 患者由于缺氧、酸中毒等因素，通过氧化应激反应使膈肌组织遭受破坏，膈肌肌纤维蛋白降解增加，终致膈肌萎缩和功能障碍。由于残气量增加导致肺充气过度，为保证足够通气量而呼吸肌做功增加，导致呼吸衰竭发生风险增大。

COPD 目前临床确诊和评估严重程度均依靠肺功能。膈肌超声可有效评估 COPD 患者的呼吸肌肉状态。由于膈肌做功增加，COPD 程度越重，平静呼吸时膈肌移动度越大；由于肺顺应性降低和残气量增加，COPD 程度越重，用力呼吸时膈肌移动度越小。

此外，研究发现 COPD 患者的膈肌移动度与肺功能指标呈良好的相关性。通过监测膈肌移动度、膈肌厚度和计算增厚率，对 COPD 的呼吸肌功能评价和严重程度评估均有良好的实用价值。

第五节　膈肌超声在肺康复中的应用

膈肌超声可用于评估膈肌功能障碍和膈肌麻痹。通过对双侧膈肌功能进行对比，可鉴别单侧或双侧膈肌麻痹。临床怀疑神经源性膈肌麻痹时，通过膈神经刺激联合超声实时监测，观察膈肌是否运动，可诊断膈肌麻痹的神经传导因素，并指导膈肌起搏治疗和每日膈肌恢复状态评估。

对于非神经因素导致的膈肌功能障碍，如撤机后膈肌失用性萎缩，在肺康复锻炼过程中，超声每日评估膈肌移动度、厚度和增厚率，可充分了解患者膈肌肌纤维厚度是否得到恢复，以及经锻炼后膈肌收缩功能的恢复程度。嘱患者于平静呼吸时和用力深呼吸时分别配合膈肌超声检查，对膈肌功能的评估更为全面。

（编写：燕亚茹　赵浩天；审阅：许彩娜　张捷思）

参考文献

[1]Fayssoil A，Behin A，Ogna A，et al.Diaphragm：pathophysiology and ultrasound imaging in neuromuscular disorders[J].J Neuromuscul Dis，2018，5（1）：1-10.

[2]Levine S，Biswas C，Dierov J，et al.Increased proteolysis，myosin depletion，and atrophic AKT-FOXO signaling in human diaphragm disuse[J].Am J Respir Crit Care Med，2011，183（4）：483-490.

[3]赵浩天，王光英，龙玲，等.膈肌超声在预测撤机拔管中的应用[J].国际呼吸杂志，2018，38（20）：1597-1600.

[4] 蔡柏蔷，李龙芸.协和呼吸病学 [M].第 2 版.北京：中国协和医科大学出版社，2017.

[5]Beduneau G，Pham T，Schortren F，et al.Epidemiology of weaning outcome according to a new definition.The WIND study[J].Am J Respir Crit Care Med，2017，195（6）：772－783.

[6] 尹万红，王小亭，刘大为，等.重症超声临床应用技术规范 [J].中华内科杂志，2018，57（6）：397-417.

[7]Demoule A，Jung B，Prodanvic H，et al.Diaphragm dysfunction on admission to the intensive care unit.Prevalence，risk factors，and prognostic impact-a prospective study[J].Am J Respir Crit Care Med，2013，188（2）：213-219.

[8]Dres M，Dube BP，Mayaux J，et al.Coexistence and impact of limb muscle and diaphragm weakness at time of liberation from mechanical ventilation in medical intensive care unit patients[J].Am J Respir Crit Care Med，2017，195（1）：57－66.

[9]Zambon M，Greco M，Bocchino S，et al.Assessment of diaphragmatic dysfunction in the critically ill patient with ultrasound：a systematic review[J].Intensive Care Med，2017，43（1）：29-38.

[10] 丁欣，王小亭，陈焕，等.不同床旁肺部超声评估方案评估膈肌点位置与征象的研究 [J].中华内科杂志，2015，54（09）：778-782.

[11]Vetrugno L，Guadagnin G M，Barbariol F，et al.Ultrasound imaging for diaphragm dysfunction：a narrative literature review[J].J Cardiothorac Vasc Anesth，2019，33（9）：2525-2536.

[12]Khan MT，Munawar K，Hussain SW，et al.Comparing ultrasound-based diaphragmatic excursion with rapid shallow breathing index as a weaning predictor[J].Cureus，2018，10（12）：e3710.

[13] 张骅，杨高怡，雷志锴.肺部疾病超声诊断临床解析 [M].北京：北京大学医学出版社，2019.

[14]Soilemezi E，Savvidou S，Sotiriou P，et al.Tissue doppler imaging of the diaphragm in healthy subjects and critically ill patients[J].Am J Respir Crit Care Med，2020，202（7）：1005-1012.

[15]Meng P，Ogna A，Fayssoil A.M Mode ultrasound and tissue doppler imaging to assess diaphragm feature in late onset pompe disease[J].Neurol Int，2020，12（3）：55-58.

[16] 赵浩天，刘奕，孙丽，等.组织多普勒法监测膈肌运动峰速度对机械通气老年患者膈肌功能评价 [J].中国超声医学杂志，2021，37（9）：1006-1009.

[17]Formenti P，Umbrello M，Dres M，et al.Ultrasonographic assessment of parasternal intercostal muscles during mechanical ventilation[J].Ann Intensive Car，2020，10（1）：120.

[18]Laveneziana P，Albuquerque A，Aliverti A，et al.ERS statement on respiratory muscle testing at rest and during exercise[J].Eur Respir J，2019，53（6）：12.

[19]Dres M，Dube BP，Goligher E，et al.Usefulness of parasternal intercostal muscle ultrasound during weaning from mechanical ventilation[J].Anesthesiology，2020，132（5）：1114-1125.

[20]Wallbridge P，Parry SM，Das S，et al.Parasternal intercostal muscle ultrasound in chronic obstructive pulmonary disease correlates with spirometric severity[J].Sci Rep，2018，8（1）：15274.

[21]Zorowitz RD.ICU-Acquired weakness：a rehabilitation perspective of diagnosis，treatment，and functional management[J].Chest，2016，150（4）：966-971.

[22] 赵浩天，王华伟，龙玲，等 . 重症患者撤机失败原因与处理 [J]. 中国急救医学，2019，39（4）：393-397.

[23] 赵浩天，龙玲，任珊，等 . 膈肌超声联合呼吸力学指标对 ICU 老年患者撤机预后评价功能 [J]. 中国老年学杂志，2021，41（10）：2065-2069.

[24]Farghaly S，Hasan AA.Diaphragm ultrasound as a new method to predict extubation outcome in mechanically ventilated patients[J].Aust Crit Care，2017，30（1）：37-43.

[25]Dube BP，Dres M，Mayaux J，et al.Ultrasound evaluation of diaphragm function in mechanically ventilated patients：comparison to phrenic stimulation and prognostic implications[J]. Thorax，2017，72（9）：811-818.

[26] 龙玲，赵浩天，何聪，等 . 膈肌超声在指导重症患者撤机中的预测价值 [J]. 国际呼吸杂志，2019（14）：1073-1077.

[27] 龙玲，赵浩天，任珊，等 . 超声监测膈肌增厚率评价机械通气患者拔管结局 [J]. 中国医学影像技术，2020，36（4）：540-544.

[28] 肖爱兵，宋佳，龚仕金，等 . 膈肌超声预测 ICU 机械通气患者拔管结局的临床研究 [J]. 中华危重症医学杂志（电子版），2019，12（4）：250-255.

[29] 孙杨，张丽娜，冯清，等 . 超声评价有创机械通气患者膈肌功能的研究初探 [J]. 中华内科杂志，2020，59（9）：695-699.

第十四章
气道的超声评估

第一节 气道的结构和功能

气道的结构和功能评估在重症医学、麻醉医学和急诊医学中具有重要意义。环甲膜穿刺术、气管插管术和气管切开术等均是抢救急性呼吸系统疾病的重要措施，一些突发的急性呼吸困难可能和气道有关，如果未得到及时的诊断和处理，可引起诸如呼吸衰竭、低血压、心跳呼吸骤停等危险并发症。

床旁超声具有时效性、无创性、可重复性等优点，在急危重症病房扮演着一线诊断工具的角色。对于潜在的气道结构问题，如吞咽困难、喉部损伤、颈部异物、环甲膜定位及气管插管的困难气道等，超声均可予以一定程度的鉴别诊断和评估，进而在最短时间给予正确的干预措施。

超声可识别颈部多种结构（图 14-1），研究显示气道超声对甲状软骨、环状软骨、环甲膜、会厌软骨、会厌前间隙等结构的显示率均接近 100%。步桂清等研究发现，气道超声对喉部结构的显示率分别为：甲状软骨（100%）、气管环（100%）、环状软骨（97.2%）、环甲膜（97.2%）、会厌（88.8%）、声带（57.9%）、室带（47.7%）。气道为气管内气体，和肺组织一样，气管壁为高回声，和气管内部的气体发生全反射，致气管内呈 A 线。

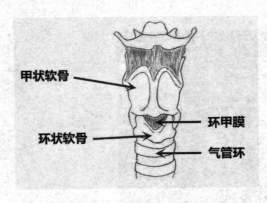

图 14-1 气道的解剖结构

第二节　超声引导下环甲膜定位与穿刺

　　首先我们对超声下喉部结构进行辨识。骨为高回声结构，软骨为均匀低回声结构，甲状软骨、环状软骨和气管环在超声下均呈含高回声被膜的低回声结构。使用浅表探头进行扫查。

一、操作及测量方法

　　探头：高频线阵探头。

　　体位：仰卧位最佳，尽量抬颌，舒展颈部。

　　测量位点：颈部正中位置。

　　操作方法：将探头置于受试者颈部矢状线正中，标记点指向头部，纵切扫查，可见两个低回声软骨结构，近头侧为甲状软骨（图 14-2），远侧为环状软骨，中间的线性强回声为环甲膜。环状软骨远侧为多个相邻的气管环。

　　转为横切，分别对 3 个结构进行断面扫查，甲状软骨呈突兀的甲状（图 14-3），形状与性别有关，男性的甲状软骨更为突出，角度更小，体表触诊很容易触及；女性的甲状软骨角度更为平缓（图 14-4）。

　　向下进行滑动横切扫查，甲状软骨视野消失后，可见一曲线样高回声，即环甲膜（图 14-5）。后方可见 A 线，即环甲膜后方的气道。

　　继续向下滑动扫查，环甲膜视野消失后，可见一仅环形低回声软骨结构，即环状软骨（图 14-6）。

　　继续向下滑动扫查，可见数个相邻的器官环回声。

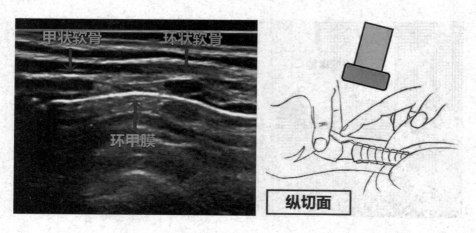

图 14-2　甲状软骨的超声表现（纵切面）

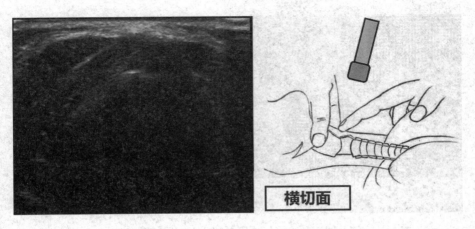

图 14-3　甲状软骨的超声表现（横切面）

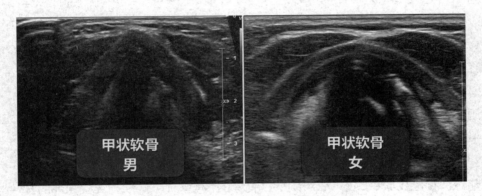

图 14-4　不同性别甲状软骨的超声表现

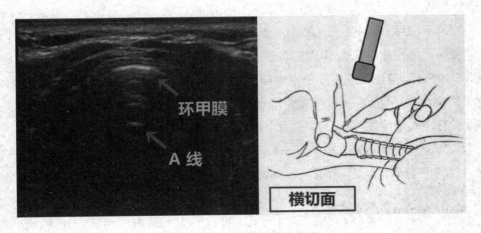

图 14-5　环甲膜的超声表现

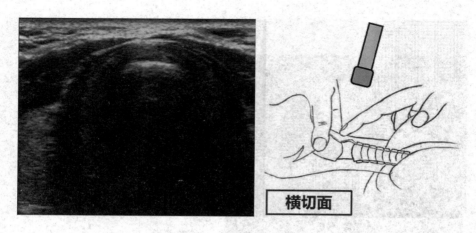

图 14-6　环状软骨的超声表现

二、气道超声在环甲膜定位及引导穿刺中的应用

对于可疑气道梗阻等原因导致的急性呼吸困难，果断的环甲膜穿刺是抢救的重要措施。传统确定环甲膜定位的方法为触诊法，该方法对主观性依赖较强，操作医师的经验、患者性别、肥胖、颈部长度等均可影响环甲膜定位。错误的穿刺可能损伤软骨和神经。Bair 等采用三种触诊方法对环甲膜进行定位，其中最准确的一种方法准确率仅 62%。Lamb 等对 12 名（男女各 6 名）志愿者的环甲膜进行触诊定位研究发现，72%的非肥胖男性、39% 的肥胖男性、24% 的非肥胖女性和 35% 肥胖女性可被准确定位。You-Ten 等研究发现，麻醉医师对肥胖患者和非肥胖患者的环甲膜触诊准确率分别为39% 和 71%。

超声波接触皮肤后，皮下软组织层是良好的传导介质，可准确寻找颈部的骨性标志，对环甲膜的定位准确性较高。Kristensen 等对一位 BMI 为 45.3 的女性患者的环甲膜定位进行研究发现，35 位麻醉医师使用体表定位法定位准确仅 13 位（37%），而实用超声定位法后则有 29 位（83%）。此外，体表定位法较超声法所花费的时间更长。Lavelle等研究发现，超声定位法与体表定位法相比的优势在于：正确识别环甲膜的比例更高（71% VS 39%）、与环甲膜实际中点距离更近（2.5mm VS 5.5mm）、花费时间更短（16.9秒 VS 23.5 秒）。国内学者的一项研究分别以超声医师采用超声双平面定位法、耳鼻喉科医师采用体表定位法进行环甲膜定位，以两者定位的距离是否超过 3mm 分为误差组（距离＞ 3mm）和准确组（距离＜ 3mm）。研究发现，误差组中女性占比、肥胖（BMI＞ 28）和环甲膜 – 皮肤之间的距离（超声测量）为导致两种方法出现差异的独立影响因素。

超声引导环甲膜穿刺与血管穿刺大同小异，分为平面内法和平面外法，即横切面和纵切面。我们首先选择横切，找到环甲膜的位置，做一体表标记线，再切换纵切，实时引导穿刺针进入环甲膜。

第三节　超声评估气管插管相关困难气道

一、操作及测量方法

探头：高频线阵探头。

体位：仰卧位最佳，尽量抬颌，舒展颈部。

测量位点：颈部正中位置。

操作方法：将探头置于受试者颈部矢状线正中，标记点指向3点钟方向，横切扫查，在气管的上方可见等回声软组织结构，即会厌（图14-7）。会厌深层无回声区为声门。

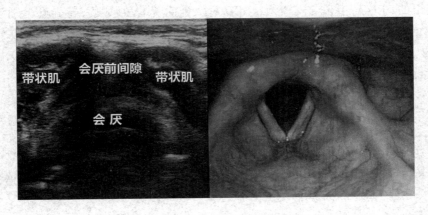

图14-7　会厌的超声示意图

二、气道超声在评估困难气道中的应用

在面对以气道梗阻等原因为主的急性呼吸衰竭患者，喉镜检查和气管插管是抢救的首要措施。肥胖、颈部较短、呼吸急促、配合差均是影响气管插管过程是否顺利的关键因素。困难气道的定义是：具有5年以上临床麻醉经验的医师在气管插管或面罩通气中遇到困难。流行病学研究显示，在拟麻醉患者中，困难气道发生率为1% ~ 4%，外科手术气管插管的失败率约为1/2000，产科气管插管失败率约为1/300。荟萃分析显示困难气道的发生率为6.3% ~ 50%。

传统评估困难气道的"金标准"是Mallampati分级法，具体为：嘱患者坐位，最大限度张口伸舌，根据医师视野所及的咽部结构进行主观分级（表14-1），然而该方法主观依赖性强，且准确性仅51% ~ 53%。气道超声技术以其得天独厚的可视化优势，在气道及气道周围结构的辨识中有较高的识别价值。气道超声在困难气道评估中有多种方法，以下介绍常用的几种。

表 14-1　Mallampati 分级法

Mallampati 分级	观察视野
Ⅰ 级	可见软腭，咽腭弓，悬雍垂
Ⅱ 级	可见软腭，咽腭弓，部分悬雍垂
Ⅲ 级	仅见软腭
Ⅳ 级	不可见软腭

（一）皮肤至会厌的距离（skin to epiglottis distance，SED）

　　会厌和口腔形成的夹角与 SED 相关，SED 越高，声门的视野越差，气管插管时喉镜置入的难度增加。使用超声对 SED 进行测量（图 14-8），对评估是否存在困难气道有较好的价值，避免盲目插管造成的喉部损伤。有研究测量 310 位全麻患者 SED 证实，困难气道组的 SED 高于正常气道组，SED 对困难插管的敏感度和特异度分别为 82% 和 95%，ROC 曲线下面积为 0.934。另有研究得出同样结论，ROC 曲线下面积为 0.790。Kounda 等研究发现 SED 的预测敏感度和特异度分别为 89.7% 和 64.8%，ROC 曲线下面积为 0.819。Pinto 等采用双盲法对 74 名气管插管患者得出结论，超声测量 SED 对预测困难气道的敏感度和特异度分别为 64.7% 和 77.1%。国内学者前瞻性研究 203 未术前全麻患者证实 SED 预测困难气道的 ROC 曲线下面积为 0.90。该五项研究的结论均证实困难气道患者的 SED 明显高于正常气道组（表 14-2），且预测价值均较高（0.790 ～ 0.934），但截断值差异稍大（1.62 ～ 3.0cm），在实际临床应用中，可能对截断值的选择有一定影响。

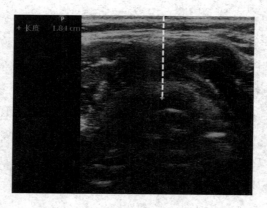

图 14-8　会厌与皮肤间距（SED）的测量

表 14-2　困难气道和正常气道的皮肤至会厌的距离（SED）超声测量值

研究	困难气道组	正常气道组
Daggupti H，et al（2020）	（2.17±0.20）cm	（1.68±0.20）cm
Martinez-Garcia A，et al（2020）	（2.90±0.46）cm	（2.32±0.54）cm

续表

研究	困难气道组	正常气道组
Kounda V，et al（2019）	（1.90 ± 0.03）cm	（1.27 ± 0.35）cm
Pinto J，et al（2016）	（2.82 ± 0.44）cm	（2.33 ± 0.39）cm
Wu J，et al（2014）	（2.39 ± 0.34）cm	（1.49 ± 0.39）cm

（二）舌厚度（tongue thickness，TT）

喉镜或气管插管时，镜片尖端位于舌上，挑起会厌并暴露声门。舌结构、厚度和位置对声门的暴露情况尤为重要。超声测量舌厚度（TT）对评估是否困难气道有良好的预测价值。在一项纳入了 119 位拟接受剖宫产手术的产妇研究中发现，困难气道组的舌厚度高于正常组，对插管相关困难气道的预测敏感度 85%，特异度 91%，ROC 曲线下面积为 0.93。另一项纳入了 2254 位全麻术前患者研究得出同样结论，其预测困难气道的敏感度 75%，特异度 72%，ROC 曲线下面积为 0.78，多因素 Logistic 回归分析表明，TT 是困难气道的独立影响因素。Yadav 等人对 310 名外科术前患者研究证实，TT 对困难气道的预测敏感度 71%，特异度 72%，ROC 曲线下面积为 0.72。该三项均证实困难气道组的 TT 高于正常组（表 14-3），研究的预测价值较高（0.72 ~ 0.93），截断值差异较小（5.86 ~ 6.10cm），该指标应用价值较高。

表 14-3 困难气道和正常气道的舌厚度（TT）超声测量值

研究	困难气道组	正常气道组
Xu L，et al（2019）	（6.14 ± 0.28）cm	（5.46 ± 0.35）cm
Yao A，et al（2019）	（6.40 ± 0.40）cm	（5.90 ± 0.50）cm

（三）颏 - 舌间距（hyomental distance，HD）

下颌骨与舌骨之间的距离称为颏 - 舌间距，该指标较高时，提示下颌骨距离舌骨较近，在喉镜探查或气管插管中受到舌移位的影响较大。测量颏 - 舌间距时需注意分两种不同体位进行：常规位颏 - 舌间距（HMDN）和过伸位颏 - 舌间距（HMDE）。有研究证实困难气道组的 HMDE 和 HMDN 均明显低于正常组，HMDE 对困难气道的预测敏感度为 38.1%，特异度为 97.7%，ROC 曲线下面积为 0.758；HMDN 对困难气道的预测敏感度为 28.6%，特异度为 94.4%，ROC 曲线下面积为 0.660。该结论在另一项研究中得到了同样的证实。该两项研究均表明 HMDE 和 HMDN 的超声测量预测困难气道有一定的价值，该指标越小，困难气道可能性越高（表 14-4）。

图 14-4　困难气道和正常气道的颌 – 舌间距（HD）超声测量值

研究	困难气道组	正常气道组
过伸位颌 – 舌间距（HMDE）		
Audruszkiewicz P，et al（2016）	（4.28±0.64）cm	（4.82±0.46）cm
Wojtczak JA，et al（2011）	（5.27±0.59）cm	（6.57±0.42）cm
常规位颌 – 舌间距（HMDN）		
Audruszkiewicz P，et al（2016）	（3.99±0.56）cm	（4.32±0.42）cm
Wojtczak JA，et al（2011）	（5.13±0.54）cm	（5.76±0.44）cm

第四节　超声在指导气管插管中的应用

一、操作及测量方法

探头：高频线阵探头。

体位：仰卧位最佳，尽量抬颌，舒展颈部。

测量位点：颈部正中位置。

操作方法：于环状软骨下方对气管进行扫查，横切面：可见强回声的环形气管壁，后方伴声影和 A 线，其旁可见食管回声（图 14-9）。纵切面：可见环状软骨下方多个相邻的椭圆形气管环回声。

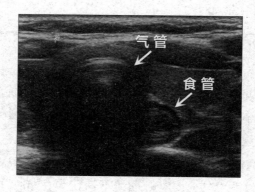

图 14-9　气管的超声横切面图像

二、气道超声在气管插管过程中的应用

气管插管是急诊科、重症医学科面临急性呼吸困难抢救的重要措施，是麻醉科医师对急诊或择期手术患者建立的人工气道技术。研究显示，在院前紧急气管插管操作中约占 30%。实际临床工作中，不同患者由于肥胖、颈部先天性解剖异常、气管移位或颈部包块等多种因素导致的个体差异，会影响紧急实施的气管插管术的成功率。对于困

难气道的认识不足，多次反复插管可造成咽喉损伤、出血，甚至误吸等风险。气道超声在指导整个气管插管过程中均有良好的应用价值。

（一）气管插管前的超声评估

气管插管前，快速对气道有一个准确的评估尤为重要。首先，我们通过超声扫查颈部，筛查是否存在颈部包块占位、颈部血管走行异常等因素。其次，超声可通过多种指标预测困难气道的发生率（详见第三节），这是气管插管前的准备工作，对评估气道很有益处。在评估气道后，接下来需要对气管导管的尺寸型号进行选择，导管如果过粗，插入过程会更加困难，且在随后的机械通气治疗中，气道水肿的发生率会更高；导管如果过细，则辅助通气过程中可出现通气不良。传统经验告诉我们，7.0 ~ 8.0mm 内径的导管适合成年人，对儿童来说，有公式：导管外径＝年龄 /4 ＋ 4，或小儿小指末节宽度＝导管的外径，然而该方法多属于主观经验判断。气道超声可通过测量气管内径指导气管导管的选择，取环状软骨水平横切面测量气管横向内径（图 14-10），该方法对指导气管导管的选择有一定意义。

（二）气管插管中的超声评估

气管插管操作开始时，将超声探头置于胸骨上窝处，对插管过程进行实时观察。全麻患者的气管插管过程更稳定，超声分辨更清晰。对于清醒插管可能受干扰较多。横切位观察气管插管更有价值，当气管环内出现环形或半环形的强回声时，证实气管插管成功进入气道（图 14-11）。一项研究显示，使用超声引导气管插管术，对导管位置正确放置的敏感度和特异度分别为 98.9% 和 94.1%，准确度 98.2%。

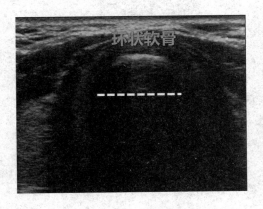

图 14-10　气管内径的超声测量
（白色虚线为测量位置）

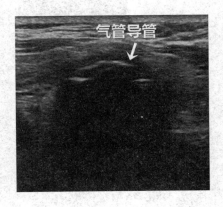

图 14-11　气管内导管强回声

（三）气管插管后的超声评估

气管插管操作完成后，超声除了需要评估导管正确进入气管内以外，还需要进一步评估气管导管深度。导管过深容易进入单侧支气管，造成对侧无通气，对肺组织功能和氧合影响较大。超声无法观察到深层各支气管，因此需要联合肺超声和膈肌超声进一步判断。

1. 操作方法一：肺超声评估法

探头：高频线阵探头。

体位：仰卧位最佳，暴露胸前区。

测量位点：双侧胸前区（肺超声 12 分区的上区）。

操作方法：将探头分别置于受试者双侧胸前区，观察胸膜滑动情况。

分析方法：

（1）假如双侧均可见胸膜滑动征，且幅度相近，提示双侧肺均存在通气，气管导管位置良好。

（2）假如一侧可见胸膜滑动征，对侧无胸膜滑动迹象，但可见胸膜搏动征（胸膜密闭），提示对侧肺通气消失（图 14-12）。此时需将气管导管向外拔出 0.5 ~ 1.0cm，继续观察对侧胸膜情况，直到出现胸膜滑动征，提示肺通气出现，单侧通气的情况已解除。

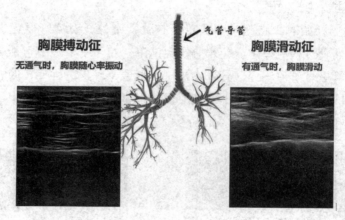

图 14-12　导管误入单侧（右侧）支气管的肺超声示意图

注：左图为无通气，未见胸膜滑动征；右图为气管导管通气，可见胸膜滑动征。

2. 操作方法二：膈肌超声评估法

探头：凸阵探头 / 相控阵探头。

体位：仰卧位最佳，暴露腹部。

测量位点：双侧锁骨中线与肋弓下缘，左侧切面不清晰可置于腋中线观察。

操作方法：将探头分别置于受试者双侧测量位点，观察膈肌滑动情况。

分析方法：

（1）假如双侧膈肌移动度均良好，且数据相近，提示双侧肺均存在通气，气管导管位置良好；

（2）假如一侧膈肌移动度明显高于对侧，提示对侧肺通气消失。此时需将气管导管向外拔出 0.5 ~ 1.0cm，继续观察膈肌运动情况，直到双侧膈肌移动度测量数值相近，提示肺通气出现，单侧通气的情况已解除。

第五节　超声在机械通气及拔管相关气道并发症中的应用

原发的呼吸衰竭因素解除后，患者符合机械通气的撤机和拔管条件后，应进行相关的自主呼吸试验，并评估拔管风险。除心功能障碍、膈肌功能障碍、神经传导障碍或内分泌相关等因素外，喉头水肿、声带异常等均可导致拔管后"喘鸣"，导致再次插管甚至气道阻塞风险。

气道超声可发现多种拔管相关呼吸困难因素。超声测量会厌厚度（表 14-5）可及时发现会厌炎症、会厌水肿等。若会厌厚度明显高于正常值，则提示会厌肿大，拔管存在一定风险。此外，超声检查声带、舌骨、甲状软骨等结构异常，对评估拔管风险有一定帮助。吞咽动作分为 4 个阶段：缓慢上升阶段、快速上升阶段、临时暂停阶段和快速下降阶段。有研究观察显示，超声可动态识别以上 4 个阶段，并对各阶段时间进行计算，评估患者是否存在吞咽困难或吞咽迟缓。

表 14-5　健康者会厌厚度正常值

	会厌厚度（均值）	会厌厚度（标准差）
男性	2.49mm	0.13mm
女性	2.34mm	0.13mm

既往认为，机械通气患者在撤机拔管时需对心脏、肺、膈肌的功能进行评估，而气道超声异常指标同样是影响拔管成败的关键因素之一。气管导管相关并发症中对气道损伤最常见的并发症是声带异常和喉头水肿，可导致拔管后喘息和呼吸困难，导致再次插管。目前临床通过检测导管套囊泄露的方法评估拔管可行性，但在不同研究中其准确性差异较大。超声可对会厌肿胀、声带功能异常、吞咽困难等多种病症进行评估。超声通过测量会厌的厚度，健康男性的会厌平均厚度为（2.49 ± 0.13）mm，女性为（2.34 ± 0.13）mm，会厌明显增厚提示发生水肿或炎症，警示拔管高风险。声带功能异常以往应用鼻咽镜检查，然而并不适用于急危重症病房的机械通气患者。超声可用于检测声带麻痹、杓状软骨脱位等症状。研究报道拔管后吞咽困难高达 18.3%，在拔管前使用超声观察舌骨、甲状软骨、会厌等部位结构和厚度，对吞咽困难原因的鉴别可能有一定帮助。Yabunaka 等对健康受试者的吞咽功能进行检查发现，超声可准确识别吞咽动作的 4 个

阶段：缓慢上升阶段、快速上升阶段、临时暂停阶段和快速下降阶段，可有效识别吞咽动作正常或迟缓。

（编写：赵浩天　燕亚茹；审阅：张捷思　白　杨）

参考文献

[1]Diaz-Tormo C，Rodriguez-Martinez E，Galarza L.Airway ultrasound in critically ill patients：a narrative review[J].J Ultrasound Med，2022，41（6）：1317-1327.

[2]武静芳，李雪梅，郭忆.高频超声对成人喉部结构显示情况的研究[J].中国眼耳鼻喉科杂志，2017，17（6）：408-411.

[3]步桂清，任珊，赵浩天，等.分析体表解剖法与超声双平面法对环甲膜定位误差的影响因素[J].中华麻醉学杂志，2022，42（4）：444-446.

[4]Bair AE，Chima R.The inaccuracy of using landmark techniques for cricothyroid membrane identification：a comparison of three techniques[J].Acad Emerg Med，2015，22（8）：908-914.

[5]Lamb A，Zhang J，Hung O，et al.Accuracy of identifying the cricothyroid membrane by anesthesia trainees and staff in a Canadian institution[J].Can J Anaesth，2015，62（5）：495-503.

[6]You-Ten KE，Desai D，Postonogova T，et al.Accuracy of conventional digital palpation and ultrasound of the cricothyroid membrane in obese women in labour[J].Anaesthesia，2015，70（11）：1230-1234.

[7]Kristensen MS，Teoh WH，Rudolph SS，et al.Structured approach to ultrasound-guided identification of the cricothyroid membrane：a randomized comparison with the palpation method in the morbidly obese[J].Br J Anaesth，2015，114（6）：1003-1004.

[8]Siddiqui N，Arzola C，Friedman Z，et al.Ultrasound improves cricothyrotomy success in cadavers with poorly defined neck anatomy：a randomized control trial[J].Anesthesiology，2015，123（5）：1033-1041.

[9]Lavelle A，Drew T，Fennessy P，et al.Accuracy of cricothyroid membrane identification using ultrasound and palpation techniques in obese obstetric patients：an observational study[J].Int J Obstet Anesth，2021，48：103205.

[10]Alerhand S.Ultrasound for identifying the cricothyroid membrane prior to the anticipated difficult airway[J].Am J Emerg Med，2018，36（11）：2078-2084.

[11]Siddiqui N，Yu E，Boulis S，et al.Ultrasound is superior to palpation in identifying the cricothyroid membrane in subjects with poorly defined neck landmarks：a randomized clinical trial[J].Anesthesiology，2018，129（6）：1132-1139.

[12]Sotoodehnia M，Rafiemanesh H，Mirfazaelian H，et al.Ultrasonography indicators for

predicting difficult intubation：a systematic review and meta-analysis[J].BMC Emerg Med，2021，21（1）：76-100.

[13]Cook TM，MacDougall-Davis SR.Complications and failure of airway management[J].Br J Anaesth，2012，109（1）：i68-i85.

[14]Daggupati H，Maurya I，Singh RD，et al.Development of a scoring system for predicting difficult intubation using ultrasonography[J].Indian J Anaesth，2020，64（3）：187-192.

[15]Martínez-García A，Guerrero-Orriach JL，Pino-Gálvez MA.Ultrasonography for predicting a difficult laryngoscopy.Getting closer[J].J Clin Monit Comput，2021，35（2）：269-277.

[16]Koundal V，Rana S，Thakur R，et al.The usefulness of point of care ultrasound（POCUS）in preanaesthetic airway assessment[J].Indian J Anaesth，2019，63（12）：1022-1028.

[17]Pinto J，Cordeiro L，Pereira C，et al.Predicting difficult laryngoscopy using ultrasound measurement of distance from skin to epiglottis[J].J Crit Care，2016，33：26-31.

[18]Wu J，Dong J，Ding Y，et al.Role of anterior neck soft tissue quantifications by ultrasound in predicting difficult laryngoscopy[J].Med Sci Monit，2014，18（20）：2343-2350.

[19]Yadav NK，Rudingwa P，Mishra SK，et al.Ultrasound measurement of anterior neck soft tissue and tongue thickness to predict difficult laryngoscopy-an observational analytical study[J].Indian journal of anaesthesia，2019，63（8）：629-634.

[20]Xu L，Dai S，Sun L，et al.Evaluation of 2 ultrasonic indicators as predictors of difficult laryngoscopy in pregnant women：a prospective，double blinded study[J].Medicine，2020，99（3）：e18305.

[21]Yao W，Wang B.Can tongue thickness measured by ultrasonography predict difficult tracheal intubation？[J].Br J Anaesth，2017，118（4）：601-609.

[22]Andruszkiewicz P，Wojtczak J，Sobczyk D，et al.Effectiveness and validity of sonographic upper airway evaluation to predict difficult laryngoscopy[J].J Ultrasound Med，2016，35（10）：2243-2052.

[23]Wojtczak JA.Submandibular sonography：assessment of hyomental distances and ratio，tongue size，and floor of the mouth musculature using portable sonography[J].J Ultrasound Med，2012，31（4）：523-528.

[24]Simpson GD，Ross MJ，McKeown DW，et al.Tracheal intubation in the critically ill：a multi-centre national study of practice and complications[J].Br J Anaesth，2012，108（5）：792-799.

[25]Taboada M，Doldan P，Calvo A，et al.Comparison of tracheal intubation conditions in operating room and intensive care Unit：a prospective，observational study[J].Anesthesiology，2018，129（2）：321-328.

[26]桂敏，陶坤明，陆智杰.床旁即时超声技术在上气道管理中的应用进展[J].国际麻醉学与复苏杂志，2021，42（3）：295-301.

[27]Chou HC，Tseng WP，Wang CH，et al.Tracheal rapid ultrasound exam（T.R.U.E.）for

confirming endotracheal tube placement during emergency intubation[J].Resuscitation，2011，82（10）：1279-1284.

[28]Brodsky MB，Levy MJ，Jedlanek E，et al.Laryngeal injury and upper airway symptoms after oral endotracheal intubation with mechanical ventilation during critical care：a systematic review[J].Crit Care Med，2018，46（12）：2010-2017.

[29]Werner SL，Jones RA，Emerman CL.Sonographic assessment of the epiglottis[J].Acad Emerg Med，2004，11（12）：1358-1360.

[30]Gottlieb M，Holladay D，Burns KM，et al.Ultrasound for airway management：an evidence-based review for the emergency clinician[J].Am J Emerg Med，2020，38（5）：1007-1013.

[31]Ruan Z，Ren R，Dong W，et al.Assessment of vocal cord movement by ultrasound in the ICU[J].Intensive Care Med，2018，44（12）：2145-2152.

[32]Schefold JC，Berger D，Zürcher P，et al.Dysphagia in mechanically ventilated ICU patients（DYnAMICS）：a prospective observational trial[J].Crit Care Med，2017，45（12）：2061-2069.

[33]Yabunaka K，Sanada H，Sanada S，et al.Sonographic assessment of hyoid bone movement during swallowing：a study of normal adults with advancing age[J].Radiol Phys Technol，2011，4（1）：73-77.

第十五章
肺超声诊断方案与流程

第一节　BLUE 方案

一、BLUE 方案的诞生

传统超声医学认为充气的肺组织无法接受超声检查，超声波对肺部疾病的检查，到胸膜即止。在之后的不断深入探索中，人们逐渐意识到不同含气/液量的肺组织将会呈现出 A 线、B 线等不同表现，是肺超声发展的一大突破。

然而，肺脏是人体胸腔内体积最大的器官，负责气体交换。因此，局部探头下单独一个切面扫查范围非常局限，所呈现的 A 线、B 线无法反映全肺的氧合水平和通气状况，这成为了肺超声对整体肺功能评估的一大障碍。

2008 年，Daniel A Lichtenstein 教授在一家法国 ICU 内历时 4 年多的时间，在 260 例单一性急重症肺疾病患者中总结出了重要的肺超声征象规律，将这些规律运用至诊断中，准确率可高达 90.5%，这个规律就是床旁急诊肺超声（bedside lung ultrasound emergency，BLUE）方案。

BLUE 方案的本质，我们可以认为是将多部位、多切面的不同肺超声征象进行排列组合，将诊断流程公式化。我们按照 BLUE 方案的位点进行操作，将 8 个位点的肺超声征象套入公式，即可获取解锁该患者肺部疾病的重要密码。

二、BLUE 方案的操作与位点

执行 BLUE 方案的第一步是对位点的准确把握。BLUE 方案将单侧胸壁划分了 4 个点位，即：上蓝点、下蓝点、膈肌点和后外侧壁肺泡/胸膜综合征（PLAPS）点。

（一）手掌对比

操作者与患者对比手掌大小，大小相当，则十指并拢；操作者的手小于患者的手，则操作时适当张开；操作者的手大于患者的手，则操作时适当缩小。原则是在体表定位时，操作者应尽量模拟患者的手掌大小进行定位（图 15-1）。

（二）放置方法

操作者双手示指相贴，置于患者一侧胸壁，靠近头侧为上蓝手，靠近腹侧为下蓝手。上蓝手小指外侧缘紧贴锁骨下缘，双手指尖对齐胸骨柄（图 15-2）。

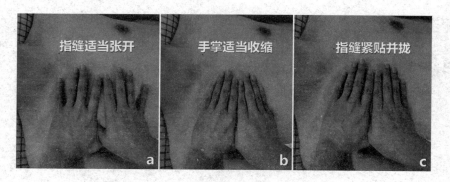

图 15-1　与患者手掌大小进行对比

　　注：a. 操作者的手小于患者的手，则适当张大；b. 操作者的手大于患者的手，则适当缩小；c. 操作者的手和患者的手一般大，则正常并拢。

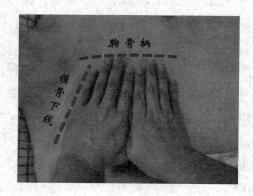

图 15-2　BLUE 方案右侧胸壁定位时双手的标准放置

（三）定位

　　上蓝点（upper BLUE point）：上蓝手的中指与无名指之间的掌指关节处（图 15-3）。

　　下蓝点（lower BLUE point）：下蓝手的掌心（图 15-3）。

　　膈肌点（diaphragmatic point）：下蓝手小指外侧缘为膈肌线，与腋中线的交点即膈肌点（图 15-4）。

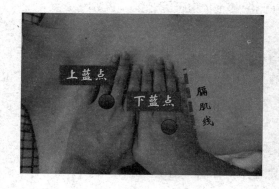

图 15-3　BLUE 方案上蓝点和下蓝点的定位

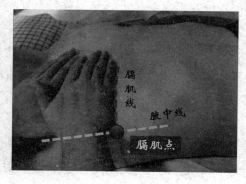

图 15-4　BLUE 方案膈肌点的定位

PLAPS 点（posterolateral alveolar and/or pleural syndrome point）：下蓝点的水平延长线与腋后线的交点（图 15-5）。

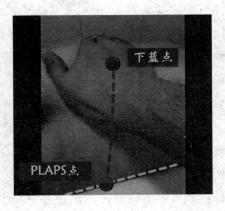

图 15-5　BLUE 方案 PLAPS 点的定位

（四）超声操作

依照定位顺序对双侧胸壁进行逐个蓝点的扫查，以纵切为主，横切为辅，并记录各切面内征象。

2012 年，王小亭教授结合重症监护病房多年实践经验，在 BLUE 方案的基础上增加了"后蓝点"的概念。后蓝点的定位是肩胛骨下缘水平线延伸至脊柱旁线，该水平以上的背部区域，亦称为肩胛间区，此处即后蓝点（图 15-6）。后蓝点和传统 BLUE 方案的 4 个位点不同，它并不是一个局限的点，而且整个背部的一片区域，用于筛查背部病灶。

BLUE 方案＋后蓝点＝BLUE-plus 方案。经研究发现，BLUE-plus 方案与 BLUE 方案相比，对肺不张和肺实变的敏感度为 95.71%：65.71%、特异度 87.50%：75.00%、诊断准确率 94.87%：66.67%，两者均高于胸部 X 线（敏感度 31.29%，特异度 75.00%，诊断准确率 38.46%）。

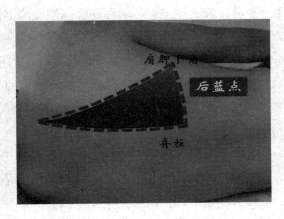

图 15-6　BLUE 方案后蓝点的定位

这是由于肺实变和肺不张更多聚集于双肺下叶后基底段，这和普通病房常见的坠积性肺炎是一个道理。我们在床旁执行肺超声检查时会发现，对于一些肺炎患者，胸部X线看不到浸润影，超声 BLUE 方案可能全是 A 线，或仅 PLAPS 点可见少量 B 线，如此少量的渗出征象，与严重的发热、呼吸困难并不相符。此时，协助患者翻身，对背部进行扫查可能会有进一步收获（背部已经出现明显肺实变区域）。这就是后蓝点的作用，提示我们需警惕背部区域的病灶。

三、BLUE 方案中的基本术语

A 线（A-lines）：超声波遇到胸膜和胸膜后方的肺组织（以气体为主）时，因两者声阻抗差异较大，发生多重反射形成的伪像，表现为多条与胸膜平行、彼此间距相等且远场逐渐衰减的线样高回声。

B 线（B-lines）：当肺间质或肺泡内液体占比超过 5% 时，间质内液体和肺泡内气体之间、肺泡内液体和气体之间形成的多重混响伪像，表现为起自于胸膜但不超过胸膜的垂直线样高回声，B 线出现区域将消除 A 线。

B 线征阳性：扫查区域内单个肋间隙内可见 ≥ 3 条 B 线，提示该区域 B 线存在病理阳性意义，即病理性肺间质增厚。

肺间质综合征：扫查双肺 8 个蓝点，合计 ≥ 2 个蓝点内出现 B 线征阳性，称为肺间质综合征。

A 模式（A profile）：扫查区域征象需符合两点：①胸膜后方呈 A 线；②胸膜滑动正常。A 模式表示该扫查区域肺泡通气正常。

A' 模式（A' profile）：扫查区域内征象需符合两点：①胸膜后方呈 A 线；②胸膜滑动消失。A' 模式表示：该扫查部位的肺泡以气体为主，但失去正常通气功能。常见于气胸、各种原因导致的胸膜黏连、呼吸暂停、肺顺应性极低或肺大疱、肺容积减少（完全性肺不张、不同原因导致的气管阻塞、肺部切除）等。

B 模式（B profile）：扫查区域内征象需符合两点：①胸膜后方以 B 线为主，B 线 ≥ 3 条；②胸膜滑动正常。B 模式表示该扫查区域存在肺间质或肺泡渗出，但肺泡仍存在通气功能。在 BLUE 方案中，该模式对应的疾病是流体力学性肺水肿。

B' 模式（B' profile）：扫查区域内征象需符合两点：①胸膜后方以 B 线为主，B 线 ≥ 3 条；②胸膜滑动消失。B' 模式表示该扫查区域存在肺间质或肺泡渗出，且失去通气功能。在 BLUE 方案中，该模式对应的疾病是肺炎，特别是严重肺炎时，胸膜广泛增厚、粗糙，胸膜滑动消失。

AB 模式（AB profile）：即一侧肺以 A 线为主，另一侧肺以 B 线为主。AB 模式表示 B 线在双肺分布不均匀。在 BLUE 方案中，该模式对应的疾病是肺炎。

C 模式（C profile）：即肺叶呈组织样回声，称为"组织样征""肺组织肝样变""肺实变"等。B 模式表示该扫查区域大面积肺泡塌陷，失去通气功能，肺叶呈实性组织回声。这里需要注意的是引起肺部实变的原因太多，因此 C 征象是描述性，并非诊断性。

A–no–V PLAPS profile：扫查区域内仅 PLAPS 点可见 B 线，余肺区域均为 A 线，且下肢静脉血栓阴性。在 BLUE 方案中，该模式对应的疾病是肺炎。

四、BLUE 方案对急性呼吸困难的诊断流程树

BLUE 方案流程的核心即诊断流程树见图 15–7。由图我们可以看出，BLUE 方案的思路分析是从胸膜滑动征开始，其次判断胸膜后方征象，进而根据流程细化执行路线，我们逐一进行解读。

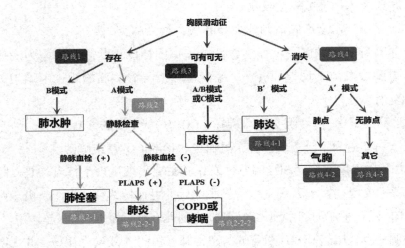

图 15–7　BLUE 方案诊断流程树

1. 路线 1——肺水肿的诊断

首先，检查胸膜滑动征正常，其次双肺以 B profile 为主，诊断为肺水肿。

解析：肺超声示双肺表现为均匀、弥漫的 B 线分布，提示为肺水肿。

这是因为流体力学性肺水肿（包括心源性、容量过负荷性）的产生是以肺毛细血管静水压升高作为主要驱动因素。当左心功能不全时，左房压增高，各级肺小血管承受的压力近等，因此各处肺叶中肺水肿的产生在分布区域和程度上大致相同。

注：建议额外检查超声心动图，如发现左心功能不全、左房压增高、右心运动明显强于左心的不匹配等征象，可进一步证实肺水肿。

2. 路线 2–1——肺栓塞的诊断

胸膜滑动正常＋A 线＋下肢静脉血栓阳性，诊断为肺栓塞。

解析：胸膜滑动正常且以 A profile 为主，表明肺泡以气体为主且通气状况正常。

正常的氧输送需满足两个因素：氧供和血供。因此，此时呼吸困难需考虑肺血管因素（即肺血管血流是否发生中断）。

建议额外筛查下肢静脉超声及心脏彩超，当广泛炎症引起的急性肺损伤合并肺栓塞时，肺动脉压力与下肢静脉血栓的阳性征象，可以帮助减少漏诊肺栓塞的概率。

3. 路线 2-2-1、路线 3、路线 4-1——肺炎的诊断

路线 2-2-1 是指双肺上蓝点、下蓝点和膈肌点均为胸膜滑动征＋A 线，但 PLAPS 点阳性（即 B 线、实变等征象），诊断为局灶性肺炎。

路线 3 是指不论有无胸膜滑动征，一侧肺叶以 A 线为主，另一侧肺叶以 B 线为主（AB profile），诊断肺炎；或发现肺实变（C profile），诊断为肺炎。

解析：AB profile 是典型的单侧肺叶局灶性渗出，与肺水肿的均匀分布相鉴别。

广泛的大叶性肺炎常表现为肺实变，即肺叶呈实性的组织样回声，表面此处肺泡严重渗出，导致气体几乎被完全吸收。

路线 4-1 是指当出现胸膜滑动消失和 B 线，诊断肺炎。

解析：累及肺间质的肺炎（如病毒性肺炎）同样以小叶间隔增厚为病理表现，超声可表现为单肺或双肺不均匀的 B 线，累及胸膜时导致胸膜增粗、不均匀，进而胸膜滑动减弱甚至消失。

4. 路线 2-2-2——慢性阻塞性肺疾病（COPD）/哮喘的诊断

双肺以 A profile 为主且下肢静脉未见血栓，诊断 COPD 或哮喘。

解析：COPD 急性发作期和哮喘急性发作的主要病理生理学特点均是以呼气气流受限为主（两者主要区别在于吸入支气管扩张剂后的可逆性改变程度）。由于两者均表现为肺总量增加、残气量增加和生理无效腔增加，因此双肺过度充气，在超声中以 A 线为主。

这里强调一点，虽然 COPD 和哮喘与正常肺组织的 A 线均是伪像，并无明显区别，但我们可以通过一些辅助特征进行鉴别，如 COPD 和哮喘患者的肺肝交界区较正常人更低、膈肌点"窗帘征"运动幅度减弱等，均表明肺通气程度弱于正常人，高度提示 COPD 或哮喘发作。

5. 路线 4-2——气胸的诊断

胸膜滑动消失＋双肺 A 线＋"肺点征"，诊断为气胸。

解析：单纯胸膜滑动消失＋A 线并不能诊断气胸，还可能是胸膜粘连、肺大疱、肺顺应性明显减弱等因素。刻意憋气时，壁层胸膜和脏层胸膜相对无滑动，也符合胸膜滑动消失＋A 线。因此，只有"肺点征"的出现才可以确诊气胸。

6. 路线 4-3——其他因素

胸膜滑动消失＋双肺 A 线，未发现"肺点征"，则无法诊断病因。

解析：这种情况比较特殊，也是 BLUE 方案的局限性，笔者目前考虑了以下几种可能：①神经源性呼吸困难：如呼吸中枢功能障碍，而肺本身无疾病。②膈肌功能障碍：如创伤、手术引起的膈神经损伤，或长时间机械通气导致膈肌萎缩等原因。

除此之外，还有一些特殊呼吸困难原因可能无法用肺超声鉴别：①心腔内分流：一些以心腔内分流为主要解剖学异常的先天性心脏病患者，或使用机械通气加重右心后负荷、迫使卵圆孔重新开放者，均可出现右向左分流，导致顽固性低氧血症。②低血容

量性休克：严重失血导致心排出量不足，血红蛋白真性减少，携氧不足以维持机体氧需求，此时肺超声也可无异常征象。

五、BLUE 方案对急性呼吸困难的诊断准确性

BLUE 方案对常见的五种引起急性呼吸困难的肺疾病，包括心源性肺水肿、以呼气相气流受限相关疾病（COPD 急性发作期 / 急性哮喘发作）、肺栓塞、气胸、肺炎，具有高达 90.5% 的总体诊断价值（表 15–1）。

表 15–1 BLUE 方案对五种常见急性呼吸困难的诊断准确性

呼吸困难类型	BLUE 方案超声特征	敏感度	特异度	阳性预测值	阴性预测值
心源性肺水肿	B profile	97%	95%	87%	99%
AECOPD 或急性哮喘	A profileDVT（－），PLAPS（－）	89%	97%	93%	95%
肺栓塞	A profile 合并 DVT（＋）	81%	99%	94%	98%
气胸	A' profile 合并肺点	88%	100%	100%	99%
	四种特征之一	89%	94%	88%	95%
	B' profile	11%	100%	100%	70%
肺炎	A/B profile	14.5%	100%	100%	71.5%
	C profile	21.5%	99%	90%	73%
	A–no–V–PLAPS profile	42%	96%	83%	78%

第二节 FALLS 方案

一、FALLS 方案的背景

FALLS 方案的全称是"肺超声介导的限制性液体管理方案"，其本质是对四种不同类型休克的鉴别诊断，其核心是将心脏超声和肺超声联合起来，对血流动力学和肺部疾病达到更准确、立体、全面的认识。

之所以称为肺超声介导的限制性液体管理方案，是因为它对于四种休克的判断不一定完全准确，甚至无法完全鉴别清楚复杂性休克。但 FALLS 方案的价值在于，它可以第一时间对休克类型进行窄化，换句话说就是："也许无法准确诊断它是什么休克，但我可以鉴别出它不是什么休克！"从而避免一些错误的治疗方向。

鉴别不同类型休克的目的在于制订合理的治疗方案。休克具有共同的血流动力学特征为有效循环血容量不足、器官灌注障碍。但不同休克往往"同果不同因"，治疗措施各不相同，甚至存在完全相反的方向。错误、反向的治疗给患者带来巨大风险，可能错过了休克最佳抢救时机，导致不良预后。传统观念认为，液体复苏是抢救休克的首要

措施。然而近年来多项研究均表明，低血压、器官灌注障碍为表现的休克患者可以从液体复苏中获益的不足一半。即使补液后短期内改善了血流动力学，在约 30 分钟后，其血流动力学效应又恢复到补液前，效果甚微。

临床中较常见的例子，诸如心源性休克，因急性心肌梗死导致左心泵功能短期内骤发衰竭，心输出量明显减低伴肺水肿。尽管心输出量减低，但补液是心力衰竭的大忌，此时不能采用补液的方式得到改善。如急性心包填塞导致的梗阻性休克，心脏四个腔室均受压、舒张受限，尽管腔室较小但腔内压力很大，如给予补液治疗则增加体循环充盈压，而对于改善心输出量无明显作用。

因此，休克抢救前快速鉴别休克类型意义重大。在传统的急救和重症理念中，对休克的早期诊断通过评估意识、呼吸、心率、血压、皮肤花斑、末梢循环等指标；进一步可采取血常规、血气分析、胸部影像学等检查；再高阶的手段可通过高级血流动力学设备如脉搏指示剂连续心排出量监测（PiCCO）、Swan-Ganz、Vigileo 等进行监测。然而随着监测设备等级的增加，其操作难度、血流感染风险和耗费时长均相应增加，对于病情紧急、随时危急生命的休克患者存在较大的局限性。

床旁超声以其时效性、便捷性和准确性可第一时间完成对休克患者的鉴别诊断。联合下腔静脉超声、心脏超声和肺超声技术，对于一个熟练掌握操作技术且对休克相关血流动力学理论有所了解的超声医师、重症医学科医师或急诊科医师来说，往往花费 3 ~ 5 分钟即可完成定性评估及精确诊断，这对于一线抢救生命节约了巨大的时间成本，提高治疗方向的准确性，对急危重症患者诊疗意义重大。

二、FALLS 方案的诊断流程

FALLS 方案是基于肺超声和心脏超声技术，通过两个器官各自的结构特点，结合心肺交互作用理论，对可疑引起休克的直接因素进行逻辑推理。FALLS 方案的肺超声是以 BLUE 方案为准。流程如图 15-8。

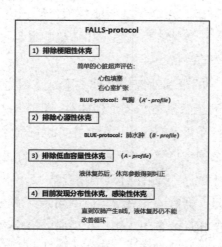

图 15-8　FALLS 方案流程树

1. 梗阻性休克的诊断　使用超声可以快速鉴别的梗阻性休克的三个常见原因：心包压塞、张力性气胸和肺栓塞。

首先，我们使用心脏超声在剑突下四腔心切面、胸骨旁长轴切面和心尖四腔心切面等位置，通过观察有无心包腔内液性暗区，可快速诊断是否存在心包积液（图 15-9），以及评估心包积液的量。如果发现大量心包积液，且心腔受压，甚至出现"舞动征"，同时下腔静脉表现为扩张固定，可考虑心包压塞引起的梗阻性休克。

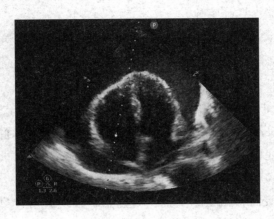

图 15-9　大量心包积液引起的心包压塞

其次，如无心包压塞，则进一步观察右心室大小，以排除是否存在急性肺栓塞。急性大面积肺栓塞往往通过增加肺动脉压力从而导致右心室收缩期失代偿。右心室是四个腔室中唯一可以急性增大的心腔，右心室壁以斜形肌纤维为主，其厚度约是左心室的1/3，这注定了右心室在对抗后负荷中的羸弱表现。因此，当患者心尖四腔心切面表现为明显右心增大，左心正常或减小；胸骨旁短轴切面可见以收缩期为主的"D"字征；同时下腔静脉扩张固定时（图 15-10），应有意识地进一步扫查肺部和下肢深静脉。当肺部以 A 模式为主，且下肢深静脉发现活动性血栓，可考虑为急性肺栓塞引起的梗阻性休克。

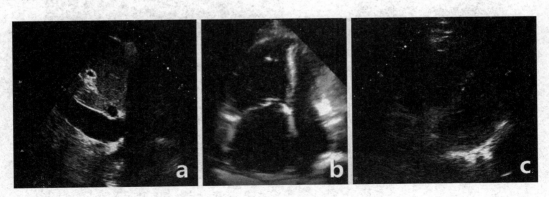

图 15-10　肺栓塞时的心脏超声表现（a. 下腔静脉扩张；b. 右心扩张；c. 左室短轴"D"字征）

再次，如无上述表现，则进一步观察肺部是 A 模式还是 A'模式，A 模式对应着通气的肺，A'模式对应无通气的肺。进一步寻找"肺点"或 M 模式下"平流层征"。如单/双肺存在较大范围气胸，可以考虑大量气胸引起的梗阻性休克。

如无上述三个表现，则进入 FALLS 方案下一步流程。

2. 心源性休克的诊断　心源性休克是急性左心衰竭的严重表现。各种原因导致左心泵功能急性减低，引起有效循环血容量不足以维持脏器灌注时，即达到心源性休克阶段。此时往往合并肺淤血或肺水肿。

肺超声对肺水的识别敏感度极高，当发现双肺呈弥漫性、对称性分布的 B 线（图15-11），且胸膜尚光滑、滑动性良好时，应考虑肺水肿出现。此时结合左心收缩及舒张功能即可快速给出心源性休克的诊断。

这里需要注意的是，弥漫性的间质性肺炎也可导致双肺弥漫 B 线，容易误诊为肺水肿。因此，结合心脏超声和下腔静脉超声是非常必要的。肺水肿出现的前提是肺毛细血管静水压增高，达到血管内液体外漏的阈值，导致血管内液体转移至血管外。因此，容量负荷和左心功能的不匹配是肺水肿形成的前提。

左心功能无法耐受过多的容量负荷，对左心来说，超声需发现左室收缩及舒张功能减低，或左房压增高的证据；对容量负荷来说，超声需发现下腔静脉扩张。两者是肺水肿的良好佐证。

如无上述三个表现，则进入下一步流程。

3. 低血容量性休克的诊断　低血容量性休克基于血容量的真性缺失，可为创伤大出血等导致的外源性因素，亦可为大量呕吐、腹泻、出汗等内源性因素。因此，低血容量性休克最直接的证据是左心室内径小，左心室收缩功能增强，胸骨旁长、短轴切面可见乳头肌"亲吻征"，表明左心泵通过高动力收缩，促使原本不多的血容量高速运转，来维持器官灌注。此时下腔静脉常表现为纤细塌陷（图15-12），提示血容量不足。

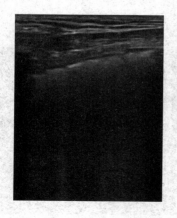　　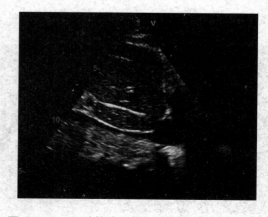

图 15-11　肺水肿的 B 线　　　　图 15-12　下腔静脉纤细，随吸气运动可见塌陷

在 FALLS 方案中，低血容量性休克被描述为双肺 A 线，这是由于低血容量状态时肺毛细血管嵌顿压也较低，不会引起肺水肿的双肺 B 线。但在实际临床中，内源性因素导致的低血容量性休克多为双肺 A 线。但因外源性创伤、多发伤等导致的大出血时，肺组织常合并创伤性湿肺、胸腔积液或气胸等表现，肺超声常可见双肺不对称的 B 线存在，甚至肺实变。此时需结合临床实际情况进行综合判断。

在 FALLS 方案中，发现双肺 A 线后，提示肺毛细血管嵌顿压不高，间接表明此时患者的心肺容量负荷并未达到 Frank-Strarling 曲线的"平台支"，提示存在容量反应性（即补液空间储备量）。因此，可给予液体复苏治疗。如果在接受补液后，患者休克参数好转，休克症状缓解或有缓解趋势，则进一步证实为低血容量性休克；如补液直到双肺出现 B 线（提示已达到 Frank-Strarling 曲线的拐点，已经开始出现肺水肿征象），休克参数仍未改善，则进入下一步流程。

4. 分布性休克的诊断　分布性休克的基本病理生理学机制是血管麻痹，其收缩和舒张功能发生障碍，容量血管扩张，循环血容量相对不足。一类以体循环阻力增高，常以神经节中断、脊髓休克等神经源性因素为主；另一类以外周循环阻力降低、全身血液重新分布为主。分布性休克中最常见的即感染性休克，主要由各种病原微生物侵入机体导致全身炎症反应，继而出现血压下降、组织器官灌注不足（意识障碍、少尿、呼吸浅快、面色苍白等表现），可短期内进展至多器官功能衰竭（如急性呼吸窘迫综合征、急性肾损伤、急性胃肠功能障碍等），病死率较高。

基于感染性休克的病理生理学特点，由于血管壁多糖包被结构的破坏，血管失去弹性而表现为麻痹状态，因此感染性休克早期的血流动力学常呈现出"高排低阻"状态，即高心排出量和低外周血管阻力。此时，无论多高的心排出量都无法维持大动脉血压和器官灌注需求。超声表现中，心脏超声可见全心收缩增强，典型的表现是左室舒张末期容积正常或稍大，但左室收缩末期容积小，射血分数正常或明显增高。左室射血分数正常或偏高，并不代表左心室的收缩力良好，而可能是血管弹性问题导致左心室－大动脉耦联失调。有研究使用二维斑点追踪技术对感染性休克的心肌运动进行监测发现，其左室长轴纵向应变值明显低于健康对照组，提示左心功能已经受损，而左室射血分数的"假性正常"是基于其后负荷（即大动脉血管）明显降低而导致的。两者失去正常的耦联系数。

另一方面，感染性休克患者左心室的高收缩力、快心率可导致左室舒张期缩短，冠状动脉供血不足，随着时间进展可出现心肌缺血，进而心功能减退，进入"低排高阻"期。因此，感染性休克的早期诊断和治疗非常重要，如未及时做出正确诊断，当感染性休克进入心肌抑制阶段后，循环功能将进一步崩溃，同时肺水增加、体循环器官瘀血，导致肺通气和氧合水平降低、体循环器官后负荷增加，全身器官灌注进一步降低，治疗难度加大。液体复苏并不是感染性休克唯一的治疗方法，甚至过多的补液反而引起肺水肿，使得氧合进一步降低。

感染性休克的心肺超声表现在不同时期各有不同，甚至因人而异，因此，FALLS方案是在排除了其他三种休克可能后，将诊断的视角转入感染性休克中。

我国学者赵浩天在休克患者心肺超声应用中发现，部分感染性休克患者由于合并心肌抑制等因素，对液体复苏反应性较差，易合并肺水肿，此时FALLS方案易误诊为心源性休克，因此设计了改良FALLS方案（图15-13）。经研究发现，改良FALLS方案和FALLS方案对梗阻性休克、心源性休克、低血容量性休克和分布性休克的诊断准确率分别为98.2%比88.3%、93.9%比85.2%、97.3%比95.3%、88.3%比76.6%。

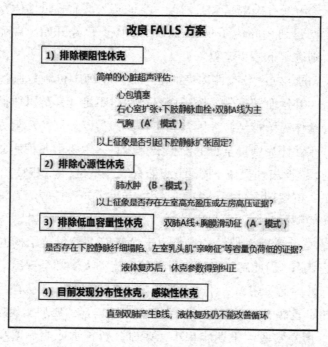

图 15-13　改良 FALLS 方案

三、反向 FALLS 方案指导液体负平衡

FALLS方案是以基于休克状态，拟进行液体复苏或限制性液体复苏而制订的一种方案，其实质为指导补液。然而对于容量过负荷的患者，我们可以将FALLS方案反其道而行之，用于指导利尿脱水，即反向液体复苏。

O'Hara等人提出反向FALLS方案（Reverse-FALLS protocol）用于指导液体负平衡（即脱水治疗）。对于明显存在容量过负荷的患者，最直接的征象就是双肺B线（肺水肿，肺毛细血管压力增高）和下腔静脉扩张固定（中心静脉压增高）。因此，联合肺超声和下腔静脉超声实时监测利尿脱水治疗对容量过负荷并发肺水肿患者的液体清除过程。

该方案认为，肺超声切面内呈A线，提示肺水含量很少，无过多的肺水需要清除，即利尿治疗的效果并不一定理想；2～3条B线提示轻度肺水肿，4条以上B线提示中至重度肺水肿，融合 B 线提示重度肺水肿。在脱水过程中，肺超声应实时监测，反复对比评估，直到 B 线逐渐减少，转为 A 线。

下腔静脉纤细、塌陷率高，提示容量负荷不足，脱水治疗反而有诱发低血容量风险；下腔静脉内径扩张固定，提示容量负荷较多，如果肺超声发现双肺 B 线，进一步证实容量过负荷已诱发肺水肿，应积极予以利尿治疗（表 15-2）。

表 15-2 下腔静脉内径指导液体负平衡

测量	结果	结论
下腔静脉内径＜ 1.0cm	相对血管内容量匮乏	应避免积极利尿
下腔静脉内径＞ 2.1cm	相对血管内容量过负荷	如果同时出现 B 线模式，应开始积极利尿

（编写：赵浩天 杨建钢；审阅：赵鹤龄 任 珊）

参考文献

[1]Lichtenstein DA，Mezière GA，et al.Relevance of lung ultrasound in the diagnosis of acute respiratory failure：the BLUE protocol[J].Chest，2008，134（1）：117-125.

[2]Lichtenstein DA.BLUE-protocol and FALLS-protocol：two applications of lung ultrasound in the critically ill[J].Chest，2015，147（6）：1659-1670.

[3] 赵浩天，燕亚茹，张捷思，等 . 肺超声对不同肺泡失充气相关疾病的鉴别诊断 [J]. 中国老年学杂志，2021，41（15）：3373-3377.

[4]Bhoil R，Ahluwalia A，Chopra R，et al.Signs and lines in lung ultrasound[J].J Ultrason，2021，21（86）：e225-e233.

[5]Mhanna M，Beran A，Nazir S，et al.Lung ultrasound-guided management to reduce hospitalization in chronic heart failure：a systematic review and meta-analysis[J].Heart Fail Rev，2022，27（3）：821-826.

[6]Lichtenstein D.FALLS-protocol：lung ultrasound in hemodynamic assessment of shock[J].Heart Lung Vessel，2013，5（3）：142-147.

[7]Lichtenstein D.Fluid administration limited by lung sonography：the place of lung ultrasound in assessment of acute circulatory failure（the FALLS-protocol）[J].Expert Rev Respir Med，2012，6（2）：155-162.

[8] 赵浩天，王泽凯，赵鹏，等 . 联合心肺超声对透析间期急性肺水肿发生的危险因素分析 [J]. 中国超声医学杂志，2022，38（1）：30-34.

[9]Daulasim A，Vieillard-Baron A，Geri G.Hemodynamic clinical phenotyping in septic shock[J].Curr Opin Crit Care，2021，27（3）：290-297.

[10]O'Hara DN，Chabra V，Ahmad S.Bedside ultrasound for guiding fluid removal in patients

with pulmonary edema：the Reverse–FALLS protocol[J].J Vis Exp，2018，28，（137）：57631.

[11]Zhao H，Long L，Wang Z，et al.Successful treatment of acute circulatory failure of unknown cause using critical ultrasound–guided reverse fluid resuscitation：a case report[J].Medicine，2020，99（51）：e23594.

[12] 赵浩天，王华伟，赵鹤龄，等 . 改良心肺超声方案对休克分型的鉴别诊断价值 [J]. 实用休克杂志（中英文），2022，6（4）：218–222.

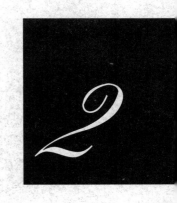

第二部分
肺超声新技术与实战应用

第十六章
胸膜肺肿瘤及超声介入技术

第一节　胸膜肿瘤

一、胸膜常见肿瘤

胸膜肿瘤可分为原发性和转移性，胸膜原发性肿瘤以胸膜间皮瘤最常见。胸膜间皮瘤来源于胸膜间皮细胞，其发生发展与环境、遗传因素等有关。胸膜间皮瘤分为良性和恶性，良性胸膜间皮瘤常为孤立病灶，多数无明显临床症状。

恶性胸膜间皮瘤（MPM）是一种原发性于胸膜的侵袭性恶性肿瘤，其来源于胸膜间皮细胞。MPM发病率和病死率分别占恶性肿瘤的0.2%和0.3%。目前认为，MPM的发病主要与石棉接触有关，从石棉接触至肿瘤诊断或致病的潜伏期为35～40年，常向周围浸润，预后不良。此外，毛沸石、电离辐射和基因突变也是MPM的诱因。MPA主要病理组织学类型包括上皮样肿瘤、肉瘤样肿瘤、混合样肿瘤和增生样肿瘤，其中肉瘤样肿瘤预后最差。

MPM主要临床表现为胸闷、胸痛、呼吸困难、咳嗽、体重减轻等，诊断需凭借肺CT检查、可溶性间皮素相关肽水平检验、穿刺细胞学检查等。胸膜间皮瘤在CT下可分为局限型和弥漫型（图16-1），局限型表现为胸膜局部凸起，边缘光滑，基底较宽，密度均匀；弥漫型表现为弥漫性胸膜不规则增厚，恶性可伴大量胸腔积液和局部肋骨破坏。肺CT对胸膜间皮瘤的诊断准确性一般，与转移瘤、淋巴瘤等鉴别较困难。目前对于胸膜间皮瘤的诊断以超声引导下穿刺组织细胞学检查为诊断的"金标准"。

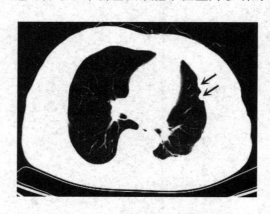

图 16-1　胸膜间皮瘤的超声特征

胸膜转移瘤即身体其他部位肿瘤转移至胸膜，其来源可自全身多个部位的转移，以肺癌、乳腺癌最常见。

二、胸膜肿瘤的超声表现

1. 良性胸膜间皮瘤　超声可见壁层胸膜局部孤立性病灶，单发多见。较小体积者，超声表现为局限性胸膜增厚；较大体积者，超声可见壁层胸膜一圆形或类圆形结节，与胸膜关系密切，凸出于胸膜表面。良性胸膜间皮瘤形态规则，内回声尚均匀，边界尚清晰，与周围组织界限清楚。彩色多普勒可见肿瘤内部的动脉样血流频谱。良性胸膜间皮瘤常无明显症状，多为体检时超声偶然发现。

2. 恶性胸膜间皮瘤（MPM）　超声表现为弥漫性胸膜增厚，病灶广泛分布于壁层胸膜及脏层胸膜，致胸膜明显增厚、不均匀，失去正常形态。胸膜厚度超过1cm诊断意义较大。MPM与周围组织边界不清，可见周边浸润（图16-2）。彩色多普勒可见肿瘤内部动脉样血流频谱，较小的肿瘤可表现为短棒状或星点状血流信号（图16-3）。

MPM常合并胸腔积液，由于胸腔积液内含有大量间皮细胞分泌的透明质酸，因此胸腔积液回声较一般漏出液稍高，甚至可见密集点状回声。胸腔积液穿刺液常为黄色或深黄色，较为黏稠，血性胸腔积液亦不少见。严重的MPM可致胸膜破坏，甚至多发钙化；亦可侵犯周围组织，破坏胸壁、肋骨等结构。

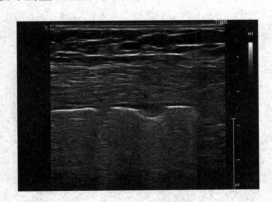

图16-2　胸膜间皮瘤的超声表现，局部胸膜破坏，向肺深层局部隆起

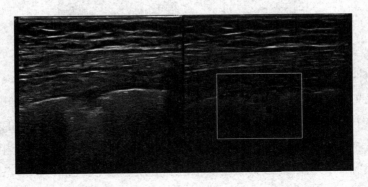

图16-3　恶性胸膜间皮瘤的超声表现，瘤体边界不清，内部及边缘可探及短棒状血流信号

3. 转移性胸膜肿瘤　多数超声主要表现为胸膜不规则、不均匀增厚，单发或多发，较大者可呈结节样向胸腔凸起，伴或不伴胸腔积液。

第二节　肺肿瘤

一、肺常见肿瘤

肺部肿瘤以恶性居多，主要分为小细胞肺癌和非小细胞肺癌，后者根据组织细胞学类型分为鳞癌、腺癌、腺鳞癌、大细胞肺癌和类癌等。根据肿瘤形态和部位，又分为中央型肺癌和周围型肺癌。遗传基因、个人习惯和环境（吸烟、粉尘污染、致癌物质接触、辐射等）等因素均可导致肺部肿瘤的发生。

早期肺癌可无明显症状，或以咳嗽、胸痛、咯血等为主要临床表现，瘤体压迫可引起疼痛、声嘶、呼吸困难或吞咽困难等症状。癌症进展可出现劳累、厌食、体重下降等。

肺 CT 和高分辨肺 CT 是肺肿瘤的传统影像学工具，瘤体呈"分叶征""毛刺征""棘突征"及侵犯胸膜及肋骨造成其形变等特征（图 16-4），高度提示肿瘤恶性可能。对肺肿瘤组织进行穿刺结合组织细胞学检查是确诊肺癌及其分型的特征。

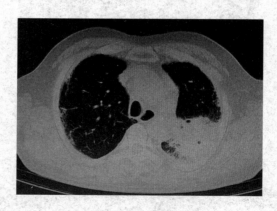

图 16-4　肺恶性肿瘤的 CT 表现

二、肺肿瘤的超声表现

由于肺气的遮挡，中央型肺肿瘤往往难以被超声发现，当局部肺叶实变时，位于实变肺叶中的中央型肺肿瘤可被超声探及。周围型肺肿瘤紧贴胸膜时，可以被超声探查。然而，无论哪种肺肿瘤，在二维灰阶超声下有时难以和肺不张和肺实变相鉴别。

肺部恶性肿瘤在超声下以胸膜下实质性占位为主要表现，外部形态不规则或分叶状，边界欠清晰，包膜不完整（图 16-5）。于深层肺实变内的肿瘤回声不均匀，较大者可呈高回声或等回声, 较小者以低回声多见。肿瘤内部常呈实质性弱回声或等回声(图16-6), 内伴出血坏死时可见液性暗区或不均匀回声。肺部恶性肿瘤边缘或内部血流信号以丰富多见, 少数亦可见血流稀疏或无血流。肿瘤后方有时可见"彗星尾"征, 系肿瘤边缘与肺气界面产生的伪像所致。对于临近胸膜或肺实变内的肿瘤, 超声检查有一定的敏感度, 和CT表现有一定的一致性(图16-7)。

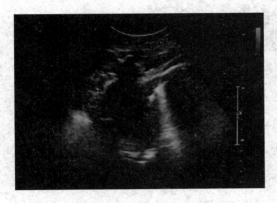

图 16-5　肺原发性恶性肿瘤的超声表现(与图16-7为同一肿瘤), 内部呈等回声, 不均匀

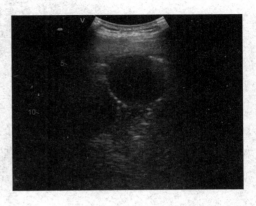

图 16-6　肺原发性恶性肿瘤, 超声表现为低-无回声

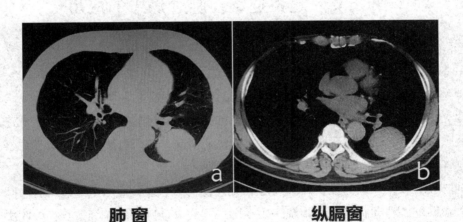

肺窗　　　　　　　**纵隔窗**

图 16-7　肺原发性恶性肿瘤 CT 表现

　　肺转移瘤是由肺部及肺外器官转移至肺内的肿瘤, 以乳腺、骨等组织为转移源常见。肺转移瘤可经血行转移、淋巴转移、直接浸润等途径转移至肺。超声下可见胸膜或膈肌等部位的肺转移瘤, 瘤体呈实性回声, 与胸膜或膈肌关系密切, 界限不清, 可致其局部局限性缺损、连续性中断(图16-8)。肺转移瘤内部可见血流信号。

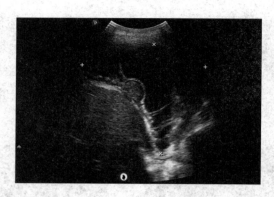

图 16-8　肺转移瘤超声表现（由膈肌表面突出于胸腔内，与膈肌界限不清）

　　有研究报道，弹性成像技术对于一些二维灰阶超声难以辨别的以实性回声为表现的肺组织具有一定的诊断意义。肺肿瘤的弹性应变率显著高于肺实变和肺不张。弹性成像技术可测定肺部占位的硬度比（皮下肌肉硬度值/病灶中央区硬度值），原发性肺肿瘤的硬度比明显高于转移性肺肿瘤和炎症病灶。

第三节　超声造影在肺肿瘤中的应用

一、超声造影在肺肿瘤检查中的意义

　　肺部肿瘤的形态学和供血特点对鉴别良性和恶性有重要意义。然而常规二维灰阶超声常无法明确位于肺实变或肺不张内显像的肺肿瘤，且彩色多普勒信号多低速运行的血流敏感度较低，无法明确肿瘤内部真实的供血情况。超声造影技术可用于观察肿瘤内部的血管与微血管结构，对瘤体内血供观察更明确。

　　肺脏具有双重供血系统，即肺动脉和支气管动脉。造影剂随血液经"肘静脉→腔静脉→右心系统→肺动脉→左心系统→主动脉→支气管动脉"的途径前行，由此决定着肺组织内由肺动脉供血的区域的起始增强时间必定早于由支气管动脉供血的区域，对于病变亦如此。国内外多研究显示，肺良性肿瘤、肺实变等由肺动脉供血为主，而恶性肿瘤则由支气管供血为主，因此，通过起始增强时间指标对鉴别肺恶性肿瘤有较准确的价值。

　　此外，肺肿瘤穿刺活检是判断病理学类型的"金标准"，超声引导下穿刺术可抵达纤维支气管镜难以触及的部位进行取材。然而，对于合并肺实变、肺不张等情况时，常规二维超声往往难以明确拟穿刺目标肿瘤的范围及血供情况，存在取材不准确、出血等并发症风险。在超声造影技术实时动态观察下可更清晰显示肿瘤内部及周边血流，引导穿刺路径，提高取材的准确性和安全系数，减少并发症的发生率。

　　对于无法手术治疗的肺部肿瘤，超声引导下消融术逐渐成为重要的治疗手段。在消融治疗前后，超声造影技术均起到重要的评估作用。在消融术后，超声造影可敏感评价术后残留病灶或肿瘤复发的潜在可能，及时制订治疗措施。

二、超声造影在肺肿瘤检查中的方法

经肘正中静脉团注造影剂后，观察目标区域病灶的供血情况和起始增强时间，对肺肿瘤的良恶性鉴别有帮助，研究显示其鉴别主要有以下几点。

1. 血管形态 良性肿瘤内部血管分布规则，呈"树枝状"；恶性肿瘤内部血管走形迂曲，呈无规则的杂乱分布。

2. 起始增强时间 起始增强时间为 4.8 ~ 10 秒，血供以来源于肺动脉为主，提示良性可能性大；起始增强时间为 10 ~ 15 秒，血供以来源于支气管动脉为主，提示恶性可能性大。

3. 对比增强时间 肺肿瘤较周围肺组织的增强时间差 < 2.5 秒，提示良性可能性大；增强时间差 ≥ 2.5 秒，提示恶性可能性大。

目前主流研究认为，肺部恶性肿瘤的增强时相位于支气管动脉期为主，恶性肿瘤在肺动脉期无或稍灌注，且无增强，在支气管动脉期明显灌注增多，呈现低或高增强。有学者报道，周围型肺癌的起始增强时间平均为（11.1 ± 3.6）秒。另 Sperandeo 等研究发现，肺癌的初始增强时间在 15 ~ 45 秒，均位于支气管动脉期。

对于位于肺实变中的肺癌，或中央型肺癌压迫气道导致局部肺不张，通过二维超声往往难以鉴别。在超声造影中，肺不张或肺实变的病灶在肺动脉期显著增强，初始增强时间 < 10 秒，而位于肺实变或肺不张内的肿瘤则于支气管动脉期增强，且增强的强度显著低于肺不张区域。因此，位于肺不张或肺实变中的恶性肿瘤可表现为：肺不张或肺实变区域早期增强，而肿瘤区域出现增强时相明显较晚，借此评估肿瘤区域及其边界。超声造影可为进一步指导穿刺和消融术提供明确的方向。

第四节 超声引导介入技术在肺肿瘤中的应用

一、超声引导下穿刺活检的意义

肺癌在诸多癌症中发病率最高，以进展快、发现迟、预后差等为主要表现，为全球带来巨大的健康隐患和经济负担。在肺癌诊治过程中，明确肺肿瘤的基因表型对精准化治疗方案有重要的指导意义。使用超声引导下切割针穿刺胸膜活检术提取病理组织并进行血管内皮生长因子（EGFR）基因的检测，对诊断具有较高的准确性、安全性和便捷性。我国《非小细胞肺癌血液 EGFR 基因突变检测中国专家共识》指出，介入技术需一次性获取 200 个以上肿瘤细胞作为成功取材的标准，而超声引导下切割针穿刺技术可

完美满足"共识"所提出的要求，且操作精准、安全系数高，操作过程中对肿瘤组织及周围血管的影响较小。

超声引导下经皮胸膜/肺肿瘤穿刺活检术、胸腔积液穿刺术及气胸穿刺术等均已逐渐成为临床中炙手可热的检查技术，具有动态监测、实时引导、操作便捷、无创安全、成功率高等诸多特点，将超声可视化技术与病理学诊断相结合，快速、准确获取肺肿瘤的诊断。较同类相关穿刺术对比，CT引导下粗针穿刺活检术、胸腔镜引导下活检等均存在一些应用局限性。

二、超声引导下穿刺活检的方法

对于一些病灶直径＞3cm或＜3cm的临近胸膜的周围型病灶，可在超声引导下穿刺活检。

1. 穿刺前准备工作

（1）术前检查血常规、凝血功能等，对于凝血功能障碍或血小板水平较低者进行对症治疗，纠正指标后再接受穿刺。

（2）评估有无心肺功能不全、严重慢性疾病或是否在怀孕期间，根据具体情况酌情选择是否穿刺。

（3）服用抗凝剂、抗血小板等药物者，于治疗前至少停药一周以上。

（4）做好术前谈话和风险告知，签署有创操作知情同意书。

2. 穿刺操作过程

（1）使用超声从多角度观察肿瘤并定位，选择瘤体距皮肤最近位置，于肋间隙选择穿刺点，避开肋骨、胸骨、肩胛骨等骨性结构，避开血管、神经等组织，避开含肺气组织，明确进针角度并测量进针深度。

（2）常规消毒、铺巾、探头无菌保护套，局部麻醉：采用2%利多卡因逐层浸润。

（3）嘱患者屏气，穿刺过程中，使用双平面法（平面内法与平面外法相结合），实时动态观察穿刺针头位置，确保针头处于视野范围内。

（4）使用切割式或抽吸式对目标组织进行取样。

（5）术后无菌纱布按压针口，观察患者生命体征，观察一段时间，无异常后返回病房或出院。

3. 穿刺适应证

（1）胸膜肿瘤、临近胸膜等周围型肺肿瘤，需明确病理类型。

（2）影像学或纤维支气管镜等检查无法确定肿瘤性质。

（3）无法手术治疗或患者主观拒绝手术。

（4）无法接受或拒绝接受纤维支气管镜检查。

（5）考虑胸膜转移瘤或肺转移瘤，需明确病变来源。

（6）考虑炎性肿块，需明确性质。

4．穿刺禁忌证

（1）肺部血管畸形、血管瘤、动静脉瘘等解剖学异常。

（2）严重肺气肿、肺大疱等。

（3）凝血功能障碍或凝血机制不全相关疾病、近期服用抗凝药物。

（4）严重心肺功能疾病、肺动脉高压、呼吸困难，喘憋。

三、其他超声介入技术简介

1．超声引导下胸腔积液穿刺术　胸腔积液穿刺术具有诊断和治疗的价值。对于压迫肺组织引起呼吸困难症状，胸腔积液穿刺可减轻胸腔内压力、解除压迫，使肺泡复张。对于回声较高的胸腔积液或疑似合并肿瘤的胸腔积液，穿刺胸腔积液脱落细胞学检查可作为辅助诊断手段。超声对于胸腔积液的定位、定量有较高的价值，超声引导下胸腔积液穿刺术具有安全、便捷、快速等优点（详见第十二章胸腔积液的超声诊断）。

2．超声引导下气胸穿刺术　超声通过四个排除诊断（B线、肺实变、胸膜滑动征、胸膜搏动征）和"肺点征"的定位技术可明确气胸的存在，诊断价值较高。在一侧胸壁上，许多"肺点征"之间的连线可划分气胸范围。于吸气末期肺组织膨胀时确定气胸边缘对于穿刺术的安全性更高。超声引导下气胸穿刺术可作为床旁快速解除气胸压迫引起的急性呼吸困难的重要手段（详见第六章气胸的超声诊断）。

3．气管内超声技术　气管内超声也称为超声支气管镜，是对纤维支气管镜进行的改良，尖端加入直径约3mm的超声探头，顺沿气道而入。气管内超声可探及气管内病变，还可对纵隔、肺门及周围淋巴结进行检查，对形态异常的结构进行实时引导下穿刺活检。气管内超声对肺及周围组织病变的检查细致、定位精准、安全微创，有广阔的应用前景。

第五节　超声引导消融技术在肺肿瘤中的应用

一、肺肿瘤超声消融技术的意义

肺肿瘤居恶性肿瘤的首位，死亡率高居不下。传统手术是治疗肺癌的主要方法之一，但切除率较低。化疗、放疗、热消融治疗等对肺癌均是有效的治疗措施，尤其对于已失去手术可行性或存在手术禁忌证的肺癌中晚期患者，超声引导下热消融治疗对一部分肿瘤可达到姑息或完全灭活的状态，对于体积较大、无法完全灭活的瘤体，可起到缩小肿瘤体积、缓解疼痛的作用。

传统消融术采用肺CT定位引导，一来肺CT仪器庞大，限制了实时引导的可行性，二来其准确性可能因穿刺时体位的改变而出现误差。超声引导下实时消融技术是近年来炙手可热的肺肿瘤治疗措施，可实时动态定位及观察，评估肿瘤内部及周围血流情况，避免损伤血管或周围脏器。在消融术完成后，立即实施超声造影检查可评估消融疗效。

随着肺超声技术的发展，肺肿瘤经超声可直观观察二维形态、大小、距皮深度、与周围脏器解剖学关系等特征，彩色多普勒可探查瘤体内部和周边的血供情况，从而精准化、多元化制订穿刺和消融方案。超声技术充分应用自身可视化和动态性两项优势，与消融技术完美结合，对全身多器官的肿瘤、结节、囊肿等各类占位起到消除作用，使超声技术不再仅仅局限于诊断手段，而是逐步走向临床化，为患者的治疗提供更多便捷、优良、美观和精准的选择。

目前常用的热消融方法包括射频、微波、激光等，系将穿刺针置于肺肿瘤体内，通过物理升温效应，对肿瘤达到灭活的一种措施。目前，射频消融使用率更高，由于肺是一个以含气为主的气管，其导热性能较差，肺肿瘤的局部升温对周围含气肺泡、支气管等结构的损伤概率低、安全性高。超声引导消融术具有安全、微创、治疗彻底等优势，对于直径＜3cm的肺肿瘤病灶可达到灭活效果，对于3cm以上的瘤体亦存在较好的疗效。消融术后应定期随访观察，使用二维超声结合超声造影对消融病灶进行复查。

超声引导下经皮无水酒精注射治疗（PEIT）是一种化学消融治疗方法，具有安全、便捷、微创、风险低、疗效佳等诸多优点，适用于对于体积＜3cm的小型肺肿瘤，对于较大者，可采用多次治疗方案。

二、肺肿瘤超声消融技术的方法

（一）肺肿瘤微波热消融和射频热消融技术

对于早期未及时发现，或中晚期已失去手术时机的肺癌患者，超声引导下消融技术用于灭活原发性肿瘤效果良好。对于较大的肺肿瘤可削减体积，减轻痛苦；对于较小的肿瘤力求灭活，消除病灶。

1．术前评估与准备工作

（1）患者方面

1）术前应常规检查凝血功能、血常规、生化指标、肿瘤标记物、心脏超声及肺超声，评估脏器储备功能。

2）嘱患者术前停用抗凝类药物（阿司匹林、华法林等）7天左右。

3）嘱患者操作当天禁食、水。

4）向患者介绍超声引导下消融技术的操作，告知可能存在的风险，签署有创操作知情同意书。

（2）操作者方面

1）根据二维超声和超声造影结果，明确病灶部位，选择进针方向，完善消融操作方案，评估潜在可能的风险。

2）准备操作仪器、设备和消融工具，确保消毒充分。

3）准备心肺监护仪、供氧设备、除颤仪、肾上腺素等抢救药品，操作医护人员需熟练掌握监护仪操作和心肺复苏等抢救技术。

2. 消融技术操作

（1）嘱患者仰卧于检查床，安慰患者，缓解紧张焦虑情绪。

（2）建立静脉液路，如必要给予适量镇静剂，必要时全身麻醉。

（3）将超声探头套上无菌套，再次扫查目标区域，确定穿刺点及进针路径。

（4）选择不同术式

1）微波消融治疗：超声探头实时引导，将消融针刺破皮肤，选取目标肿瘤组织。根据肿瘤特征、形态和大小选择不同功率。将探头固定，消融针不断转换方向，采用由内向外、由深至浅等方向，逐层、逐切面进行消融，肿瘤体积较大时，消融切面逐渐拓宽，直至瘤体灭活完全，且扩大消融瘤体边缘外围 5 ～ 10mm（根据具体情形选择）。如遇较丰富的血管，可先对血管进行凝固，破坏血管结构，防止出血。

2）射频消融治疗：超声探头实时引导，将消融针刺破皮肤，进入肿瘤组织，开启射频设备，调整至适宜功率，使肿瘤组织温度达60℃以上。扩大消融范围，超出瘤体边界达 5 ～ 10mm（根据具体情形选择），确保肿瘤细胞及周围潜在的微病灶灭活彻底。对于体积较大、形状不规则的肿瘤，可采用多点叠加方式，尽量使肿瘤灭活完全。

（5）消融完成后，纱布止血，观察患者穿刺点是否出血、瘀血等，与患者交流，是否主诉疼痛、不适等症状。

（6）嘱患者静卧或静坐20 ～ 30分钟，无不良反应即可返回病房或出院。

3. 消融适应证

（1）肺肿瘤已失去手术时机，患者高龄、身体状态无法耐受手术或患者主观拒绝手术。

（2）临近胸膜的周围型肺肿瘤，或肺实变、肺不张区域内的中央型肺肿瘤，可被二维超声清晰观察结构。

（3）直径 ≤ 5.0cm 的肺肿瘤。

4. 消融禁忌证

（1）凝血指标异常、先天性凝血功能障碍或近期服用抗凝药物的患者。

（2）肺肿瘤距离心脏、主要大血管较近。

（3）严重心肺功能不全、严重结构异常的先天性心脏病、肺气肿、肺大疱、重度肺动脉高压等疾病。

（4）冠状动脉支架、心脏起搏器植入后患者应谨慎评估是否适合消融治疗。

5. 并发症风险及相应措施

（1）出血：穿刺点可见轻微出血点属于正常现象，出血较多者或疑似胸腔内出血、咯血等，须立即予以止血治疗。

（2）疼痛：穿刺点轻微痛感属于正常现象，痛感较重或持续时间较长，可对症镇痛治疗。

（3）发热：体温＜38.5℃时临床观察即可，系消融后坏死组织吸热导致，一般1周以内可自行消退，无需处理；发热1周以上，可能继发肺感染或其他器官炎症反应，需进一步检查诊断并应用抗生素治疗。

（4）感染：多为术中无菌操作控制不严格所致，根据临床表现及炎症指标结果抗感染治疗。

（5）胸膜反应：可能与消融期间刺激迷走神经导致，表现为心率变缓，严重可致心搏骤停，此时应立即停止介入操作，应用药物治疗或抢救。

（二）超声引导下经皮无水酒精注射治疗（PEIT）

PEIT是采用化学消融等方法，穿刺针引导无水酒精注入瘤体内，引起肿瘤细胞及血管壁发生脱水、蛋白质变性、微血栓形成等机制，进而促进肿瘤缺血坏死，失去活性，纤维瘢痕形成。PEIT对于无法接受手术治疗的中晚期肺癌具有较好的适用性。

1. 术前评估与准备工作

（1）术前常规检查血常规、凝血功能、肝肾功能、肿瘤标记物，心肺功能等检查。

（2）术前须停用阿司匹林、华法林等抗凝药物7天。

（3）术前禁食水4~6小时。

（4）器械准备：超声仪器、穿刺设备、一次性专用酒精穿刺针、探头无菌保护套、无菌洞巾、2%利多卡因、无水酒精或95%酒精、抢救药品等。

（5）告知操作风险，患者签署有创操作知情同意书。

2. 消融技术操作

（1）选择合适的体位，使用超声动态观察肺肿瘤区域，重点评估肿瘤范围、肿瘤内部及周边血管、肿瘤与周围组织的解剖关系等，选择最佳穿刺点及进针路径。

（2）常规消毒，铺无菌洞巾，使用2%利多卡因进行局麻。

（3）酒精用量估算，肿瘤直径＜5cm时，酒精用量为直径＋1（单位ml），肿瘤直径＞5cm时，酒精用量为直径＋2（单位ml），另有算法直接按1.5ml/cm计算亦可。

（4）超声双平面法（平面内法结合平面外法）实时引导进针，当针尖穿入瘤体后，退出针芯，缓慢朝里注入无水酒精，采用多层面注入法，直至无水酒精扩散区域逐渐完全覆盖瘤体，完成操作后插入针芯，需缓慢撤针，防止酒精外溢。

3. 消融适应证

（1）失去手术机会、不耐受手术治疗或患者主观拒绝手术治疗的中晚期肺癌。

（2）二维超声或超声造影可观察到明确瘤体组织的肺癌。

（3）肿瘤直径＜5cm。

4. 消融禁忌证

（1）超声无法清晰显示瘤体、合并肺炎或肺纤维化干扰进针路径的清晰度、穿刺路径难以抉择等。

（2）凝血功能障碍或有出血倾向。

（3）合并肺气肿、肺结核、肺纤维化、肺大疱等肺部疾病。

（4）合并严重心功能不全、肺动脉高压、休克、肝肾功能不全等。

（5）对酒精过敏的患者。

5．并发症风险及相应措施

（1）出血：穿刺点可见轻微出血点属于正常现象，出血较多者或疑似胸腔内出血、咯血等，须立即予以止血治疗。

（2）误吸：无水酒精刺激性较强，误入支气管可容易引起呛咳，此时应立即停止注射，调整进针方向，换位注射。

（3）发热或感染：消融术后体温增高不超过 38.5℃者，如不超过 5 日，予以观察或对症治疗即可，持续发热考虑感染可能，进一步寻找感染灶并针对性抗生素治疗。

（4）疼痛：术后穿刺部位存在局部疼痛，一般症状较轻，休息后可缓解。

（编写：赵浩天；审阅：李　丽　李佩佩　陈　晓）

参考文献

[1] 楼军，雷志锴 . 超声造影技术在肺部肿瘤应用中的研究进展 [J]. 浙江临床医学，2018，20（1）：188-190.

[2]Sperandeo M，Sperandeo G，Varriale A，et al.Contrast-enhanced ultrasound（CEUS）for the study of peripheral lung lesions：a preliminary study[J].Ultrasound Med Biol，2006，32（10）：1467-172.

[3]Yin S，Cui Q，Wang S，et al.Analysis of contrast-enhanced ultrasound perfusion patterns and time-intensity curves for metastatic lymph nodes from lung cancer：preliminary results[J].J Ultrasound Med，2018，37（2）：385-395.

[4]Lei Z，Lou J，Bao L，et al.Contrast-enhanced ultrasound for needle biopsy of central lung cancer with atelectasis[J].J Med Ultrason，2018，45（3）：461-467.

[5]Li N，Han L，Jing H.Contrast-enhanced ultrasound with a novel nanoparticle contrast agent for clinical diagnosis in patients with non-small cell lung cancer[J].Exp Ther Med，2017，14（4）：3768-3773.

[6] 郭西源，朱丽静，土继政，等 . 超声造影与增强 CT 对周围型肺局灶性病变诊断价值的对比研究 [J]. 中国临床医学影像杂志，2021，32（11）：799-802.

[7] 秦国平，韩晓群，徐家顺 . 超声造影在周围型肺肿瘤经皮穿刺活检中的应用 [J]. 深圳中西医结合杂志，2021，31（7）：111-112.

[8] 陈娟芝，聂芳，李振东，等. 超声造影评估周围型肺癌化学治疗效果 [J]. 中国介入影像与治疗学，2020，17（2）：121-123.

[9] 臧铁柱，江艳丽，付伟娟. 超声造影对肺周穿刺活检诊断准确率的影响 [J]. 深圳中西医结合杂志，2019，29（9）：72-73.

[10]Wang S，Yang W，Fu JJ，et al.Microflow imaging of contrast-enhanced ultrasound for evaluation of neovascularization in peripheral lung cancer[J].Medicine，2016，95（32）：e4361.

[11]《非小细胞肺癌血液 EGFR 基因突变检测中国专家共识》制订专家组，吴一龙，张绪超，王洁. 非小细胞肺癌血液 EGFR 基因突变检测中国专家共识 [J]. 中华医学杂志，2015，95（46）：3721-3726.

[12]Rose SC，Thistlethwaite PA，Sewell PE，et al.Lung cancer and radiofrequency ablation[J].J Vasc Interv Radiol，2006，17（6）：927-951.

[13]李浩，肖帅，李发琪，等. 聚焦超声消融在浅表组织中的应用及研究进展 [J]. 河南医学研究，2022，31（14）：2681-2684.

[14]Zhang C，Han X，Li L，et al.Posterior decompression surgery and radiofrequency ablation followed by vertebroplasty in spinal metastases from lung cancer[J].Med Sci Monit，2020，26：e925169.

[15] 刘宝东，叶欣，范卫君，等. 影像引导射频消融治疗肺部肿瘤专家共识（2018 年版）[J]. 中国肺癌杂志，2018，21（2）：76-88.

[16]White DC，D'Amico TA.Radiofrequency ablation for primary lung cancer and pulmonary metastases[J].Clin Lung Cancer，2008，9（1）：16-23.

[17]宋鹏远，庞敏，安玉姬，等. 超声辅助人工气胸下近壁层胸膜肺肿瘤微波消融的有效性及安全性 [J]. 现代肿瘤医学，2022，30（5）：806-810.

[18]Xu F，Song J，Lu Y，et al.Clinical efficacy of systemic chemotherapy combined with radiofrequency ablation and microwave ablation for lung cancer：a comparative study[J].Int J Hyperthermia，2021，38（1）：900-906.

[19]Chen S，Yang S，Xu S，et al.Comparison between radiofrequency ablation and sublobar resections for the therapy of stage Ⅰ non-small cell lung cancer：a meta-analysis[J].Peer J，2020，8：e9228.

[20]Li M，Xu X，Qin Y，et al.Radiofrequency ablation vs.Stereotactic body radiotherapy for stage IA non-small cell lung cancer in nonsurgical patients[J].J Cancer，2021，12（10）：3057-3066.

[21]赵世财，石平，陈旭萍，等. 微波消融联合 GP 方案对非小细胞肺癌患者肺功能、Th1、Th2 细胞因子及肿瘤标志物水平和预后生存的影响 [J]. 临床和实验医学杂志，2022，21（14）：1493-1497.

[22]Suh R，Reckamp K，Zeidler M，et al.Radiofrequency ablation in lung cancer：promising results in safety and efficacy[J].Oncology，2005，19（11 Suppl 4）：12-21.

[23] 刘宝东. 肺部肿瘤热消融联合免疫治疗现状与进展 [J]. 中国肺癌杂志，2022，25（4）：266-271.

第十七章
胸膜静态与动态超声特征对肺疾病的鉴别诊断价值

第一节　胸膜超声应用概述

肺超声的两个重要的伪像是 A 线和 B 线，初学者接触肺超声，更多关注于 A 线和 B 线的识别。不同肺疾病可大致分为 A 模式肺疾病（以 A 线为主要表现）和 B 模式肺疾病（以 B 线为主要表现）。A 模式肺疾病中，如果仅仅凭借 A 线，很难区分正常肺、气胸、慢性阻塞性肺疾病（COPD）或哮喘。同样，B 模式肺疾病中，肺水肿、肺纤维化、肺炎等 B 线均无特异性，亦无法予以有效鉴别。然而在不同肺疾病中，由于发病机制、病变胸膜受累情况的不同，胸膜是呈现不同超声表现的，这给了我们很大的提示价值。

第二节　胸膜动态超声评估的意义和方法

胸膜超声的价值不仅仅是静态评估其特征，动态观察胸膜的滑动，而是评价肺通气的一个重要辅助指标。呼吸骤停的患者和健康人在屏住呼吸时，胸膜无滑动，此时无肺通气；当健康人在平静呼吸和深呼吸时，胸膜滑动幅度不一样。

胸膜滑动的本质是脏层胸膜的延展程度。由于壁层胸膜的固定性，人在深吸气时，微观下的肺泡膨胀引起整体肺组织膨胀，脏层胸膜主动与壁层胸膜发生摩擦。吸气过程中，吸入的气体越多，肺组织膨胀的程度越高，脏层胸膜滑动幅度就越大。因此，胸膜的滑动幅度和肺通气量息息相关。

然而实际应用中，我们很难量化胸膜滑动的幅度，尽管一些肺通气明显下降的患者，使用目测法可以直观见到胸膜滑动很弱，但也需转化为量化指标，才有评估和治疗后对比的准确性。

目前对于整体肺通气功能的评估采用超声评估膈肌移动度，膈肌收缩期每下移 1cm 约等于吸入 350 ~ 400ml 气体。然而，该数据仅限于无肥胖、腹腔内高压、胸腔积液的患者而言。

根据我们的临床应用经验，建议采用胸膜滑动度指标进行临床评价。具体操作及测量方法如下。

探头：线阵探头。

体位：仰卧位或坐位，床头高度 0 ~ 30°。

测量位点：右侧腋中线，肺肝交界区（图 17-1）。

操作方法：将探头置于受试者测量位点，标记点朝头侧，可获取胸膜线和膈肌组织，两者交界位置即肺肝交界区，称为"肺肝交界点"。分别嘱患者平静呼吸和深呼吸，首先测量呼气末时，肺肝交界点在胸膜线上距声场左缘的距离，再分别测量平静吸气末和深吸气末时，肺肝交界点在胸膜线上距声场左缘的距离（图 17-2）。将吸气末距离减去呼气末距离，即胸膜滑动度。

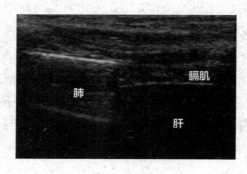

图 17-1   肺肝交界区

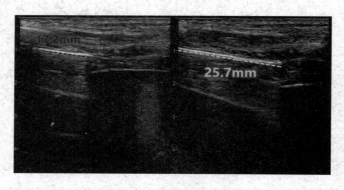

图 17-2   胸膜滑动度测量方法（左图为呼气末测量，右图为吸气末测量）

第三节   胸膜超声静态特征

一、正常胸膜的超声特征

正常的健康肺组织，胸膜呈清晰、光滑的线样强回声（图 17-3），其近场为浅

表软组织结构，远场为肺组织（因全反射而无法透声）。研究显示，正常胸膜厚度在
0.5 ~ 1.0mm。吸烟、粉尘、有害气体、肺疾病史等因素均可能导致胸膜增厚，边缘毛糙。
在罹患肺疾病期间，不同疾病对胸膜的累及程度不同，因此其胸膜超声表现也各异。

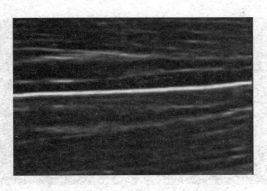

图 17-3　健康肺的胸膜超声表现

二、常见肺疾病的典型胸膜超声特征

（一）气胸

在以 A 线为主的肺疾病中，气胸发生时，静态胸膜评估常无特异性表现，胸膜清晰、
光滑，此时胸膜仅为一层壁层胸膜。由于胸膜较薄，超声下往往难以分辨胸膜层数（图
17-4）。

M 模式下的"平流层征"是气胸的特异性征象，表现为与正常肺组织时的"海岸征"
不同，"平流层征"具有多条平行的强回声线（图 17-5）。然而在实际临床工作中我
们发现，严重肺气肿、用力吸气末或机械通气呼气末正压指标过高时，即肺过度充气状
态时，肺内气体含量高于正常水平，亦可见"平流层征"的出现，其鉴别存在一定困难，
需结合动态征象。

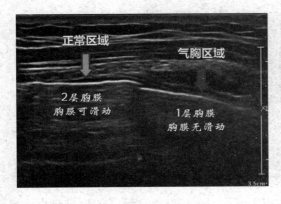

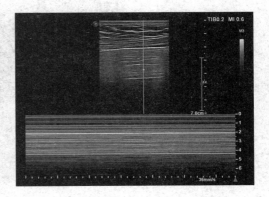

图 17-4　气胸"肺点征"　　　　　　　图 17-5　M 模式下气胸呈"平流层征"
（左侧为正常肺区域，右图气胸区域）

（二）肺栓塞

肺栓塞时，局部供血不足产生肺梗死灶，如临近胸膜超声可表现为局部楔形低回声区，尖端指向肺门区域（图17-6）。其余部位，胸膜无特异性表现或轻度增厚。

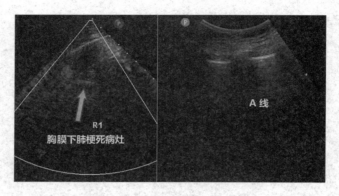

图 17-6　肺栓塞的肺超声表现（左图为胸膜下肺梗死病灶，右图为正常肺通气区域）

（三）慢性阻塞性肺疾病（COPD）和哮喘

COPD 患者由于常年累月的炎症刺激，胸膜较常人较厚，超声可见胸膜轻度增厚，边缘毛糙，且双肺透亮，A 线间距增加，远场衰减不明显（图17-7）。此外，使用探头寻找肺肝交界区，可见该区较常人位置更低，"窗帘征"很弱，膈肌移动度也很弱，提示肺组织过度膨胀，肺总量及肺残气量增加，尤其在 COPD 急性发作期更为明显。

哮喘大发作时，其胸膜可正常，常年发作亦可轻度增厚，余表现和 COPD 相似，难以鉴别，需结合病史。

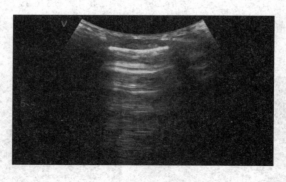

图 17-7　COPD 的肺超声表现

（四）静水压性肺水肿

在以 B 线为主的肺疾病中，心源性肺水肿的产生是由于液体负荷与心功能失衡，液体由肺毛细血管渗漏入肺间质和肺泡。液体累及胸膜时，对胸膜产生的影响较小，超声可见胸膜轻度增厚，边缘模糊，但连续性完整，无局部中断现象（图17-8），表明肺水肿并无腐蚀和破坏胸膜的特点。

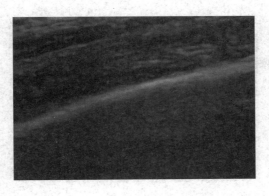

图 17-8 肺水肿的肺超声表现

（五）肺炎

肺炎对胸膜有一定的破坏作用，轻度局部间质性肺炎，胸膜受累较轻时，可表现为轻度增厚，严重时胸膜增粗、破坏，甚至连续性中断。肺炎患者的胸膜下方常见局部不规则低回声病灶，提示该处炎症渗出导致肺泡塌陷，失去通气功能（图 17-9）。

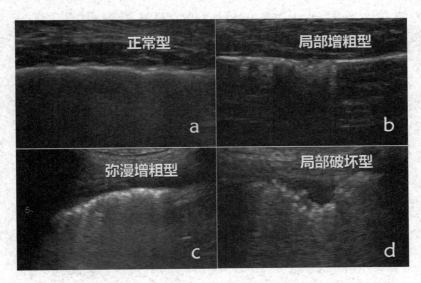

图 17-9 不同程度肺炎的肺超声表现

注：a. 轻度间质性肺炎，胸膜受损不明显；b. 局部胸膜受损，增粗、不规则；c. 弥漫性胸膜受损，增粗、不规则；d. 胸膜局部连续性中断，破坏明显。

（六）肺间质纤维化

肺间质纤维化的胸膜具有特异性特征，双侧胸膜常同时受累，多数呈对称分布。轻度者胸膜可见多发点状强回声，中度者胸膜弥漫性增粗，边缘模糊，严重者胸膜弥漫性破坏，呈"颗粒状"或"结节状"（图 17-10）。需注意的是，肺间质纤维化的病变为弥漫性多肺叶受累，因此局部呈典型"颗粒状"时不能明确该诊断。

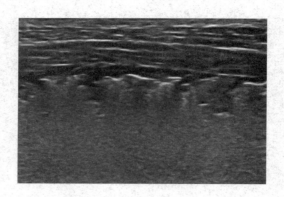

图 17-10　肺间质纤维化的肺超声表现

（七）急性呼吸窘迫综合征（ARDS）

ARDS 是以急性进展性呼吸困难、顽固性低氧血症为主要临床表现的一类综合征。ARDS 没有特异性的肺超声征象，即使在 CT 和胸片中，ARDS 也无特异性表现。ARDS 的本质是非心源性肺水肿，在不同个体中分布特征各异，也和疾病严重程度相关。严重者双肺弥漫性渗出，轻度者仅下肺渗出，或多发散在渗出。典型 ARDS 呈重力依赖性分布，渗出较严重的区域，胸膜受累亦较重，表现为不同程度的局部增粗、破坏。渗出较轻区域，胸膜与正常无异（图 17-11）。

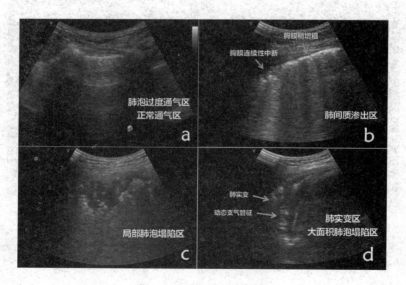

图 17-11　急性呼吸窘迫综合征的肺超声表现

注：a. ARDS 肺通气区域，无渗出表现；b. 肺间质水肿渗出区；c. 局部肺实变，伴"碎片征"，提示局部肺泡塌陷；d. 肺实变区。

对于几种常见的肺疾病，胸膜静态特征、胸膜厚度和胸膜滑动度均有较高的鉴别诊断价值，我们肺超声团队对多种肺疾病的胸膜进行研究发现，不同肺疾病胸膜静态特征具有一些规律可循，具体见表 17-1。

表 17-1　不同肺疾病的胸膜特征总结（源自河北省人民医院超声科经验）

	胸膜特征	胸膜滑动度	远场声像特征
健康人	边界清晰、光滑、锐利，连续性完整，厚度均匀	滑动正常，滑动幅度 10 ~ 15mm	以 A 线为主
COPD	多数边界清晰或模糊，连续性完整，偶见粗糙，厚度尚均匀	滑动减弱，滑动幅度 < 10mm	以 A 线为主
肺水肿	边界清晰或模糊，连续性完整，偶见粗糙，厚度尚均匀	滑动幅度与正常水平相近，10 ~ 15mm，严重肺水肿时滑动幅度 < 10mm	以 B 线为主
肺炎	边界模糊或粗糙，不规则、不均匀，连续性完整，或局部中断，厚度不均匀	轻度：与正常水平相近，滑动幅度 > 10mm 中 - 重度：滑动幅度 < 10mm，或消失	以 B 线为主
肺间质纤维化	典型者弥漫的连续性破坏，呈"颗粒状"或"结节状"，或边界模糊、增粗、厚度不均匀	与正常水平相近，滑动幅度 10 ~ 15mm	以 B 线为主

（引用自赵浩天 . 中国超声医学杂志，2023）

第四节　胸膜超声动态特征

一、气胸

在所有肺疾病中，气胸在超声下的胸膜动态征象最具有特征性，即"肺点征"的出现。气胸的本质是胸膜腔内进入气体，将壁层胸膜和脏层胸膜分隔开，两层胸膜因彼此失去贴合，导致两者之间的摩擦滑动消失。基于此病理生理学特点，超声下气胸区域的胸膜滑动征消失，胸膜搏动征亦消失，这是诊断气胸最基本的排除诊断。

"肺点征"出现于局限性气胸，即肺组织并未被完全压缩，存在无气胸部位（正常区域）。此时，正常预期的胸膜密闭，超声下可见两层胸膜随呼吸发生相对滑动；而气胸区域则胸膜分离，滑动消失。在正常区域和气胸区域的交界处，可见一侧有胸膜滑动、另一侧无胸膜滑动，该位置即"肺点征"。需注意的是，"肺点征"是动态观察的，无呼吸时"肺点征"不易观察到，需保持呼吸状态即可。

二、肺栓塞

急性肺栓塞发作时，若未发生肺梗死，或肺梗死灶未累及胸膜，肺超声可见双肺均为 A 线，胸膜形态和滑动均正常。肺栓塞是肺血管内血流急性中断而引起的一系列病理生理学反应，肺通气功能正常，但肺换气能力下降，因此随着呼吸运动，即使胸膜下肺组织肺泡出血，肺部梗死，胸膜也可见正常滑动。肺栓塞的肺超声往往无特异性征象，需结合心脏和下腔静脉超声特点进一步鉴别诊断。

三、慢性阻塞性肺疾病（COPD）和哮喘

COPD 和哮喘均为以小气道呼气气流受限为主要特征的肺部疾病。COPD 是一个慢性过程，其小气道狭窄不可逆（或可逆程度很低）。哮喘是接触过敏原后发生的急性气道反应，在吸入支气管扩张剂后可明显缓解症状。

两者在急性期时，肺超声均表现为双肺 A 线伴胸膜滑动，但与健康人的肺不同。COPD 和哮喘由于残气量和肺总量的增加，肺肝交界区较正常人更低，且滑动减弱，"窗帘征"很弱，膈肌移动度也很弱，系因呼气气流受限所致。呼吸幅度越弱，胸膜滑动就越弱。这是该类疾病区别于其他肺疾病的肺超声特点。

然而对于 COPD 和哮喘之间的鉴别尚存在一定困难，需结合病史。

四、静水压性肺水肿

在以 B 线为主的肺疾病中，心源性肺水肿的产生是由于液体负荷与心功能失衡，液体由肺毛细血管渗漏入肺间质和肺泡。液体累及胸膜时，对胸膜产生的影响较小，因此胸膜滑动可随呼吸运动而存在。

当肺间质水肿时，肺泡轻度受压，吸气幅度增加，因此胸膜滑动较明显，与正常无异。当严重肺泡水肿时，肺泡腔内液体的存在将占据通气的空间，因此肺通气量下降，胸膜滑动幅度下降，超声可见胸膜滑动减弱，但不会消失。

五、肺炎

肺炎对胸膜有一定的破坏作用，轻度局部间质性肺炎，胸膜受累较轻时，胸膜轻度增厚、增粗，滑动仍存在，可正常亦可减弱，与胸膜受累程度相关。当胸膜严重受累时，胸膜增粗、粘连、破坏，甚至胸膜下方局部肺泡塌陷，呈局部不规则低回声病灶，此时的胸膜滑动明显减弱，甚至消失，提示此处肺区域失去肺通气能力。

六、肺间质纤维化

肺间质纤维化的胸膜具有特异性特征，双侧表现为弥漫的胸膜增粗、破坏、"颗粒状"表现，但胸膜滑动仍存在。有时可见胸膜已严重破坏，但滑动幅度接近正常。因此胸膜的动态超声征象和肺间质纤维化的严重程度关系不大，但仍可一定程度反映肺通气功能。

七、急性呼吸窘迫综合征（ARDS）

ARDS 是以急性进展性呼吸困难、顽固性低氧血症为主要临床表现的一类综合征。ARDS 在不同区域呈不同肺超声表现。在典型的符合重力依赖性分布特征的 ARDS 肺中，上肺为肺通气过度区域，表现为 A 线伴胸膜滑动，但胸膜滑动很弱，提示肺泡过度充气化，通气程度较低。中肺为正常肺区域，表现为 A 线伴胸膜滑动，此时胸膜滑动可正常。下肺为肺渗出区域，胸膜滑动幅度不一。

肺渗出区域若为离散型 B 线，提示肺间质渗出，对肺泡腔通气影响较小，胸膜滑动正常或轻微减弱；若为融合型 B 线，提示肺间质和肺泡均渗出，肺泡腔通气空间明显减少，胸膜滑动明显减弱或消失；局部不规则低回声区或肺实变时，肺通气已几乎完全消失，或残存空间不多，此时胸膜滑动消失。

（编写：赵浩天；审阅：牛慧敏　王晓娜　刘元琳）

参考文献

[1]Islam M，Levitus M，Eisen L，et al.Lung ultrasound for the diagnosis and management of acute respiratory failure[J].Lung，2020，198（1）：1-11.

[2]Lichtenstein DA.BLUE-protocol and FALLS-protocol：two applications of lung ultrasound in the critically ill[J].Chest，2015，147（6）：1659-1670.

[3]Tan G，Lian X，Zhu Z，et al.Use of lung ultrasound to differentiate coronavirus disease 2019（COVID-19）pneumonia from community-acquired pneumonia[J].Ultrasound Med Biol，2020，46（10）：2651-2658.

[4]Chira R，Chira A，Saplacan RM，et al.Pleural ultrasonography.Pictorial essay[J].Med Ultrason，2014，16（4）：364-371.

[5]Rabe KF，Watz H.Chronic obstructive pulmonary disease[J].Lancet，2017，389（10082）：1931-1940.

[6] 王舰尧，高占成，王雪，等.超声评估慢性阻塞性肺疾病患者膈肌功能与肺功能关联性研究 [J]. 中国超声医学杂志，2020，36（12）：1078-1080.

[7] 赵浩天，刘奕，孙丽，等.组织多普勒法监测膈肌运动峰速度对机械通气老年患者膈肌功能评价 [J]. 中国超声医学杂志，2021，37（9）：1006-1009.

[8] 谢海琴，罗海愉，王琳瑶，等.超声胸膜线异常在结缔组织病相关肺间质疾病中的诊断价值[J]. 中国超声医学杂志，2021，37（10）：1113-1115.

[9] 赵浩天，王光英，龙玲，等.膈肌超声在预测撤机拔管中的应用 [J]. 国际呼吸杂志，2018，38（20）：1597-1600.

[10] 尹万红,王小亭,刘大为,等.重症超声临床应用技术规范 [J]. 中华内科杂志,2018,57(6)：397-417.

[11] 张骅，杨高怡，雷志锴.肺部疾病超声诊断临床解析 [M].北京：北京大学医学出版社，2019.

[12] 刘大为，王小亭.重症超声 [M].北京：人民卫生出版社，2017.

[13] 赵浩天，刘元琳，刘奕，等.探讨胸膜超声表现的临床意义 [J]. 中国超声医学杂志，2023，39（1）：12-16.

第十八章
肺超声在真实临床场景中的实战技巧

第一节　心肺超声在心搏、呼吸骤停和复苏中的应用

一、心搏骤停和复苏

（一）心搏骤停和复苏概述

心搏骤停是指心脏的机械性跳动终止，表现为心脏节律消失，无有效泵血，触诊无动脉搏动，听诊心音消失。心搏骤停后 5 ～ 10 秒即可出现晕厥，20 秒后出现昏迷、意识丧失，超过 5 分钟则对大脑造成不可逆的损伤和死亡。

心搏骤停引起的死亡称为心源性猝死。研究发现心搏骤停发生后约 90% 的患者失去生命，出院存活率仅为 10.4%，心功能恢复的存活率仅为 8.4%。引起心搏骤停的原因包括严重创伤、电击伤、休克、电解质紊乱、溺水窒息、心脏病急性发作、药物或毒物中毒等。其中以心源性因素为主，常见冠状动脉粥样硬化性心脏病、冠状动脉痉挛、原发性心肌病、瓣膜病、先天性心肌病、电生理异常等。拟发生和已发生的心搏骤停的心电图类型主要以心室颤动、心室停顿和电 – 机械分离为主。

心肺复苏是针对心搏、呼吸骤停而产生的一种抢救技术，包括院外基础的徒手心肺复苏术、电除颤、机械按压、体外膜肺氧合（ECMO）等。

对于潜在的心搏、呼吸骤停的高危风险患者，预防尤为重要，常规可采取药物治疗和非药物治疗的方式。药物治疗包括抗心律失常类药物，如 β 受体阻滞剂、利多卡因、普罗帕酮、胺碘酮等药物，根据不同情况进行针对性治疗。药物治疗无效者，可采取手术治疗（如室速病灶心内膜切除、室壁瘤切除等）、射频消融治疗、植入式除颤器等方式。

（二）心搏骤停和复苏的超声应用

心搏骤停期间抢救评估的超声检查可分为核心检查（心脏超声多切面）、扩展检查（肺、下腔静脉超声）和附加检查（桡动脉搏动、气道、下肢深静脉血栓和大动脉等超声）。

心脏超声的剑突下四腔心切面和胸骨旁长轴切面是目前公认的评估心搏骤停的良好切面。心脏超声发现心脏失去正常跳动、左室收缩功能消失等征象，可用于紧急筛查心搏骤停患者。

临床工作中往往会遇到进行超声检查过程中突发心搏骤停的患者，这类病患心搏

骤停前收缩幅度及协调性有阳性指征，而周边又无足够抢救人员，因此超声医师首要任务是马上告知主管医生患者的病情，若出现心搏骤停马上进行心肺复苏。进入到心肺复苏环节，我们的首要任务是通过观察心脏运动幅度与主动脉瓣前向流速指标结合心电监护判定按压是否有效。

心脏超声可直观发现心搏骤停，还可寻找心搏骤停的病因。对于急诊心搏骤停患者，通过我们团队观察总结，最常见病因的就是心肌梗死、急性主动脉综合征及心包压塞（图18-1），心包压塞症状的发生与积液的量多少关系不大，主要取决于积液产生的速度。血性心包积液易引起心包压塞，早期表现透声较差，内可见密集点状弱回声漂浮，形成红细胞自发显影，随着血性成分转变为凝血块，心包腔内可见条形低回声或中等回声随按压惯性影响在心包腔内漂浮。对于血性心包积液的原因，较常见的是A型主动脉夹层、心肌梗死导致心脏破裂与外伤。针对心脏整体运动情况及心包积液情况，追踪大量心包积液或血性心包积液出现原因进行分析，有利临床尽快找出原发症结。

除上述病因外，心脏超声还可发现右心室功能不全表现（右心室扩大、三尖瓣最大反流速度增加、右心室收缩功能减低等），联合下肢深静脉血栓形成，可高度提示肺栓塞；肺超声筛查气胸、胸腔积液、B线等可早期发现创伤性肺损伤等；心搏骤停期间，血液流动减慢可导致血流瘀滞，在心腔或静脉血管内形成血凝块，严重可阻塞血流通道。此外，主动脉夹层、主动脉瘤破裂、腹腔积液等超声征象均可对心搏骤停的原因和并发症进行检查。

在心肺复苏过程中，如在心脏按压期间，心脏超声可实时监测复苏效果。监测剑突下四腔心切面（图18-2），当左室壁可见按压塌陷性、左室流出道-主动脉可见负向血流频谱，提示按压有效，本次按压提供了每搏输出量。超声观察颈动脉血流可确认自主循环是否恢复。

心脏超声对心搏骤停的预后可做出判断，然而尚缺乏足够的高质量的研究数据支持。

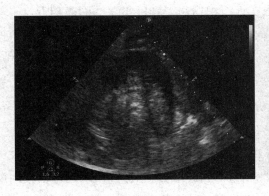

图18-1 心包压塞致心搏骤停

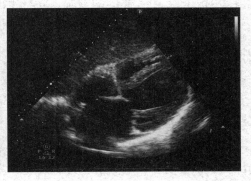

图18-2 心源性休克致心搏骤停患者，于剑突下四腔心切面实时监测心脏按压效果

二、呼吸骤停和复苏

（一）呼吸骤停和复苏概述

呼吸骤停是指呼吸中枢抑制，呼吸节律消失。引起呼吸骤停的原因包括呼吸中枢神经抑制（脑外伤、颅内肿瘤压迫、颅内感染、脑缺血、脑出血等）、气道梗阻（溺水、异物、血块等）、呼吸相关神经–肌肉传导障碍（高危截瘫、神经–肌接头传导疾病等）、此外，休克、中风、药物过量、一氧化碳中毒、窒息等亦可导致呼吸骤停。

（二）呼吸骤停和复苏的超声应用

对于中枢性、气道梗阻、中毒等非肺内渗出性因素导致的呼吸骤停患者，肺超声可见双肺 A 线，胸膜滑动消失，提示肺通气完全消失。

对于溺水、创伤等引起肺渗出性改变的呼吸骤停患者，肺超声可见双肺不均匀 B 线，严重肺泡塌陷可见肺实变。但胸膜滑动均消失。

在执行心肺复苏时，口对口通气、球囊简易呼吸器等人工供氧措施需保证有效的肺通气基础上。肺超声观察发现双侧前胸壁胸膜滑动可见、膈肌处可见膈肌下移，均提示肺通气有效。心肺复苏抢救成功后，双肺胸膜滑动正常存在，且与呼吸节律一致，提示恢复自主呼吸。

（编写：赵浩天　白　杨；审阅：任　珊　龙　玲）

第二节　渗出性肺实变和压缩性肺实变

肺实变和 A 线、B 线不同，它并非伪像，而是实际的超声征象。A 线和 B 线是由于气体存在较大的声阻抗差异导致伪像产生。肺实变是气体几乎被吸收殆尽，肺泡塌陷，大范围的肺叶不受气体的的干扰，而呈现出实性组织回声，和肝组织的回声相近。

肺实变可伴或不伴有胸腔积液。大量胸腔积液时，肺组织收到胸腔内液体压力作用而被压缩，称为压缩性肺实变，超声表现为肺组织呈"海母征"，M 模式下可见"正弦波征"。此类肺实变的肺组织回声较均匀，呈近似肝组织样回声，少见"碎片征"和"支气管征"（图 18-3 左）。胸腔积液的产生原因可为恶性肿瘤、心力衰竭、肝硬化、肾病综合征等因素。

渗出性肺实变多见于肺炎、肺结核等，由于肺组织内部渗出较多，肺泡气体吸收，局部肺组织呈实变，称为渗出性肺实变，超声表现为肺叶的组织样回声不均匀，其内可见多发"碎片征"和"支气管征"，这是因为肺叶的渗出是不均匀的，渗出严重的位置，肺泡内气体完全吸收；渗出较轻的位置，肺泡内残存少量气体，可产生局部大小不一的

"碎片征"及后方"彗星尾"伪像，同时伴少量或无胸腔积液（图18-3右）。

在临床实际场景中，两种肺实变并非完全单一存在的，可能两种情况共存，如肺炎引起渗出性肺实变的同时，由于肺血管通透性的增加也导致了大量的胸腔积液，两者共同作用导致了肺实变的产生。因此，在区分这两类肺实变，我们可以大致通过目测法去辨别。当发现肺实变时，周围少量胸腔积液，且这些胸腔积液的量不足以导致肺叶被压缩成实变，此时考虑渗出性为主；如果胸腔积液为大量，但压缩的肺组织中可见多发"碎片征"和"支气管征"，可认为两种因素合并存在；只有当大量胸腔积液中，实变的肺组织回声均匀时，才可认为是单纯胸腔积液压缩导致。

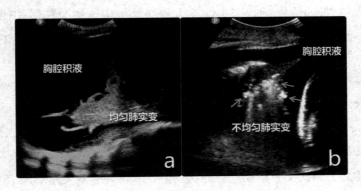

图18-3　压缩性肺实变（左）和渗出性肺实变（右）

注：左图见大量胸腔积液，肺叶被严重压缩，呈肺实变；右图见少量胸腔积液，肺实变不均匀，可见多发"碎片征"，提示肺实变由内部渗出导致。

（编写：赵浩天；审阅：刘　奕　王晓娜）

第三节　肺超声实时监测肺泡可复性评估

一、肺复张概述

肺泡内气体含量接近零时，称为肺泡塌陷，常见有三种类型：①小气道塌陷或关闭导致肺泡含气量减少；②肺泡腔内气体被重吸收，常见于支气管痰痂阻塞等情况；③重症肺炎或急性呼吸窘迫综合征（ARDS）导致的肺实变，疾病分泌物聚集在肺泡腔内，导致肺泡气体消失。

ARDS、全麻手术的患者等大多数会发生肺不张。合并肺不张将导致肺通气和肺换气功能障碍，尤其是肺换气，进而引起低氧血症，术后肺部并发症发生率增高。

肺复张适用于中–重度的ARDS、全麻术后出现肺不张等情况。肺复张通过有创通气，暂时性给予较高的气道正压来增加跨肺压，使得塌陷的肺泡在一定程度上被打开，改善肺泡塌陷区的肺通气效果。常见的肺复张方法包括控制性肺膨胀法、呼气末正压（PEEP）递减法、压力控制法等，利弊不一。

对肺复张的评价方法，胸部 CT 法为金标准，根据塌陷区的 CT 值进行分类，< –900HU 提示过度通气区；–900 ～ –500HU 提示正常通气区；–500 ～ –100HU 提示通气减少区；> –100HU 提示无通气区。尽管给予肺复张前、后肺 CT 的变化可用于评价肺复张效果，然而 CT 检查存在转运风险、辐射剂量累及等诸多不便，对急危重症患者的使用受到限制。

二、肺超声对指导肺泡可复性的评估

肺超声在肺复张评价中，其动态性、无创性、可床边便捷性得到很好的延展。通过对肺复张前、后不同超声征象的变化，可短期迅速、准确地评估塌陷的肺泡是否重新开放。

肺泡塌陷区，肺超声可见肺叶呈组织样回声，提示肺泡腔气体吸收殆尽，肺叶可完全透声（无伪像生产）。在 PEEP 增加后，实变的肺组织转为 B 线或 A 线，提示塌陷的肺泡（肺实变）中进入气体（气 – 水混响伪像为 B 线、肺气为 A 线），对肺复张的评价效果准确性高（图 18-4）。如果 PEEP 增加后，仅见肺实变发生轻微位移，而无肺征象改变，即肺实变仍为肺实变，则提示肺泡仍塌陷，未得到有效复张（图 18-5）。

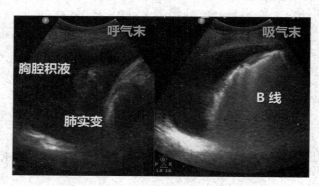

图 18-4　增加 PEEP 后肺实变（肺泡塌陷）转为 B 线（气 – 水伪像），提示肺泡可复张性高

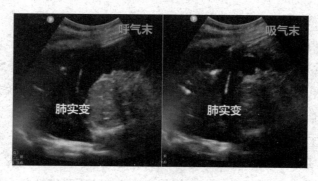

图 18-5　阻塞性肺不张患者（图 18-7）增加 PEEP 后肺实变（肺泡塌陷）
仍为肺实变，提示肺泡可复张性低

对肺复张效果可进行半定量的量化评估。肺超声评分是评价肺泡失充气的量化指标，以此为基础，肺超声再通气评分可作为评价肺泡复张效果的量化方法。根据复张前、后肺超声评分的变化，制定相应的分值（表18-1）。

表18-1　肺泡再通气评分

3分	2分	1分	0分
肺实变→A线	肺实变→离散型B线	肺实变→融合型B线	肺实变→肺实变
–	融合型B线→A线	融合型B线→离散型B线	融合型B线→离散型B线
–	–	离散型B线→A线	离散型B线→离散型B线

三、肺实变和肺不张鉴别（肺泡充气复张试验）

对于存在肺实变超声表现的患者，鉴别炎性肺实变和阻塞性肺不张尤为重要。传统观察支气管征是一种有效的方法，使用超声观察肺实变内的强回声线样支气管随呼吸运动的变化，支气管内无流动感为静态支气管征，提示阻塞性肺不张，支气管内可见气体或液体流动为动态支气管征，提示炎症渗出导致的肺不张。

然而，在实际临床工作中，动态支气管征并不总是明显显示，对于呼吸幅度较弱的患者，肺下叶、远端末梢支气管的动态性很难被识别。因此，我科在出诊床旁工作中总结经验，设计了肺泡充气复张试验，即于呼气末期观察肺实变情况，并嘱患者深吸气，如果吸气过程中肺实变转变为B线或A线，提示该实变区域的肺泡可被吸入气体所打开，则不存在阻塞性肺不张；如果肺实变无变化，提示该实变区域的肺泡无法充气，提示阻塞性肺不张可能，建议临床医师予以纤维支气管镜进一步检查。

（编写：赵浩天；审阅：王华伟）

第四节　联合心肺超声新技术——斑点追踪技术对肺超声的辅助价值

一、斑点追踪技术概述

斑点追踪超声心动图（speckle tracking echocardiography，STE）是利用超声斑点追踪技术，在二维超声图像基础上，在室壁中选定一定范围的感兴趣区，随着心动周期，分析软件根据组织灰阶自动追踪上诉感兴趣区内不同像素的心肌组织在一帧帧图像中的位置，并与第一帧图像的位置相比较，计算整个感兴趣区内各节段心肌的位移大小。

由于斑点追踪技术与组织多普勒频移无关，因此不受声束方向与室壁运动方向间夹角的影响，没有角度依赖性，因此斑点追踪超声心动图更能准确反映心肌的运动。

斑点追踪超声心动图通过测量组织的位移，可计算出心肌组织的应变。应变（strain）在物理学上是指物体的相对形变。心肌应变是指心肌在外力作用下极小的变形，可用来评价局部心肌的收缩及舒张功能、血供情况、心肌活力等。

心脏的心肌细胞包括纵行和横行肌纤维，即内、外层的螺旋形肌束和中层的环形肌束，因此心肌的收缩和舒张运动基本包括4个运动：纵向（longitudinal）运动，表示心脏长轴方向的运动；径向（radial）运动，表示心脏短轴方向的运动；圆周（circumferential）运动，表示心脏短轴方向的环形运动；旋转（rotational）角度，表示心脏短轴方向的旋转角度。其中，纵向、径向、圆周应变为其相对应运动方向上的平均应变值。旋转角度为从心尖到心底方向观察的旋转角度。

二维斑点技术在临床上有以下作用：①定量评价心肌各节段的收缩和舒张功能。心肌应变与心脏的收缩及舒张功能密切相关，心肌应变通过测量各节段的形变，能准确评估心脏的收缩及舒张功能（图18-6）。②定量评价心肌缺血。超声应变成像较我们常规目测心肌室壁运动及室壁增厚率更加敏感。在常规二维超声测量心脏收缩及舒张功能在正常范围内时，二维斑点追踪技术既能准确、有预见性地评估出有临床价值的应变值，对临床疾病的诊断具有极高的意义。

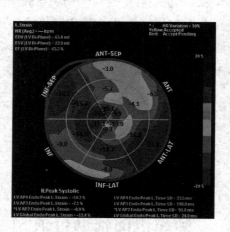

图18-6　二维斑点追踪技术评价17节段心肌纵向运动的牛眼图

二、斑点追踪技术联合肺超声的应用

斑点追踪技术对心肌受损有较高的评估价值，可早于左室射血分数指标发现心功能异常。早期心肌梗死、潜在的心肌缺血、射血分数保留的心力衰竭等患者，在容量相对过负荷后可诱发肺水肿，然而左心功能的常规超声指标常无法发现阳性问题。

我们肺超声团队在多年来床旁出诊实践工作中发现，对于一些左室射血分数＞50%但出现合并心源性肺水肿的患者，二维斑点追踪技术测量的左室长轴纵向应变值（GLPS）明显低于正常水平。而对于肺超声诊断为肺炎或急性呼吸窘迫综合征等非心源性肺疾病时，GLPS 多数在正常范围，少数可合并 GLPS 下降，但与肺疾病的发生并无关系。

美中不足的是，斑点追踪技术对心脏切面的要求极高，需完整采集左室长轴、短轴各多个切面方可保证后续分析软件的顺利进行。对于平时床旁出诊工作，如急诊科端坐呼吸的喘憋患者、ICU 内平卧无法翻身的患者，接受机械通气或呼吸驱动过强，常常无法获取稳定的心脏切面，因此该技术的使用受到较大的限制。

（编写：宋艳萍；审阅：孙　丽　赵浩天）

第五节　联合心肺超声在血液透析患者容量负荷评估中的应用

一、容量负荷与容量反应性的概念

（一）容量负荷的意义

容量负荷是静态指标，反映机体循环中血量充盈程度。容量负荷是机体在维持正常血压的条件下，保证全身各脏器有效灌注所需的血容量。机体容量状态和心功能之间的平衡是血流动力学稳定的重要组成部分。临床诊疗中会出现各种原因导致的容量情况变化。

对于机体负荷状态的描述有三种：容量过负荷、容量不足、容量正常范围。不同的容量情况下，机体的临床表现会有所不同，当机体处于容量过负荷状态时，可能会出现血压升高、皮下软组织水肿、浆膜腔积液、气促、咳粉红色泡沫痰等；当机体处于容量不足状态时，可能会出现发绀、皮肤湿冷、少尿等。临床中针对此两种病理容量状态的处理措施是截然相反的，因此，给予治疗措施前，准确评估容量负荷是前提。

需注意的是，容量负荷是相对于自身状态而定，在不同个体中是不同的状态。同时，在同一机体内，自身稳态平衡的不同节点下，容量状态也会随之改变，因此，容量状态评估是一个相对概念。比如一个心脏泵功能健康的人，在输注 2000ml 液体后，依然可以通过改变心肌初长度和增加心肌收缩力从而缓冲多余的容量，使得机体处于容量正常范围；而一个突发急性左心衰的患者，自身原本不多的容量可转化为过负荷状态，需要脱水利尿治疗。因此，评估容量负荷需结合自身实际。

（二）容量反应性的意义

容量反应性是动态指标，指经扩容补液治疗后，患者的心输出量 / 每搏输出量 / 心指数较补液前升高 10% ~ 15%（10% 表示有容量反应性，15% 表示容量反应性良好），以此定义为容量反应性阳性，反之为阴性。

对于容量反应性为阴性的患者，需严格限制液体摄入。但临床中往往为明确容量反应性而进行补液试验，一旦为阴性结果，将存在诱发肺水肿的风险。这里需要提到 Frank–Starling 曲线（图 18-7），即正常机体的心脏在一定补液后心输出量增加，提示存在容量反应性；而补液超过负荷后心输出量不再增加，无容量反应性提示机体已达到曲线的"平台支"，盲目补液会引起肺水肿、右心增大、体循环充盈等一系列严重后果。

对于容量反应性的评估，临床中以补液试验（500ml 液体快速输注）为"金标准"。此外，若干静态指标和动态指标被证实可用于评估容量反应性，其中脉搏压变异度、被动抬腿试验、呼气末阻断试验、呼气末二氧化碳分压监测等动态方法被广泛应用于重症监护病房，然而其获取需有创血流动力学监测设备和（或）机械通气，并不适用于普通病房。静态指标如中心静脉压等近年来被证实对容量反应性评估价值很小，不建议使用。

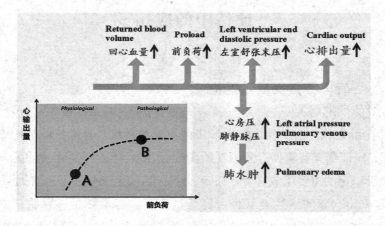

图 18-7　心功能 Frank–Starling 曲线示意图，A 点为上升支，B 点为平台支

二、血液透析患者的容量负荷评估方法简介

血液透析患者由于肾功能的丧失，自身容量平衡调节机制功能降低，其容量状态可能处于过负荷，也可能处于容量不足状态；容量的剧烈波动会增加透析患者的死亡率，因此临床需要精准、即时、高效的容量评估手段。临床中常用的方法有：询问病史，查体，监测出入量、体重、血压，人体成分分析，N 末端脑钠肽前体（BNP），放射性核素检查等，根据患者病情情况及医院配置情况所采用的容量评估方法有所不同。

BNP 是心衰和容量过负荷患者常用的传统实验室指标，然而其准确性有限，且受多种心脏疾病干扰较大；人体成分分析技术可通过分析患者体重、干体重等诸多指标，计算机体容量过负荷的量，从而制定透析目标。然而，传统的容量监测方法准确性高低不一，且存在重复性差、花费较高、有放射性等不足，对于危重、卧床的血液透析患者难以做到实时评价。床旁心肺超声技术作为床旁检查的可视化工具，可动态监测患者的容量状态，精准的定性鉴别和定量评估价值，尤其对于危重患者及透析期间的患者，可实时监测指导脱水或补液治疗（图 18-8）。

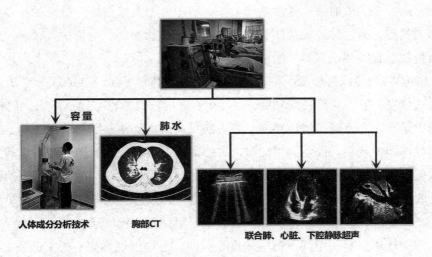

图 18-8　透析患者容量负荷与血管外肺水技术监测技术

三、联合心 – 肺 – 下腔静脉超声对血液透析患者容量负荷评估

（一）肺超声评估容量负荷

正常肺通气状态可见肺超声 A 线征象，当肺循环液体负荷增加，在静水压作用下可渗漏入肺间质和肺泡，充填肺间质而产生 B 线，当肺内液体完全使肺组织塌陷，呈肺实变，如同吸满液体的海绵。散在的、相互独立的 B 线提示肺间质水肿，也叫"肺间隔火箭征"，与胸部 X 线的 Kerley-B 线有相同之处；聚集的、融合的 B 线提示肺间质和肺泡均水肿，也叫"磨玻璃火箭征"，与胸部 CT 中的磨玻璃样改变相似。因此，使用肺超声在血液透析前后对患者进行扫查，可对患者是否存在肺水肿、透析后肺水肿是否消除、是否需要继续透析等关键问题进行逐一解答，实时监测并指导脱水策略（图 18-9）。

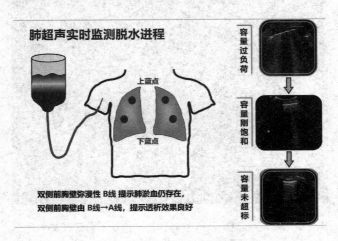

图 18-9　肺超声实时监测血液透析患者容量状态

（二）心脏超声评估容量负荷

心脏超声可即时评估患者的心脏收缩和舒张功能。左室舒张末期容积增大、左心室充盈压升高、二尖瓣血流峰速度增加、左心房压力增大等指标均可提示左心室处于前负荷过高的状态，而这种高充盈压状态的左心室很可能处于"饱负荷"状态，进一步液体正平衡将加重肺循环淤血，产生或增加血管外肺水含量。

右心功能的测量同样重要。右心室心肌较薄，其斜形肌纤维的成分也决定了在功能学中无法像左心室一样维持泵功能。右心功能对容量负荷也有提示作用，正常状态下，右室心输出量与左心室输出量应相同，右心前负荷的增加使心肌初长度改变，超声下可观测到心腔体积的变化。前负荷增加时，右心室可通过调节心肌初长度适应前负荷的增加，但储备量有限，超出耐受力可导致右心扩张；但后负荷增加时，右心室的耐受性极差，轻度的后负荷增加即可导致右心室功能不全。肺水肿提示肺循环处于过负荷状态，因此右心必将受累，通过心脏超声观察右心室受累情况（代偿状态、失代偿状态）可对心功能和体循环淤血有一定的了解。超声心尖四腔心切面观察到右心室面积/左心室面积＞0.6提示中度右心功能不全，比值＞1提示重度右心功能不全。三尖瓣环收缩期位移和组织多普勒收缩期最大运动速度等指标对右心室收缩性能有较好的评估价值。慢性肾衰竭尿毒症的患者，因自身容量调控障碍，更易出现心功能不全的表现，通过心脏超声对容量管理有确切的指导意义。因此，在评估肺超声同时，联合心脏超声可对血流动力学状态有更深层次的认识。

（三）下腔静脉超声评估容量负荷

下腔静脉连接右心，作为较大的容量血管有良好的血管顺应性，对血液透析患者的容量评估具有确切意义（图18-10）。一项研究表明，当取呼气末下腔静脉内径

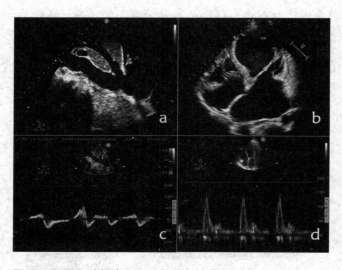

图18-10 心脏超声及下腔静脉超声指标对容量负荷的评估

注：a. 下腔静脉扩张；b. 左心增大；c. 肝静脉频谱异常；d. 二尖瓣血流速度E/A＞2。

17.7mm 为截断值时，其诊断容量过负荷的价值为 0.719，敏感性和特异性分别为 58.3% 和 81.2%，表明容量负荷增加时，静脉回流增加，下腔静脉作为容量血管扩张，内径增大。当下腔静脉内径增大时，其随呼吸内径变化程度减弱，研究显示当下腔静脉内径变异度以 30% 作为截断值时，其诊断容量过负荷的 ROC 曲线下面积为 0.696，敏感性和特异性分别为 81.3% 和 58.3%。下腔静脉内径与血液透析患者干体质量之间也存在良好的相关性，下腔静脉内径及变异度是评估血液透析患者容量状况的可靠指标。

四、联合心 - 肺 - 下腔静脉超声对血液透析患者血管外肺水含量评估

（一）肺超声评估血管外肺水

血管外肺水的评估主要依靠肺超声，通过对胸壁 12 分区的肺野内进行扫查，记录并计算半定量肺超声评分的总分，从而量化血管外肺水含量。肺超声肺水评分与有创血流动力学的"金标准"指标血管外肺水指数呈高度的正相关性。对于各种原因所致的接受血液透析治疗的急性或慢性肾衰竭患者，在透析前后进行肺超声检查，透析后 B 线的数量明显少于透析前。其中一项针对透析患者透析间期急性肺水肿的肺超声评分（A 线记为 0 分；B 线 ≥ 3 条且相互分离记为 1 分；弥漫 B 线相互融合记为 2 分；肺实变记为 3 分）研究显示，前胸壁肺超声评分是透析间期急性肺水肿的独立预测因素。另一项关于慢性肾衰竭患者的 8 分区肺超声研究显示，肺超声评分对血管外肺水含量评估的价值略优于人体成分分析技术，且肺超声 B 线数量与人体干体质量之间存在较好的相关性。王泽凯等人研究发现，肺超声 A 线区域越少，提示慢性肾衰竭患者的肺水越多。

（二）心脏超声和下腔静脉超声辅助评估血管外肺水

心脏超声和下腔静脉超声在评估血管外肺水中处于辅助手段，帮助确认双肺 B 线是否为肺水肿（鉴别于其他双肺 B 线疾病，如肺炎、肺间质纤维化等）。心脏结构和功能指标对评估左心室充盈压和左房压有良好的价值，两者是肺水肿产生的前提。我们团队研究显示，在血液透析间期，肺水肿患者较无肺水肿患者的左心房面积更大，而左心房面积变化率更小。多因素分析显示，左心房面积变化率是透析患者肺水肿发生的独立因素。

下腔静脉随着呼吸节律的变动及胸腔压力变化，其内径发生规律性变化：自然吸气时胸腔内负压增加，回心血量增加，下腔静脉内径塌陷；自然呼气时胸腔内压力增加，静脉回心血量减少，下腔静脉内径回弹。而呼吸机辅助通气情况下，下腔静脉内径变化与自然呼吸状态下的变化完全相反。下腔静脉扩张和固定状态，提示右房压增高，在除外右心单独因素造成的右房压增高后，可推测肺循环同样处于容量过度的状态，间接表明肺野内 B 线是肺水肿导致的。

（编写：赵　鹏　王泽凯；审阅：赵浩天）

第六节　联合心－肺－膈肌超声在机械通气撤机困难中的筛查

一、撤机困难简介

撤机失败指撤机 48 小时后无法维持自主呼吸，再次接受机械通气维持或死亡。撤机困难指需 3 次自主呼吸试验或首次自主呼吸试验后 7 天内撤机。延迟撤机指大于 3 次自主呼吸试验失败，或首次自主呼吸试验后 7 天内仍未撤机成功。

机械通气是治疗以低氧血症和呼吸衰竭为主的呼吸系统重症疾病的重要手段。然而，约 20% 的患者发生撤机失败，将面临呼吸功能恶化、再次气管插管甚至死亡等风险，预后不良。准确评估机械通气患者能否耐受撤机，对降低撤机失败发生率、相关并发症发生率和病死率均有重大意义。

撤机失败分为 5 种情况，简写为 "ABCDE"，具体为：A（airway）：气道和肺支气管因素，包括气道肺顺应性下降、气道梗阻导致呼吸阻力增加等；B（brain）：脑功能方面因素，包括谵妄、认知障碍、镇静类药物的呼吸中枢抑制作用等；C（cardiac）：心功能因素，包括左心室收缩或舒张功能不全、二尖瓣限流等导致的撤机相关性肺水肿；D（diaphragm）：膈肌功能因素，以机械通气诱导的膈肌功能障碍为主；E（endocrine）：内分泌相关因素。

以上 5 个因素中，心、肺、膈肌因素占 90% 以上，几乎涵盖了撤机失败的常见原因。传统撤机筛查方案中，在撤机前，通过 B 型脑利钠肽（BNP）或心肌酶指标评估心功能、通过诱发膈肌电位等方法评估膈肌功能、通过胸片、呼吸机指标等评估肺功能，然而各指标准确性不一。自主呼吸试验是目前重症监护病房常用的撤机评估方式，断开呼吸机连接，通过 "T" 形管接气管导管，使患者进行自主呼吸，能耐受约 30 分钟至 1 小时即通过了自主呼吸试验，可进行撤机拔管。然而，在真实临床场景中，一定比例的患者在自主呼吸试验期间凭借辅助呼吸肌（肋间肌、腹肌等）代偿做功，掩盖了膈肌萎缩的事实，从而 "混过" 了自主呼吸试验，然而在撤机后 48 小时内由于辅助呼吸肌的疲劳，而再次发生呼吸衰竭。因此，准确的撤机评估尤为重要。

二、心－肺－膈肌超声在撤机评估中的应用

心、肺、膈肌 3 个器官结构和功能评估均可通过超声执行，因此，在撤机前实施心、肺、膈肌联合超声的筛查可起到重要作用。膈肌是主要的吸气肌，膈肌失用性萎缩、膈神经麻痹、膈肌机械性上移等因素均可导致膈肌收缩功能减低，从而导致患者无法耐受撤机后自主呼吸。膈肌移动度是目前公认的最简便、准确性高的膈肌功能评估方法。

膈肌移动度＜10mm 提示膈肌功能减低，预示撤机失败风险。膈肌厚度＜2mm 提示膈肌变薄，可能存在机械通气诱导的膈肌萎缩。膈肌增厚率（平静呼吸时厚度的收缩变化）可反映膈肌收缩原动力，该指标正常范围在 20%～36%，低于此阈值下限高度预警撤机失败。膈肌功能具体评估方法详见第十三章膈肌功能的超声评估。

心源性撤机失败的机制是撤机过程使胸腔内正压转为负压，降低了右心室后负荷，从而增加静脉回流，当心功能不足以代偿因撤机引起的静脉回心血流的增加量时，瘀滞的血液导致肺毛细血管的静水压增高，肺水肿形成。因此，心源性撤机失败是基于心功能不全的基础上，其发病过程可以看作为"对心功能不全患者进行自体补液"，即改变体循环血液的重新分布，导致了肺水肿的发生。研究显示，撤机成功组与失败组的左室射血分数（LVEF）之间无明显统计学差异（55% VS 60%），而成功组的侧壁 e' 明显高于失败组（10cm/s VS 7cm/s），E/e' 明显低于失败组（8.4 VS 15.7），表明左室舒张功能在撤机失败中的意义高于收缩功能。另一项研究同样发现，成功组室间隔 E/e' 和侧壁 E/e' 均低于失败组（分别 7.66 VS 11.55、5.35 VS 10.83），而 LVEF 无统计学差异（58.5% VS 60.4%）。

肺源性因素包括肺内原发病的治疗转归，以肺炎、ARDS 等肺部原发病收治的机械通气患者，肺内渗出越多、肺通气则越差，肺超声评分越高，撤机失败风险越高。因此，肺超声筛查 B 线分布区域、B 线密集程度、有无肺实变、胸腔积液量等因素，对撤机失败有较好的评估价值，避免不必要的撤机风险。

对于联合心 - 肺 - 膈肌超声评估机械通气撤机，根据我院超声科和重症医学科多年合作经验，设计如下检查流程（图 18-11），供参考。

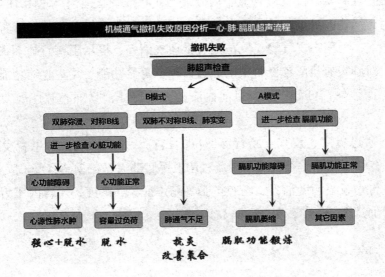

图 18-11　撤机失败的心 - 肺 - 膈肌超声筛查流程

（编写：赵浩天；审阅：龙　玲　王华伟）

第七节　胃肠－肺脏联合超声检查对误吸性肺炎的诊断与评估

一、反流和误吸性肺炎简介

肺炎的产生有多种原因。误吸性肺炎是由于吸入胃内容物、颗粒性物质、分泌物及刺激性气体或液体导致肺部损伤，表现为肺部炎症渗出或非心源性肺水肿。胃内容物反流导致的误吸较常见，基于胃窦收缩功能下降、胃蠕动减低导致的胃扩张和胃潴留，在一过性食管下括约肌松弛时可发生反流，对于高龄、卧床、监护病房无法移动的患者，反流导致肺部误吸的风险大大增加。误吸性肺炎的严重程度和吸入胃液的容量和性质相关，可导致患者出现呼吸困难、喘憋明显、干咳、心率增快，双肺可闻及湿啰音。严重可合并低血压、休克等症状。

二、误吸性肺炎的胃肠－肺脏联合超声评估

肺超声对肺炎的诊断价值极高（详见第三章肺炎的超声诊断）。轻度渗出区域，肺超声表现为局灶性 B 线；严重渗出导致肺泡大面积塌陷的肺组织，超声可鉴别肺实变和胸腔积液，指导是否需要穿刺抽液治疗。

在肺实变中，多处可见"碎片征"高度提示渗出导致的肺实变，区别于大量胸腔积液导致的压缩性肺实变。支气管显影后表现为线状或管状强回声（图 18-12），应进行动态观察，支气管内可见流动感，即动态支气管充气征，提示该支气管所支配区域的肺泡仍存在通气；而静态支气管充气征则表示通气消失，提示阻塞性肺不张。

心脏超声对肺炎有排除诊断价值。通过对左室舒张功能、左室收缩功能、左房压、容量负荷等方面评估，可分析患者目前血流动力学特征，除外心源性因素导致的呼吸困难。

胃部超声通过胃底、胃窦、肠管等部位的扫查，并询问病史，患者发病前上一次进食的时间，有助于判断是否胃潴留或肠梗阻。胃底部大量流动感食糜（固态或液态）、胃窦部充盈、胃窦收缩幅度消失、肠腔扩张等超声征象，高度提示胃内压力较高，反流和误吸风险增加（图 18-13、图 18-14）。

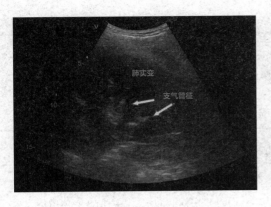

图 18-12 误吸性肺炎的肺超声表现：
肺实变和动态支气管征

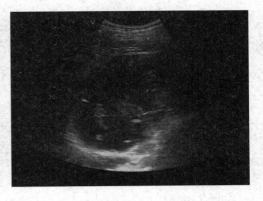

图 18-13 误吸性肺炎的胃底超声表现：
大量食糜

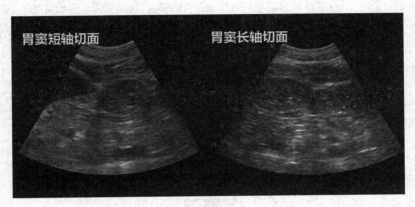

图 18-14 误吸性肺炎的胃窦超声表现：胃窦蠕动减低、收缩性能消失

在出诊急诊床旁超声时，由于抢救性质，需要我们短时间内快速做出判断。因此，快速评估胃肠功能是重要的。结合我院超声科日常工作经验，建议采取以下流程：

（1）快速通过扫查胃部各切面，判断是否存在胃内容物，并询问患者距上次进食时间。

（2）对根据胃内容物进行定性和定量评估（表 18-2），并根据定量公式粗算胃残余量（表 18-3），并半定量评估误吸风险（图 18-15）。

（3）观察 2 分钟内胃窦收缩次数、胃窦收缩幅度〔公式：（舒张末面积－收缩末面积）/舒张末面积〕、胃窦运动指数等指标，并观察肠管是否扩张，是否存在肠梗阻特征等。

表 18-2　胃内容物的快速定性评估

	空胃	清水	牛奶或脓液	固体
胃窦短轴形状	扁平或椭圆形	膨胀的圆形	膨胀的圆形	膨胀的圆形
胃窦壁	增粗、突出的固有肌层	较薄的	较薄的	较薄的

续表

	空胃	清水	牛奶或脓液	固体
胃内容物回声	无回声或低回声，"牛眼征"	低回声	高回声"星夜征"	高回声"磨玻璃征"
胃窦蠕动情况	无	可见快速蠕动	可见蠕动	可见慢速蠕动

表 18-3　胃残余量的超声定量评估法（以 2013 年公式准确性最佳）

作者（年份）	胃残余量（GRV）计算公式
Perlas（2009）	$GRV（ml）= 372.54 + 282.49 × \log 胃窦横截面积_{RLD} − 1.68 × 体质量$
Bouvet（2011）	$GRV（ml）= 215 + 57 × \log 胃窦横截面积_{RLD} − 0.78 × 年龄 − 0.16 × 身高 − 0.25 × 体质量 − 0.80 × ASA 分级 + 16ml（急诊抢救情况）+ 10ml（术前服用 100ml 抑酸药物）$
Schmitz（2012）	$GRV（ml/kg）= 0.009 × 胃窦横截面积_{LD} − 1.36$
Perlas（2013）	$GRV（ml）= 27.0 + 14.6 × 胃窦横截面积_{LD} − 1.28 × 年龄$

［来源：赵浩天，龙玲，任珊，等.超声监测胃残余量对肠内营养实施的指导和评估新进展.肠外与肠内营养，2020，27（1）：56-60.］

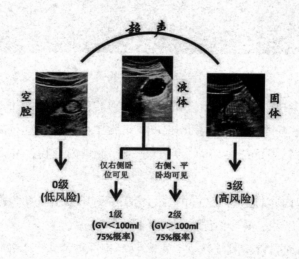

图 18-15　胃内容物 - 误吸风险的半定量评估

（编写：赵浩天　龙　玲；审阅：杨　明）

第八节　肺超声的适用性和局限性

一、肺超声的适用性

超声作为和 CT、X 线并列的医院普及的影像学工具，自身具有床旁便捷性、无辐射损伤、动态扫查和观察等诸多优势。然而气体作为超声波的"禁区"，肺脏多年来始终无法成为超声检查的一部分。

肺超声近几年的问世打破了肺组织无法开展超声检查的定论。最早于重症监护病房内，绝大多数急性呼吸困难的肺内病理生理学变化均源自"气体"和"液体"比例的失衡。气体比例异常增多：气胸（胸膜腔进入过量气体）、慢性阻塞性肺疾病/哮喘（肺总量和残气量增加）、肺栓塞（通气/血流比例失调）等；液体比例异常增多：肺水肿（血管内液体转移至血管外，渗漏入肺间质及肺泡）、肺炎（炎症渗出至肺间质及肺泡）、胸腔积液（胸膜腔内进入过量液体）等。以上疾病对于急危重症患者时常发生，作为原发性或继发性呼吸困难，增加了患者的住院时间、机械通气时间和死亡率。

肺超声最适用的场景是针对突发的急性呼吸困难原因的快速鉴别诊断。对于不明原因的急性呼吸困难患者，采用传统的听诊、胸部 CT、血常规、血气分析、B 型钠尿肽（BNP）等联合诊断，存在耗时长、辐射损伤、感染风险、诊断性能不稳定等不便，诊断完成所花费时间较长。肺超声技术，与超声心动图、下腔静脉超声、下肢静脉超声等联合快速定性筛查，可于 5 ~ 10 分钟为急性呼吸困难患者做出第一时间的诊断和鉴别诊断，其快速、准确的优势为临床决策提供了巨大的帮助。

对于急性呼吸困难合并循环衰竭（休克）的患者，联合心肺超声技术除了对急性呼吸困难做出诊断，亦可对休克病因进行探查，鉴别低血容量性休克、心源性休克、梗阻性休克和分布性休克这 4 种主要的休克类型。对于复杂的休克类型，联合心肺超声可将诊断目标进行"窄化"，即排除掉可能因素，从而避免错误的治疗决策。

比如，面对一例合并两种或两种以上休克类型的复杂休克，超声发现下腔静脉扩张固定、右心增大，提示大约处于容量相对过负荷状态，此时应避免液体的快速输注，以免加重体循环淤血和脏器衰竭。再比如，面对一个左室射血分数降低、双肺不均匀渗出 B 线、下腔静脉扩张固定为主要超声表现的休克患者，联合心肺超声第一时间无法准确判断是"感染性休克合并心肌抑制"，还是"急性左心衰竭合并肺感染"，但我们的超声征象可以提示临床医师：可给予强心、升血压作为治疗方向，应避免液体的过量输注。

因此，呼吸困难症状越重，循环功能就越差，肺超声的应用阳性价值就越明显。

对于轻度胸闷、胸痛，或一过性胸前区不适的病情稳定的患者，肺超声检查可能无法发现阳性表现。这说明，肺超声在用于急危重症患者时，其诊断效能往往更优。

二、肺超声的局限性

肺超声应用的局限性主要是超声波技术自身特点所带来的局限性。皮下气肿是一种严重阻碍声波传导的疾病。当患者发生广泛皮下气肿时，声波穿越皮肤层后方遭遇气体即发生全反射，远场可见类似于 A 线的回声，其原理与 A 线相同，均为气体与固体界面声阻抗差异过大而发生的混响伪像。此外，不均匀的皮下气肿也可表现为杂乱的伪像（图 18-16）。由于皮下气肿阻挡了超声波的进程，因此胸膜和肺组织无法探及，肺超声无法应用于皮下气肿的患者，此时建议采取肺 CT 检查（图 18-17）。

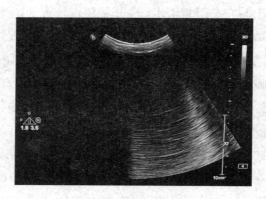

图 18-16　皮下气肿的肺超声表现

注：皮下因气体存在而无法透声，呈现杂乱伪像

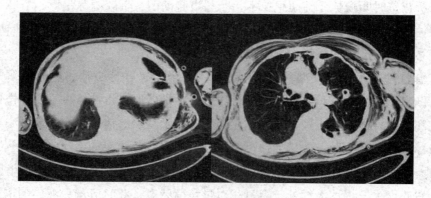

图 18-17　皮下气肿的 CT 表现

此外，肺超声应用的局限性还包括：①胸腹部创伤、术后的患者，由于胸部敷料包扎，超声无法触及胸壁，则无法进行肺超声检查；②肥胖患者，由于脂肪层较厚，超声波传导衰减增加，胸膜显示不清，后方伪像无法辨别，声像效果欠佳；③孕妇，膈肌上抬，导致胸膜滑动难以辨别，胸膜滑动幅度和膈肌移动度测量值偏小；④脊柱或肋骨严重畸形者，骨头阻碍声波传导，肺超声检查是通过肋间隙观察肺组织。不规则的骨结

构将阻碍部分肺区域的扫查，造成漏诊；⑤肋间隙过窄，凸阵探头横架于相邻肋骨上，与肋间隙贴合度差，即使增加耦合剂涂层，仍然无法获取满意的声像图（图18-18）。

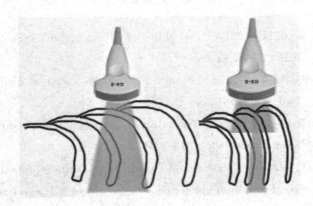

图18-18 超声波经肋间隙作为扫查肺部的声窗

对于肺超声的局限性，还有一个很重要的点，就是位于深层的肺部病变，超声可能无法探查到。以肺炎为例，超声波通过胸膜后，触及胸膜后方肺间质渗出而产生多重混响伪像，我们可以观察到B线；当病变位于深层而未达胸膜，超声波在遇到胸膜层和肺气界面时，已产生全反射，因此无声波传导至深层的肺部病变，导致漏诊发生（图18-19）。同理，肺超声对肺肿瘤的筛查也只能发现累及胸膜的肿瘤，对于肺组织深层的肿瘤无法探及。这种情况是肺超声的局限性之一。

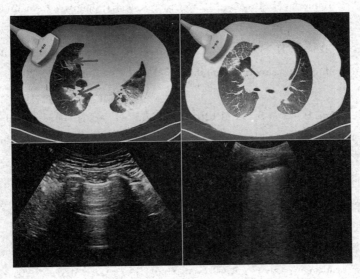

图18-19 超声波经肋间隙作为扫查肺部的声窗

　　注：蓝色箭头为肺组织深层的炎症渗出，未累及胸膜，超声可见A线，无法探及炎症；红色箭头为累及胸膜的炎症病灶，可经超声发现B线。

（编写：苏　姗；审阅：赵浩天）

参考文献

[1]Hussein L, Rehman MA, Sajid R, et al.Bedside ultrasound in cardiac standstill : a clinical review[J].Ultrasound J, 2019, 11（1）: 35.

[2]Gottlieb M, Sundaram T, Olszynski P, et al.Just the facts : point-of-care ultrasound in cardiac arrest[J].CJEM, 2022, 24(6) : 579-581..

[3]Hu K, Gupta N, Teran F, et al.Variability in interpretation of cardiac standstill among physician sonographers[J].Ann Emerg Med, 2018, 71（2）: 193-198.

[4]Lichtenstein D, Malbrain ML.Critical care ultrasound in cardiac arrest.Technological requirements for performing the SESAME-protocol-a holistic approach[J].Anaesthesiol Intensive Ther, 2015, 47（5）: 471-481.

[5]Beekman R, Crawford A, Mazurek MH, et al.Bedside monitoring of hypoxic ischemic brain injury using low-field, portable brain magnetic resonance imaging after cardiac arrest[J].Resuscitation, 2022, 176 : 150-158.

[6] 杨宁，姚远，赵亮，等.急诊床旁超声在院外心脏骤停患者救治中的临床应用价值 [J]. 浙江医学，2021，43（14）: 1582-1585.

[7] 李鹏飞，聂时南. 床旁超声在心脏骤停的应用进展 [J]. 医学研究生学报，2019，32（5）: 557-560.

[8]Jonkman AH, Ranieri VM, Brochard L.Lung recruitment[J].Intensive Care Med, 2022, 48（7）: 936-938.

[9]Bouhemad B, Brisson H, Le-Guen M, et al.Bedside ultrasound assessment of positive end-expiratory pressure-induced lung recruitment[J].Am J Respir Crit Care Med, 2011, 183（3）: 341-347.

[10]Park SK, Yang H, Yoo S, et al.Ultrasound-guided versus conventional lung recruitment manoeuvres in laparoscopic gynaecological surgery : A randomised controlled trial[J].Eur J Anaesthesiol, 2021, 38（3）: 275-284.

[11]Chiumello D, Mongodi S, Algieri I, et al.Assessment of lung aeration and recruitment by CT scan and ultrasound in acute respiratory distress syndrome patients[J].Crit Care Med, 2018, 46（11）: 1761-1768.

[12]Chiumello D, Arnal JM, Umbrello M, et al.Hysteresis and lung recruitment in acute respiratory distress syndrome patients : A CT Scan Study[J].Crit Care Med, 2020, 48（10）: 1494-1502.

[13]Abushady NM, Awad HAS, Kamel DR, et al.Role of lung ultrasound in the assessment of recruitment maneuvers in ventilated preterm neonates with respiratory distress syndrome and its correlation with tracheal IL-6 levels : A randomized controlled trial[J].J Neonatal Perinatal Med, 2021,

14（3）：369-374.

[14]Stevic N，Chatelain E，Dargent A，et al.Lung recruitability evaluated by recruitment-to-inflation ratio and lung ultrasound in COVID-19 acute respiratory distress syndrome[J].Am J Respir Crit Care Med，2021，203（8）：1025-1027.

[15]Sun L，Wu L，Zhang K，et al.Lung ultrasound evaluation of incremental PEEP recruitment maneuver in children undergoing cardiac surgery[J].Pediatr Pulmonol，2020，55（5）：1273-1281.

[16]Lee JH，Choi S，Ji SH，et al.Effect of an ultrasound-guided lung recruitment manoeuvre on postoperative atelectasis in children：a randomised controlled trial[J].Eur J Anaesthesiol，2020，37（8）：719-727.

[17]封在李，杨明杰，段正凡，等.肺脏超声在新生儿肺复张检查和评估撤机中的临床应用价值[J].四川医学，2021，42（10）：976-979.

[18]罗前程，刘瑞，曲凯丽，等.床旁即时肺部超声结合压力-容积曲线设定PEEP对ARDS肺复张的临床评价[J].宁夏医科大学学报，2021，43（1）：22-28.

[19]袁佳辉，陈敏，陈上仲，等.左心室整体纵向应变对脓毒症/脓毒性休克患者预后影响的Meta分析[J].中华危重病急救医学，2018，30（9）：842-847.

[20]Miller DL，Dou C，Raghavendran K，et al.Variation of diagnostic ultrasound-induced pulmonary capillary hemorrhage with fraction of inspired oxygen[J].Ultrasound Med Biol，2020，46（8）：1978-1985.

[21]Lindqvist P，Henein M.Left atrial strain rate during atrial contraction predicts raised pulmonary capillary wedge pressure：evidence for left atrio-ventricular interaction[J].Int J Cardiovasc Imaging，2021，37（5）：1529-1538.

[22]Marik PE，Monnet X，Teboul JL.Hemodynamic parameters to guide fuid therap[J].Ann Intensive Care，2011，1（1）：1-9.

[23]赵浩天，龙玲，任珊，等.休克患者容量反应性评估策略[J].实用休克杂志（中英文），2019，3（6）：355-358，372.

[24]赵浩天，龙玲，任珊，等.下腔静脉指标评估脓毒症休克患者容量反应性的可靠性再思考[J].中国急救医学，2020，40（8）：763-767.

[25]王泽凯，赵浩天，赵鹏，等.对比肺超声与人体成分分析对维持性透析患者容量负荷的评估效力[J].中国超声医学杂志，2021，37（6）：624-628.

[26]Gargani L，Lionetti V，Di Cristofano C，et al.Early detection of acute lung injury uncoupled to hypoxemia in pigs using ultrasound lung comets[J].Crit Care Med，2007，35（12）：2769-2774.

[27]王泽凯，龙玲，赵鹏，等.超声评估慢性肾功能衰竭合并高血压病的维持性血液透析患者容量状态的价值[J].临床超声医学杂志，2022，24（01）：71-73.

[28]Vignon P，Aithssain A，Francois B，et al.Echocardiographic assessment of pulmonary artery occlusion pressure in ventilated patients：a transoesophageal study[J].Critical Care，2008，12（1）：R18.

[29] 赵浩天，王泽凯，赵鹏，等 . 联合心肺超声对透析间期急性肺水肿发生的危险因素分析 [J]. 中国超声医学杂志，2022，38（1）：30-34.

[30]Martin GS，Eaton S，Mealer M，et al.Extravascular lung water in patients with severe sepsis：a prospective cohort study[J].Crit Care，2004，9（2）：R74-R82.

[31] 赵鹏，王泽凯，刘冰 . 床旁即时超声技术对血液透析患者容量负荷评估研究进展 [J]. 疑难病杂志，2021，20（9）：968-972.

[32]Rudski LG，Lai WW，Afilalo J，et al.Guidelines for the echocardiographic assessment of the right heart in Adults：a report from the American society of echocardiography[J].J Am Soc Echocardiogr，2010，23（7）：685-713.

[33]Heunks LM，Van der HJG.Clinical review：the ABC of weaning failure-a structured approach[J].Crit Care，2010，14（6）：245-245.

[34] 赵浩天，王华伟，龙玲，等 . 重症患者撤机失败原因与处理 [J]. 中国急救医学，2019，39（4）：393-397.

[35] 龙玲，赵浩天，任珊，等 . 超声监测膈肌增厚率评价机械通气患者拔管结局 [J]. 中国医学影像技术，2020，36（4）：540-544.

[36] 赵浩天，龙玲，任珊，等 . 膈肌超声联合呼吸力学指标对 ICU 老年患者撤机预后评价功能 [J]. 中国老年学杂志，2021，41（10）：2065-2069.

[37]Moschietto S，Doyen D，Grech L，et al.Transthoracic echocardiography with doppler tissue imaging predicts weaning failure from mechanical ventilation：evolution of the left ventricle relaxation rate during a spontaneous breathing trial is the key factor in weaning outcome[J].Crit Care，2012，16（3）：R81.

[38]Papanikolaou J，Makris D，Saranteas T，et al.New insights into weaning from mechanical ventilation：left ventricular diastolic dysfunction is a key player[J].Intensive Care Med，2011，37（12）：1976-1985.

[39] 赵敏，倪卫星，郑永科，等 . 床旁多脏器联合超声在重症患者机械通气脱机风险评估中的应用价值 [J]. 中华医学超声杂志（电子版），2019，16（2）：95-101.

[40] 赵浩天，龙玲，任珊，等 . 超声监测胃残余量对肠内营养实施的指导和评估新进展 [J]. 肠外与肠内营养，2020，27（1）：56-60.

[41]Perlas A，Chan VW，Lupu CM，et al.Ultrasound assessment of gastric content and volume. Anesthesiology，2009，111（1）：82-89.

[42]Doig GS，Heighes PT，Simpson F，et al.Early enteral nutrition，provided within 24h of injury or intensive care unit admission，significantly reduces mortality in critically ill patients：a metaanalysis of randomised controlled trials[J].Intensive Care Med，2009，35（12）：2018-2027.

[43]Bouvet L，Mazoit JX，Chassard D，et al.Clinical assessment of the ultrasonographic measurement of antral area for estimating preoperative gastric content and volume[J].Anesthesiology，2011，114（5）：1086-1092.

[44]Perlas AM，Mitsakakis N，Liu L，et al.Validation of a mathematical model of ultrasound-determined gastric volume by gastroscopic examination[J].Anesth Analg，2013，116（2）：357-363.

[45] 任珊，龙玲，赵浩天，等 . 床旁超声评估胃残余量在脓毒症肠内营养中的应用 [J]. 肠外与肠内营养，2019，26（2）：113-115.

[46]Lichtenstein DA.Current misconceptions in lung ultrasound：a short guide for experts[J].Chest，2019，156（1）：21-25.

第十九章
联合心肺超声对急性呼吸循环衰竭经典病例推演

　　本病例系列均为肺超声操作医师的典型病例临床经验分享。难能可贵的是，肺超声医师均是在紧急状况下执行床旁肺超声检查，对患者既往史、现病史等均不知情，对临床医师的诊断和治疗亦不知情，即在单盲情况下进行的肺超声检查。超声医师对肺疾病的诊断评估与分析思路，均来源于超声提供的线索。

　　因此，本病例系列的价值更高，为同道还原了临床急危重症场景下的床旁肺超声医师如何对肺超声进行分析和诊断。并后续及时跟进临床诊断和治疗方向，复盘肺超声的检查是否准确。

病例系列一　气胸 2 例

病例 1　张力性气胸致梗阻性休克

一、第一视角
　　患者男性，中年，呼吸费力，意识欠清，床旁监护仪显示：呼吸频率 33 次 / 分，心率 112 次 / 分，血压 89/42mmHg，血氧饱和度 89%（鼻导管吸氧，浓度约 29%）。

　　以上为床旁肺超声医师接触患者后的第一印象，超声检查前未获取其他有价值信息，过程为双盲。

二、肺超声表现与分析思路
（一）肺超声检查
　　使用凸阵探头检查，肺超声扫查可见双肺均为 A 线，胸膜结构完整、清晰，无局灶性增粗等。进一步使用线阵探头扫查发现，右侧广泛胸膜滑动征消失、搏动征消失，仅存在随肋间肌收缩而发生的轻微位移，未寻见"肺点征"。切换 M 模式可见"平流层征"（图 19-1）。左侧胸膜正常滑动，记录 12 分区肺超声量表，见表 19-1。

图 19-1　肺超声"平流层征"

表 19-1　肺超声 12 分区法检查量表

分区	右肺	左肺
前胸壁上区	A 线 胸膜滑动明显减弱	A 线 胸膜滑动明显减弱
前胸壁下区	A 线 胸膜滑动明显减弱	A 线 胸膜滑动明显减弱
侧胸壁上区	A 线 胸膜滑动明显减弱	A 线 胸膜滑动明显减弱
侧胸壁下区	A 线 胸膜滑动明显减弱	A 线 胸膜滑动明显减弱
背部上区	A 线 胸膜滑动明显减弱	A 线 胸膜滑动明显减弱
背部下区	A 线 胸膜滑动明显减弱	A 线 胸膜滑动明显减弱
肺超声评分	0分	

（二）思路分析

肺超声扫查可见双肺均为 A 线，无 B 线、肺实变等渗出征象，提示不存在渗出性疾病（肺炎、肺水肿等）；胸膜结构完整、清晰，无局灶性增粗等，提示不存在胸膜占位或胸膜炎等疾病；高频线阵探头扫查发现右侧胸膜滑动征消失、搏动征消失，这是一个病理特征。

我们知道，胸膜滑动征和搏动征是胸膜腔密闭的充分条件，而胸膜滑动征消失则提示胸膜腔分离可能，以气胸最为常见。此时，该病例已符合气胸的 4 个排除诊断（即胸膜滑动征、胸膜搏动征、B 线和肺实变），根据气胸诊断流程，继续寻找"肺点征"。

然而本病例的右侧肺组织均未存在"肺点征"，因此切换 M 模式，发现右肺野内均为"平流层征"，考虑为气胸。

肺超声印象：气胸（右肺完全压缩性）。

三、附加超声表现与分析思路

（一）附加超声检查

1. 心脏超声　左心房前后径 35mm，左心室舒张末期内径 41mm，左室射血分数（LVEF）约 62%，E/e' 12.8，右心室横径 37mm，右心房横径 36mm，三尖瓣环收缩期位移（TAPSE）约 18.1mm，肺动脉收缩压 57mmHg。二尖瓣少量反流、三尖瓣少 - 中量反流，各瓣膜未见明显狭窄及赘生物。

2. 静脉超声　下腔静脉呼气末内径 22.3mm，吸气末内径 18.7mm，塌陷率 16.1%；下肢深静脉未见明显血栓阳性表现。

（二）思路分析

使用心脏探头对心脏及下腔静脉进行检查。我们以沿着血流方向逐一检查发现，下腔静脉表现为扩张固定，提示中心静脉压较高，考虑心肺循环系统内存在血流梗阻性因素。

进一步观察右心大小，心脏稍左偏，右心室及右心房未见明显增大，TAPSE 高于阈值，提示右室收缩功能尚可。肺动脉收缩压增加，提示右心 - 肺动脉循环内压力较高，这可能是引起下腔静脉扩张固定的原因之一。左心房及左心室未见明显扩张，左心室收缩及舒张功能指标在正常范围，提示并未合并左心功能不全。左室流出道并未存在梗阻性表现。

下肢静脉未见血栓阳性，考虑肺栓塞可能性不大。结合肺超声诊断（右侧完全压缩性气胸），考虑为张力性气胸导致的梗阻性休克。

四、超声印象

1. 右侧气胸（完全压缩性）。

2. 下腔静脉扩张，塌陷率 16.1%（估测中心静脉压 10 ~ 15mmHg）。

3. 肺动脉压增高。

4. 提示梗阻性休克。

五、后续检查、临床诊断与治疗

血气分析示：氧分压 62.3mmHg（吸氧浓度 0.33%），二氧化碳分压 57mmHg，血氧饱和度 91.3%，氧合指数 188.8mmHg；胸部 CT 示：右侧压缩性气胸（图 19-2）。

最终诊断为气胸，梗阻性休克。

立即给予胸腔穿刺及闭式引流，解除患侧压迫，复张肺组织。

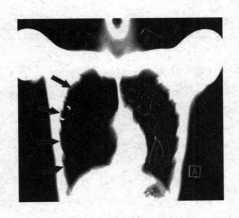

图 19-2　右侧压缩性气胸

病例 2　普通局限性气胸

一、第一视角

患者男性，青年，诉夜间翻身时左侧胸口锐痛，活动时明显，持续不缓解，心率、血压等均正常。

（患者来科检查，以上为超声医师接触患者后了解的所有信息）

二、肺超声表现与分析思路

（一）肺超声检查

使用凸阵探头检查，肺超声扫查可见双肺均为 A 线，胸膜结构完整、清晰，无局灶性增粗等。进一步使用线阵探头扫查发现，左侧前胸壁、侧胸壁广泛胸膜滑动征消失、搏动征消失，M 模式可见"平流层征"，于左侧侧胸壁下区（4 区）可见典型"肺点征"（图 19-3）。右侧胸膜正常滑动，记录 12 分区肺超声量表，见表 19-2。

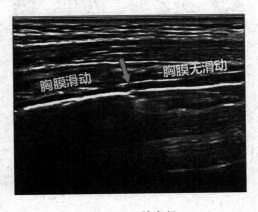

图 19-3　肺点征

表 19-2　肺超声 12 分区法检查量表

分区	右肺	左肺
前胸壁上区	A 线（M 模式平流层征）	A 线（M 模式平流层征）
前胸壁下区	A 线（M 模式平流层征）	A 线（M 模式平流层征）
侧胸壁上区	A 线（M 模式平流层征）	A 线（M 模式平流层征）
侧胸壁下区	A 线（M 模式平流层征）	A 线（M 模式平流层征） 4 区腋后线可见"肺点征"
背部上区	A 线（M 模式平流层征）	A 线（M 模式平流层征）
背部下区	A 线（M 模式平流层征）	A 线（M 模式平流层征）
肺超声评分	0 分	

（二）思路分析

肺超声扫查可见双肺均为 A 线，无 B 线、肺实变等渗出征象，提示不存在渗出性疾病（肺炎、肺水肿等）；胸膜结构完整、清晰，无局灶性增粗等，提示不存在胸膜占位或胸膜炎等疾病；高频线阵探头扫查发现左侧上肺胸膜滑动征消失、搏动征消失，下肺则存在滑动征和搏动征，且在中间交界位置发现特征性"肺点征"，考虑为气胸。

肺超声印象：气胸（左肺局限性）。

三、超声印象

左侧气胸（局限性）。

四、后续检查、临床诊断与治疗

胸部 CT 示：左侧气胸（图 19-4）。

最终诊断为气胸，梗阻性休克。

立即给予胸腔穿刺及闭式引流，解除患侧压迫，复张肺组织。

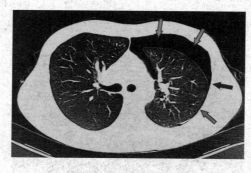

图 19-4　胸部 CT 的气胸表现

（编写：赵浩天；审阅：燕亚茹）

病例系列二 心源性肺水肿 4 例

病例 1

一、第一视角

患者女性，48 岁，主诉胸闷、气短，不能平卧。床旁监护仪显示：呼吸频率 25 次 / 分，心率 90 次 / 分，血压 140/86mmHg，血氧饱和度 92%（自主呼吸）。

（以上为床旁肺超声医师接触患者后的全部信息）

二、肺超声表现与分析思路

（一）肺超声检查

使用凸阵探头检查，肺超声自前胸向背部扫查，可见双肺均呈弥漫的 B 线，前胸壁及侧胸壁以离散型 B 线为主，背部上区为融合型 B 线，胸膜结构尚清晰，连续性完整（图 19-5）；背部下区可见胸腔积液。左侧胸膜正常滑动，记录 12 分区肺超声量表，见表 19-3。

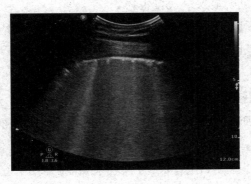

图 19-5 肺超声可见离散型 B 线，胸膜连续性完整

表 19-3 肺超声 12 分区法检查量表

分区	右肺	左肺
前胸壁上区	弥漫性 B 线（离散型） 胸膜滑动正常	弥漫性 B 线（离散型） 胸膜滑动正常
前胸壁下区	弥漫性 B 线（离散型） 胸膜滑动正常	弥漫性 B 线（离散型） 胸膜滑动正常
侧胸壁上区	弥漫性 B 线（离散型） 胸膜滑动正常	弥漫性 B 线（离散型） 胸膜滑动正常

续表

分区	右肺	左肺
侧胸壁下区	弥漫性 B 线（离散型） 胸膜滑动减弱	弥漫性 B 线（离散型） 胸膜滑动减弱
背部上区	弥漫性 B 线（融合型） 胸膜滑动减弱	弥漫性 B 线（融合型） 胸膜滑动减弱
背部下区	胸腔积液，肺组织压缩	胸腔积液，肺组织压缩
肺超声评分	18 分	

（二）思路分析

肺超声扫查可见双肺前胸壁、侧胸壁弥漫性 B 线，提示肺间质渗出性疾病。结合胸膜结构完好，未见连续性中断，仅表现为稍增厚，符合肺水肿的流体力学分布表现。

肺超声印象：肺水肿。

三、附加超声表现与分析思路

（一）附加超声检查

1. 心脏超声　左心房前后径 35mm，左心室舒张末期内径 51mm，左室射血分数（LVEF）约 45%，E/e' 19.2，右心室横径 33mm，右心房横径 33mm，三尖瓣环收缩期位移（TAPSE）约 19.5mm，肺动脉收缩压 31mmHg。左室前壁运动稍减低，二、三尖瓣少量反流，各瓣膜未见明显狭窄及赘生物。

2. 静脉超声　下腔静脉呼气末内径 20.4mm，吸气末内径 15.5mm，塌陷率 24.0%；下肢深静脉未见明显血栓阳性表现。

（二）思路分析

心源性肺水肿的直接产生因素是肺毛细血管静水压增高，在高压驱动下，液体由肺毛细血管渗漏入肺间质，严重时进入肺泡。造成肺毛细血管静水压增高的驱动力是容量负荷与心功能的失衡。

本例中我们观察到患者 LVEF 较低，存在心泵功能障碍；下腔静脉增宽，变异率减小，考虑循环血容量此时处于相对过负荷状态，进一步对肺超声考虑的肺水肿进行了佐证。

四、超声印象

1. 双肺弥漫性 B 线（考虑肺水肿）。

2. 双侧胸腔积液。

3. 下腔静脉扩张，塌陷率 24.0%（估测中心静脉压约 10 ~ 15mmHg）。

五、后续检查、临床诊断与治疗

NTpro-BNP > 9000pg/ml，肌钙蛋白 T > 2000ng/L，肌红蛋白 202ng/ml；X 线提示双肺野渗出，左侧胸腔积液。

最终诊断为急性前壁心肌梗死，肺水肿。

立即给予呋塞米利尿，积极转入心内科导管室进行介入手术治疗。

病例 2

一、第一视角

患者男性，82 岁，慢性肾脏病 5 期，长期维持性血液透析治疗。某日突发低血压，收缩压降至 86/55mmHg，心率 107 次/分，考虑存在休克，立即给予液体复苏治疗，然而，收缩压继续下降至 73mmHg。为明确休克原因，夜班请超声医师协助检查。

（以上为夜班超声医师接听电话后所了解的全部信息）

二、肺超声表现与分析思路

（一）肺超声检查

使用凸阵探头检查，肺超声扫查可见双肺均为 B 线，胸膜稍增厚，连续性完好，符合肺水肿的 B 线分布特征（图 19-6）。局部侧胸壁可见胸膜增粗表现，不除外合并局灶性肺炎。双下肺大量胸腔积液。记录 12 分区肺超声量表，见表 19-4。

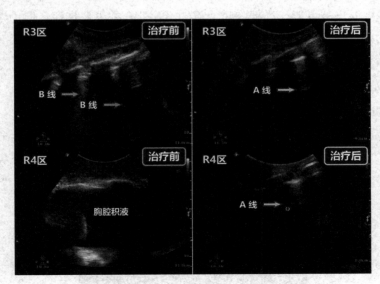

图 19-6 治疗前后（间隔 2 天）肺超声复查发现，
A 线取代了 B 线，提示血管外肺水减少，肺通气恢复

表 19-4　肺超声 12 分区法检查量表

分区	治疗前		治疗后	
	右肺	左肺	右肺	左肺
前胸壁上区	弥漫性 B 线（离散型）	弥漫性 B 线（离散型）	A 线	A 线
前胸壁下区	弥漫性 B 线（离散型）	弥漫性 B 线（融合型）	A 线	局灶性 B 线（离散型）
侧胸壁上区	弥漫性 B 线（离散型）	弥漫性 B 线（融合型）	A 线	A 线
侧胸壁下区	胸腔积液，肺组织压缩	胸腔积液，肺组织压缩	A 线	弥漫性 B 线（离散型）
背部上区	弥漫性 B 线（融合型）	弥漫性 B 线（融合型）	弥漫性 B 线（离散型）	弥漫性 B 线（离散型）
背部下区	胸腔积液，肺组织压缩	胸腔积液，肺组织压缩	实变＋少量胸水	实变＋少量胸水
肺超声评分	24 分		10 分	

（二）思路分析

肺超声发现双肺满布 B 线，各肋间隙 B 线连续存在，符合肺水肿表现。胸腔可见大量积液，考虑漏出液可能。局部胸膜增粗，不除外合并少量炎症，但仍考虑以肺水肿为主。

肺超声印象：肺水肿合并肺炎（肺水肿为主）。

三、附加超声表现与分析思路

（一）附加超声检查

1. 心脏超声　左心房前后径 60mm，左心室舒张末期内径 36mm，左室射血分数（LVEF）约 71%，E/e' 19.5，右心室横径 45mm，右心房横径 47mm，三尖瓣环收缩期位移（TAPSE）约 19.5mm，肺动脉收缩压 58mmHg。左室短轴呈舒张末期"D"字征（图 19-7）。

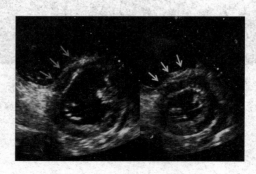

图 19-7　左心室短轴"D"字征，于舒张末期更为显著，提示容量过负荷

2. 静脉超声 下腔静脉呼气末内径 28.0mm，吸气末内径 21.0mm，塌陷率 25.0%；下肢深静脉未见明显血栓阳性表现。

（二）思路分析

本例的休克原因具有较强的迷惑性，射血分数 71% 伴随腔静脉扩张，很容易被误认为是感染性休克的高排低阻型。尽管左室收缩功能正常，但舒张功能不全和左房高压同样是肺毛细血管嵌顿压增高的直接因素。

本例中，患者既往慢性肾衰竭伴心力衰竭（射血分数保留型心衰），极易合并容量过负荷。超声发现左室短轴呈"D"字征表现，于舒张末期更为明显，提示容量过负荷导致（若压力过负荷则应表现为收缩末期"D"字征），结合左室舒张功能不全（左房大、肺动脉压高、E/e'＞14）超声表现及双肺弥漫性 B 线，考虑舒张性心力衰竭合并容量过负荷引起右心扩张压迫左心室，导致左室舒张受限，进而心输出量减低，导致低血压。

四、超声印象

1. 双肺弥漫性 B 线伴局部胸膜增粗（考虑肺水肿为主，合并局灶性肺炎）。

2. 双侧胸腔积液。

3. 下腔静脉扩张塌陷率 25.0%（估测中心静脉压约 10 ~ 15mmHg）。

五、后续检查、临床诊断与治疗

NTpro-BNP ＞ 9000pg/ml，血肌酐 756.00mmol/L，CT 示双肺斑片状浸润影，考虑肺水肿。最终临床诊断为急性肺水肿。

立即给予连续性肾替代治疗（CRRT）进行脱水，两次共脱出 ＞ 3500ml 液体后，双肺 B 线明显减少，考虑血管外肺水减轻，患者血压回升正常。

病例 3

一、第一视角

患者男性，84 岁，意识清，端坐位，浅快呼吸，鼻导管吸氧（2L/min）。
（以上为床旁肺超声医师接触患者后的第一印象）

二、肺超声表现与分析思路

（一）肺超声检查

使用凸阵探头检查，肺超声扫查可见双肺均为 B 线（图 19-8），双侧胸腔积液合并肺实变，嘱患者深吸气，实变的肺组织样回声未见明显变化（图 19-9），胸膜结构尚完整、清晰，无局灶性增粗等。进一步使用线阵探头扫查发现，双侧胸膜滑动对称，未见明显减弱。记录 12 分区肺超声量表，见表 19-5。

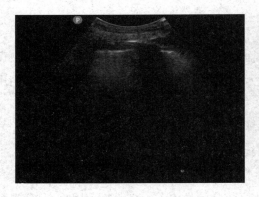
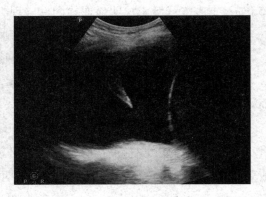

图 19-8　肺超声弥漫性 B 线部分相互融合　　　图 19-9　胸腔积液造成的压缩肺不张

表 19-5　肺超声 12 分区法检查量表

分区	右肺	左肺
前胸壁上区	弥漫性 B 线（离散型） 胸膜滑动正常	弥漫性 B 线（离散型） 胸膜滑动正常
前胸壁下区	弥漫性 B 线（部分融合型） 胸膜滑动减弱	弥漫性 B 线（部分融合型） 胸膜滑动减弱
侧胸壁上区	弥漫性 B 线（离散型） 胸膜滑动正常	弥漫性 B 线（离散型） 胸膜滑动正常
侧胸壁下区	弥漫性 B 线（部分融合型） 胸膜滑动减弱	弥漫性 B 线（部分融合型） 胸膜滑动减弱
背部上区	弥漫性 B 线（融合型） 胸膜滑动减弱	弥漫性 B 线（融合型） 胸膜滑动减弱
背部下区	肺实变 + 胸腔积液	肺实变 + 胸腔积液
肺超声评分	22 分	

（二）思路分析

　　肺超声扫查可见双肺均为 B 线，无 A 线，排除以 A 线为主要表现的疾病（气胸、慢性阻塞性肺疾病、肺栓塞等）；双侧胸腔积液合并肺实变，嘱患者深吸气，实变的肺组织样回声未见明显变化，说明深吸气后实变肺组织无明显通气。胸膜结构尚完整、清晰，无局灶性增粗等。进一步使用线阵探头扫查发现，双侧胸膜滑动对称，未见明显减弱，说明患者胸膜结构未明显受损。

　　患者双侧肺超声以 B 线为主，以 B 线为主要表现的疾病有肺炎、肺水肿、急性呼吸窘迫综合征（acute respiratory distress syndrome，ARDS）、肺间质纤维化等肺泡渗出性病变或以小叶间隔增厚为主的疾病。肺炎超声下 B 线多表现为非对称性、非连续性分布，与病灶部位有关，同时胸膜可存在胸膜局部破坏，因此暂除外肺炎。肺间质纤维化主要累及胸膜下，胸膜结构破坏，胸膜增粗、模糊、呈"颗粒状"，甚至连续性中断，胸膜滑动减弱或消失，与本病胸膜表现不符。同时该患者双肺弥漫性 B 线满足"同侧肺连续，双侧肺对称"的典型分布表现，考虑该患者为肺水肿、胸腔积液合并压缩性肺不张。

　　肺超声印象：肺水肿 双侧胸腔积液 压缩性肺不张。

三、附加超声表现与分析思路

（一）附加超声检查

　　心脏超声：左心房前后径 56mm，左心室舒张末期内径 39mm，左室射血分数（LVEF）约 59%，E/e' > 14，右心室横径 37mm，右心房横径 45mm，三尖瓣环收缩期位移（TAPSE）约 16.3mm，肺动脉收缩压 70mmHg。三尖瓣大量反流。二尖瓣前叶与后叶黏连，M 模式下二尖瓣叶可见典型的"城墙样"改变（图 19-10），二尖瓣口彩色多普勒呈五彩血流束（图 19-11），E 峰减速时间延长。

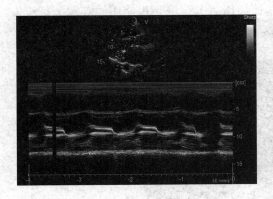
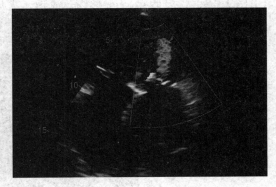

图 19-10　M 模式下二尖瓣瓣叶曲线呈典型　　　图 19-11　心尖四腔心切面，二尖瓣口可见
　　　　　"城墙样"改变，提示二尖瓣狭窄　　　　　　　　　　　五彩血流束

（二）思路分析

　　使用心脏探头对心脏进行检查，患者具有明显的二尖瓣狭窄，左房压力较高，这种特征的心脏对容量负荷极其不耐受，输液过快、过多均可引起急性肺水肿。这也是心脏超声作为肺超声重要伙伴的原因。左室收缩或舒张功能不全，尤其发现左心房增大、左心房压力增高等证据时，均高度提示心功能对循环血容量不耐受，是肺瘀血发生的危险因素，可提示临床医师注意液体量平衡。

四、超声印象

1. 心源性肺水肿。

2. 二尖瓣狭窄。

五、后续检查、临床诊断与治疗

　　NT-proBNP > 9000pg/ml。胸部 CT：考虑肺水肿可能；双侧胸腔积液，邻近肺组织部分膨胀不全。给予利尿、纠正心力衰竭等治疗后病情好转出院。

病例 4

一、第一视角

患者男性，36 岁，意识清，端坐位，不能平卧，自主呼吸，呈浅快呼吸模式。
（以上为床旁肺超声医师接触患者后的第一印象，无其他信息）

二、肺超声表现与分析思路

（一）肺超声检查

使用凸阵探头检查，肺超声扫查可见双肺均为 B 线，部分相互融合，双侧胸腔积液
（图 19-12），胸膜结构尚完整、清晰，无局灶性增粗等。进一步使用线阵探头扫查发
现，双侧胸膜滑动对称，未见明显减弱。记录 12 分区肺超声量表，见表 19-6。

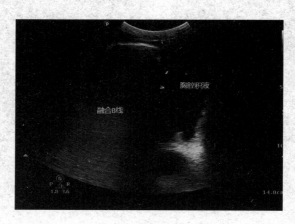

图 19-12　肺超声胸腔积液及融合 B 线

表 19-6　肺超声 12 分区法检查量表

分区	右肺	左肺
前胸壁上区	弥漫性 B 线（部分融合型） 胸膜滑动减弱	弥漫性 B 线（部分融合型） 胸膜滑动减弱
前胸壁下区	弥漫性 B 线（部分融合型） 胸膜滑动减弱	弥漫性 B 线（部分融合型） 胸膜滑动减弱
侧胸壁上区	弥漫性 B 线（融合型） 胸膜滑动减弱	弥漫性 B 线（融合型） 胸膜滑动减弱
侧胸壁下区	弥漫性 B 线（融合型） 胸膜滑动减弱	弥漫性 B 线（融合型） 胸膜滑动减弱

分区	右肺	左肺
背部上区	弥漫性 B 线（融合型） 胸膜滑动减弱	弥漫性 B 线（融合型） 胸膜滑动减弱
背部下区	融合 B 线＋胸腔积液	胸腔积液＋压缩肺组织
肺超声评分	26 分	

（二）思路分析

肺超声扫查可见双肺均为弥漫性融合型 B 线，提示肺泡水肿，病情较重。进一步使用线阵探头扫查发现，双侧胸膜滑动稍减弱，提示肺通气略有下降，这是由于肺泡内渗漏液体过多，影响肺通气和换气功能。

肺超声印象：肺水肿 双侧胸腔积液。

三、附加超声表现与分析思路

（一）附加超声检查

心脏超声：左心房前后径 45mm，左心室舒张末期内径 59mm，左室射血分数（LVEF）约 48%，$E/e' > 14$，右心室横径 37mm，右心房横径 37mm，三尖瓣环收缩期位移（TAPSE）约 23.5mm，肺动脉收缩压 70mmHg。三尖瓣中量反流，各瓣膜未见明显狭窄及赘生物。

（二）思路分析

使用心脏探头对心脏进行检查，患者心脏左心室收缩及舒张功能减低，肺动脉高压，存在诱发肺水肿的危险因素。

追问病史，患者既往慢性肾脏病史 5 年余，发现肌酐升高 2 年，未给予特殊治疗，考虑患者为慢性肾功能不全水钠潴留引发急性左心衰竭导致的肺水肿。

四、超声印象

1. 急性左心衰竭。

2. 肺水肿。

五、后续检查、临床诊断与治疗

血肌酐 1407.2μmol/L。胸部 CT：双肺斑片状浸润影，小叶间隔增厚，考虑肺水肿可能；双侧少量胸腔积液。给予肾脏替代治疗、纠正心衰等治疗后病情好转出院。

（编写：刘元琳　赵浩天；审阅：燕亚茹　白　杨）

病例系列三   社区获得性肺炎 + 重症肺炎 4 例

病例 1

一、第一视角

患者男性，67 岁，喘憋明显，于急诊科接受面罩吸氧（4L/min），床旁监护仪显示：呼吸频率 37 次 / 分，心率 103 次 / 分，血压 95/51mmHg，血氧饱和度 89%。

（以上为床旁肺超声医师前往急诊科实施床旁心肺超声检查，检查前未获取其他有价值信息）

二、肺超声表现与分析思路

（一）肺超声检查

肺超声扫查双肺多区域可见 B 线，呈多发局灶性、双肺不对称性分布（注意各肺区域间不连续、双肺不对称是鉴别于肺水肿的关键）（图 19-13）。多区域胸膜增粗，可见节段性连续性中断及局灶性胸膜后方 "破布征" "碎片征" 等（图 19-14），部分滑动减弱，部分滑动消失，考虑双肺多区域肺泡失去通气。记录 12 分区肺超声量表，见表 19-7。

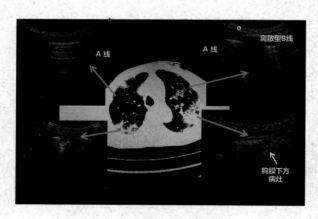

图 19-13   与 CT 对比（上肺），超声可见多发局灶性 B 线，
胸膜不均匀增粗，局部可见损毁的胸膜

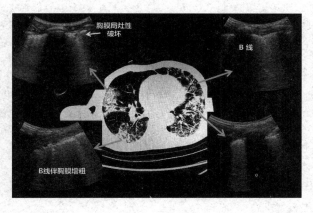

图 19-14　与 CT 对比（下肺），超声可见多区域 B 线
伴胸膜增粗，考虑弥漫性间质性肺炎

表 19-7　肺超声 12 分区法检查量表

分区	右肺	左肺
前胸壁上区	局灶性 B 线（离散型） 胸膜增粗、滑动减弱	A 线 胸膜滑动正常
前胸壁下区	局灶性 B 线（融合型） 胸膜增粗、滑动减弱	弥漫性 B 线（离散型） 胸膜滑动减弱
侧胸壁上区	A 线 胸膜滑动正常	局灶性 B 线（离散型） 胸膜稍增粗
侧胸壁下区	局灶性 B 线（离散型） 胸膜稍增粗	弥漫性 B 线（部分融合型） 胸膜下小片状低回声区
背部上区	局灶性 B 线（融合型） 胸膜增粗、滑动减弱	弥漫性 B 线（部分融合型） 胸膜下小片状低回声区
背部下区	弥漫性 B 线（融合型） 胸膜增粗、滑动减弱	弥漫性 B 线（融合型） 胸膜增粗、滑动减弱
肺超声评分	16 分	

（二）思路分析

　　肺超声扫查 B 线，分析思路应着重于以肺间质渗出相关性疾病为主。双肺多发 B 线，难点在于对肺水肿和肺炎的鉴别。由于患者喘憋明显，已出现呼吸和心率增快、血压下降等症状，血氧饱和度较低，缺氧明显。因此，快速准确地为急诊科医师提供一个诊治思路，能极大地为挽救生命节约时间，为患者增加治愈概率。

　　本例中双肺 B 线具有 3 个显著特点：①B 线呈节段性、局灶性分布；②离散型 B 线和融合型 B 线交替出现；③B 线伴胸膜节段性增粗、破坏，胸膜滑动时有时无。这和我们之前讲的肺水肿的 B 线特点"同侧肺连续、双侧肺对称，胸膜要光滑"完全相悖。离散型 B 线和融合型 B 线对应的病理生理学意义不同，两者交替出现，提示肺间质和肺泡渗出不均匀。此外，胸膜的增粗乃至明显破损，与炎症累及相关，破坏了胸膜的正常结构，这些都是心源性肺水肿不应出现的。因此，综合全肺的超声表现，考虑符合多发渗出性炎症。

需要注意一点：严重的肺炎是急性呼吸窘迫综合征（ARDS）的常见肺内诱因。结合病史（是否7天内急性起病或急性加重）和血气分析（氧合指数指标）可做出早期诊断。

肺超声印象：肺炎（双肺多发渗出），急性呼吸窘迫综合征。

三、附加超声表现与分析思路

（一）附加超声检查

1. 心脏超声　左心房前后径42mm，左心室舒张末期内径48mm，左室射血分数（LVEF）约59%，E/e' < 14，右心室横径46mm，右心房横径37mm，三尖瓣环收缩期位移（TAPSE）约19.3mm，肺动脉收缩压75mmHg。各瓣膜未见明显狭窄及赘生物。

2. 静脉超声　下腔静脉呼气末内径18.0mm，吸气末内径10.3mm，塌陷率42.8%；下肢深静脉未见明显血栓阳性表现。

（二）思路分析

患者存在慢性心功能不全，双房扩张，肺动脉压增高，E/e' < 14提示左室充盈压不高，但左房扩张是心源性肺水肿的一个危险因素。此时结合下腔静脉超声分析，下腔静脉内径18.0mm（仅轻度增宽，可能与右房扩张、肺动脉压增高有关），塌陷率42.8%（接近50%），考虑不存在严重容量过负荷。我们知道，肺水肿是容量过负荷的肺部表现。因此暂可除外心源性因素，对肺部超声有重要的辅助提示作用。

四、超声印象

1. 肺炎（双肺多发渗出）。

2. 急性呼吸窘迫综合征。

五、后续检查、临床诊断与治疗

胸部CT：双肺多发炎症。血气分析结果：血氧饱和度87.55%，氧分压68.62mmHg，二氧化碳分压18.97mmHg，氧合指数185.5mmHg，血乳酸5.73mmHg。炎症指标：白细胞15.64×10^9/L，中性粒细胞百分比96.0%。C-反应蛋白42.25mg/L。

立即联系并转入ICU继续治疗，给予气管插管术及机械通气、血管活性药物（去甲肾上腺素）维持血压等治疗。

最终诊断为：重症肺炎，Ⅰ型呼吸衰竭，急性呼吸窘迫综合征，感染性休克。

病例 2

一、第一视角

患者女性，64岁，胆囊切除术后第2天突发呼吸困难、发热。床旁监护仪显示：呼吸频率28次/分，心率96次/分，血压141/97mmHg，血氧饱和度90%（鼻导管吸氧2L/min）。胸部X线显示双肺未见明显渗出性病变，提示：双肺纹理增粗。

（超声医师携机器抵达病房时，X线检查刚刚结束，临床、超声与影像科医师对胸片进行了简单的阅读）

二、肺超声表现与分析思路

（一）肺超声检查

肺超声扫查可见双侧前胸壁、双侧侧胸壁及背部上区均为A线，协助患者翻身检查背部，发现右肺底部脊柱旁区域可见肺实变，伴典型"碎片征"及支气管征（图19-15）。记录12分区肺超声量表，见表19-8。

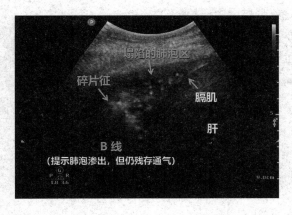

图 19-15　右肺下叶局部肺叶呈实变，伴碎片征，提示炎症渗出

表 19-8　肺超声 12 分区法检查量表

分区	右肺	左肺
前胸壁上区	A线 胸膜滑动正常	A线 胸膜滑动正常
前胸壁下区	A线 胸膜滑动正常	A线 胸膜滑动正常
侧胸壁上区	A线 胸膜滑动正常	A线 胸膜滑动正常

续表

分区	右肺	左肺
侧胸壁下区	A 线 胸膜滑动正常	A 线 胸膜滑动正常
背部上区	A 线 胸膜滑动正常	A 线 胸膜滑动正常
背部下区	肺实变+碎片征	局灶性 B 线（离散型） 胸膜稍增粗
肺超声评分	4 分	

（二）思路分析

术后卧床患者突发呼吸困难，最常见的几种可能是肺栓塞、急性肺水肿和肺炎。本例中肺超声扫查双肺大部分区域为 A 线，可排除心源性肺水肿。进一步需重点扫查背部、肺底区域，这是因为卧床患者双肺发生坠积性改变最容易出现于肺部低位，这也是胸部 X 线最容易漏诊的区域。本例中，脊柱旁出现局部肺实变病灶，考虑肺炎，但不能排除合并肺栓塞的可能，因此进一步需结合心脏超声及下肢静脉超声予以筛查。

肺超声印象：肺炎。

三、附加超声表现与分析思路

（一）附加超声检查

1. 心脏超声　左心房前后径 37mm，左心室舒张末期内径 45mm，左室射血分数（LVEF）约 61%，E/e' < 14，右心室横径 32mm，右心房横径 32mm，三尖瓣环收缩期位移（TAPSE）约 19.9mm，肺动脉收缩压 31mmHg。右心室游离壁未见明显节段性异常运动，各瓣膜未见明显狭窄及赘生物。

2. 静脉超声　下腔静脉呼气末内径 11.3mm，吸气末内径 6.4mm，塌陷率 43.4%；下肢深静脉未见明显血栓阳性表现。

（二）思路分析

心脏超声未见左心室收缩或舒张功能障碍，左心房不大，可除外心源性呼吸困难因素。此外，右心室大小、运动、收缩功能及肺动脉压力均在正常范围，下腔静脉未见明显扩张，考虑除外严重肺栓塞，进一步佐证了肺超声的诊断。

四、超声印象

肺炎。

五、后续检查、临床诊断与治疗

胸部 CT：右肺下叶炎症；最终临床诊断为吸入性肺炎。

病例 3

一、第一视角

患者女性，67 岁，平静呼吸，意识清，床旁监护仪显示：呼吸频率 20 次 / 分，心率 90 次 / 分，血压 155/87mmHg，血氧饱和度 96%（鼻导管吸氧 2L/min）。

（以上为床旁肺超声医师接触患者后的第一印象，超声检查前未获取其他有价值信息，过程为双盲）

二、肺超声表现与分析思路

（一）肺超声检查

使用凸阵探头检查，肺超声扫查可见右侧前胸壁均为 A 线，侧胸壁及背部均为弥漫性 B 线，部分相互融合，另侧胸壁下区出现小片状低回声区。左侧前胸壁上区为 A 线，前胸壁下区、侧胸壁及背部区域均为弥漫性 B 线，部分相互融合，另前胸壁下区及侧胸壁下区出现胸膜下小片状低回声区，侧胸壁上区出现肺实变"碎片征"（图 19-16）。右侧前胸壁及左侧前胸壁上区胸膜线尚光滑，余区域胸膜线均局部增粗，局部连续性中断，以双侧背部区域为著（图 19-17）。双侧胸膜滑动减弱。记录 12 分区肺超声量表，见表 19-9。

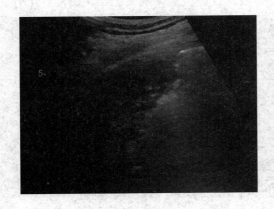

图 19-16 肺超声局灶性肺实变伴"碎片征"，炎症渗出导致的局部破坏

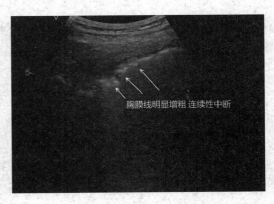

胸膜线明显增粗 连续性中断

图 19-17 胸膜线明显增粗，局部连续性中断，系炎症渗出累及胸膜，造成胸膜病变

表 19-9 肺超声 12 分区法检查量表

分区	右肺	左肺
前胸壁上区	A 线 胸膜滑动正常	A 线 胸膜滑动正常

续表

分区	右肺	左肺
前胸壁下区	A 线 胸膜滑动正常	A 线 胸膜滑动正常
侧胸壁上区	A 线 胸膜滑动正常	弥漫性 B 线（融合型） ＋局部肺实变、碎片征
侧胸壁下区	弥漫性 B 线（融合型） 胸膜增粗、滑动减弱	弥漫性 B 线（部分融合型） 胸膜下小片状低回声区
背部上区	弥漫性 B 线（离散型） 胸膜增粗、滑动减弱	弥漫性 B 线（融合型） 胸膜增粗、滑动减弱
背部下区	弥漫性 B 线（融合型） 胸膜增粗、滑动减弱	弥漫性 B 线（融合型） 胸膜增粗、滑动减弱
肺超声评分	14 分	

（二）思路分析

肺超声扫查可见双肺有 A 线，有 B 线，可除外完全以 A 线为主的疾病（如气胸、慢性阻塞性肺疾病、肺栓塞）。该患者双肺 B 线不对称分布，且局部出现胸膜下小片状低回声区及肺实变"碎片征"，为肺炎超声征象，同时胸膜受到不同程度的破坏，首先考虑患者为肺炎超声表现。肺水肿 B 线表现为"同侧肺连续，双侧肺对称"，胸膜不受累，暂除外肺水肿。肺间质纤维化为肺泡上皮异常修复产生纤维瘢痕使小叶间隔增厚，与含气肺泡形成多重混响伪像——B 线，B 线出现区域常伴随胸膜结构破坏，可弥漫出现，也可局部连续出现，胸膜增粗、模糊、呈"颗粒状"，甚至连续性中断，胸膜滑动减弱或消失，暂除外。

肺超声印象：肺炎。

三、附加超声表现与分析思路

（一）附加超声检查

1. 心脏超声　左心房前后径 34mm，左心室舒张末期内径 44mm，左室射血分数（LVEF）约 66%，$E/e' < 14$，右心室横径 28mm，右心房横径 30mm，三尖瓣环收缩期位移（TAPSE）约 20mm，肺动脉收缩压 30mmHg。二、三尖瓣少量反流，各瓣膜未见明显狭窄及赘生物。

2. 静脉超声　下腔静脉呼气末内径 9.6mm，吸气末内径 4.3mm，塌陷率 55.2%；下肢深静脉未见明显血栓阳性表现。

（二）思路分析

使用心脏探头对心脏进行检查，患者心脏收缩及舒张功能未见明显异常，亦可除外心源性肺水肿。

四、超声印象

肺炎。

五、后续检查、临床诊断与治疗

胸部 CT：双肺多发炎症。患者经抗感染治疗后病情好转出院。

病例 4

一、第一视角

患者男性，80 岁，平静呼吸，意识清，床旁监护仪显示：呼吸频率 25 次 / 分，心率 110 次 / 分，血压 201/111mmHg，血氧饱和度 94%（未吸氧）。

（以上为床旁肺超声医师接触患者后的第一印象，超声检查前未获取其他有价值信息，过程为双盲）

二、肺超声表现与分析思路

（一）肺超声检查

使用凸阵探头检查，肺超声扫查可见右侧前胸壁、背部上区均为弥漫性 B 线，部分相互融合，侧胸壁、背部下区均为 A 线。左侧前胸壁、背部上区均为 A 线，侧胸壁及背部下区均为弥漫性 B 线，部分相互融合，另背部下区出现胸膜下小片状低回声区（图 19-18）。胸膜线局部增粗，双侧胸膜滑动略减弱。记录 12 分区肺超声量表，见表 19-10。

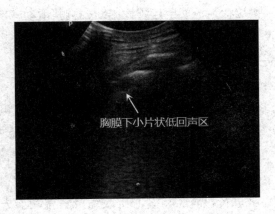

图 19-18　肺超声胸膜下小片状低回声区

表 19-10　肺超声 12 分区法检查量表

分区	右肺	左肺
前胸壁上区	弥漫性 B 线（融合型） 胸膜增粗、滑动减弱	A 线 胸膜滑动正常
前胸壁下区	弥漫性 B 线（离散型） 胸膜稍增粗	A 线 胸膜滑动正常
侧胸壁上区	A 线 胸膜滑动正常	弥漫性 B 线（离散型） 胸膜滑动减弱
侧胸壁下区	A 线 胸膜滑动正常	弥漫性 B 线（融合型） 胸膜增粗、滑动减弱
背部上区	弥漫性 B 线（离散型） 胸膜滑动减弱	A 线 胸膜滑动正常
背部下区	A 线 胸膜滑动正常	弥漫性 B 线（部分融合型） 胸膜下小片状低回声区
肺超声评分	9 分	

（二）思路分析

肺超声扫查可见双肺有 A 线，有 B 线，且双肺 B 线不对称分布，局部出现胸膜下小片状低回声区，为肺炎超声征象，同时局部胸膜增粗，首先考虑患者为肺炎超声表现。肺水肿 B 线表现为"同侧肺连续，双侧肺对称"，胸膜不受累，暂除外肺水肿。肺间质纤维化为肺泡上皮异常修复产生纤维瘢痕使小叶间隔增厚，与含气肺泡形成多重混响伪像——B 线，B 线出现区域常伴随胸膜结构破坏，可弥漫出现，也可局部连续出现，胸膜增粗、模糊、呈"颗粒状"，甚至连续性中断，胸膜滑动减弱或消失，暂除外。

肺超声印象：肺炎。

三、附加超声表现与分析思路

（一）附加超声检查

心脏超声：左心房前后径 35mm，左心室舒张末期内径 48mm，左室射血分数（LVEF）约 60%，E/e' < 14，右心室横径 28mm，右心房横径 31mm，肺动脉收缩压 34mmHg。主动脉瓣、二、三尖瓣少量反流，各瓣膜未见明显狭窄及赘生物。

（二）思路分析

使用心脏探头对心脏进行检查，患者心脏收缩及舒张功能未见明显异常，亦可除外心源性肺水肿。

四、超声印象

肺炎。

五、后续检查、临床诊断与治疗

胸部CT：双肺炎症（图19-19）。患者经抗感染治疗后病情好转出院。

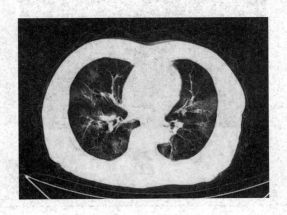

图19-19　双肺炎症

（编写：刘元琳　赵浩天）

病例系列四　肺栓塞3例

病例1

一、第一视角

患者，女性40岁，平静呼吸，意识清，床旁监护仪显示：呼吸频率20次/分，心率99次/分，血压92/66mmHg，血氧饱和度96%（鼻导管吸氧），自诉活动后胸闷、气短。

（以上为床旁肺超声医师接触患者后的第一印象，超声检查前未获取其他有价值信息，过程为双盲）

二、肺超声表现与分析思路

（一）肺超声检查

使用凸阵探头检查，肺超声扫查可见除右侧背部下区出现离散型B线外（图19-20），余区域均为A线。除右侧背部下区胸膜线增粗外，余区域胸膜线尚光滑。胸膜线局部增粗，双侧胸膜滑动略减弱。记录12分区肺超声量表，见表19-11。

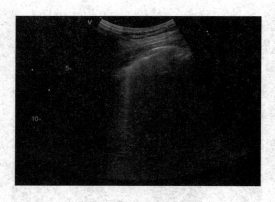

图 19-20　肺超声右侧背部下区离散型 B 线

表 19-11　肺超声 12 分区法检查量表

分区	右肺	左肺
前胸壁上区	A 线 胸膜滑动正常	A 线 胸膜滑动正常
前胸壁下区	A 线 胸膜滑动正常	A 线 胸膜滑动正常
侧胸壁上区	A 线 胸膜滑动正常	A 线 胸膜滑动正常
侧胸壁下区	A 线 胸膜滑动正常	A 线 胸膜滑动正常
背部上区	A 线 胸膜滑动正常	A 线 胸膜滑动正常
背部下区	局灶性 B 线（离散型） 胸膜稍增粗	A 线 胸膜滑动正常
肺超声评分	1 分	

（二）思路分析

　　肺超声扫查可见双肺除右侧背部下区有局灶性 B 线外，其余区域均为 A 线，因此可以除外以 B 线为主要表现的疾病（肺水肿、肺间质纤维化）。以 A 线为主要的疾病有气胸、肺栓塞、慢性阻塞性肺疾病。患者双侧胸膜滑动征存在，可暂时除外气胸。该患者为中年女性，无长期吸烟病史，无慢性咳嗽、咳痰病史，暂时除外慢性阻塞性肺疾病。尽管患者有右肺下叶少量浸润，但如此小范围的局灶性肺炎，与患者胸闷、气短症状不符，症征不符，进一步检查心脏彩超。

　　肺超声印象：右肺下叶局灶性炎症，双肺通气状态。

三、附加超声表现与分析思路

（一）附加超声检查

1. 心脏超声　左心房前后径 28mm，左心室舒张末期内径 30mm，左室射血分数（LVEF）约 69%，E/e' < 14，主肺动脉扩张，宽约 31mm，右心比例增大，左心室受压呈"D"字征（图 19-21），右心室横径 42mm，右心房横径 44mm，肺动脉收缩压131mmHg。三尖瓣大量反流，各瓣膜未见明显狭窄及赘生物。

2. 静脉超声　下腔静脉呼气末内径 25.2mm，吸气末内径 21.5mm，塌陷率14.6%；下肢深静脉超声示左侧股浅静脉血栓形成。

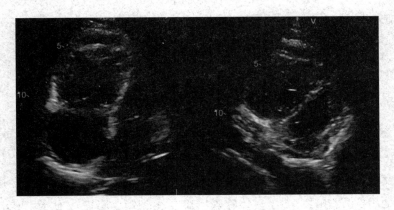

图 19-21　心脏彩超示右心比例增大，左室受压呈"D"字征

（二）思路分析

使用心脏探头对心脏进行检查，患者右心比例增大，左室受压呈"D"字征，提示患者存在失代偿性右心衰竭，肺动脉高压，右心后负荷增加。下腔静脉扩张、固定，提示右房压增加。考虑心肺循环系统内存在血流梗阻性因素。左心房及左心室未见明显扩张，左心室收缩及舒张功能指标在正常范围，提示并未合并左心功能不全。左室流出道并未存在梗阻性表现。

下肢静脉血栓阳性，考虑肺栓塞可能性大。结合肺超声诊断，考虑为肺栓塞、肺炎。

四、超声印象

1. 肺栓塞。

2. 肺炎。

五、后续检查、临床诊断与治疗

肺动脉 CTA：左肺动脉主干及其分支管腔内充盈缺损，考虑栓塞；右肺动脉主干远段及其分支未见显影，考虑闭塞（图 19-22）。

患者入院后突发晕厥，经积极抢救后无效，自动出院。

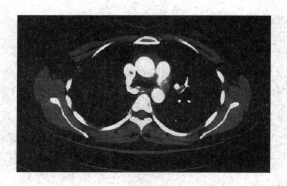

图 19-22　肺动脉 CTA

注：左肺动脉主干及其分支管腔内充盈缺损，右肺动脉主干远段及其分支未见显影。

病例 2

一、第一视角

患者，女性 51 岁，主因尿蛋白增高就诊于肾脏内科，于 3 天前接受经皮肾穿刺术，今日下床活动后突发胸闷、心悸，伴呼吸困难，无胸痛、咯血。血压 130/85mmHg，心率 84 次 / 分，律齐，血氧饱和度 93%，急查淀粉酶、肌钙蛋白、凝血功能及其他实验室检查，因结果未回报，急查床旁心肺超声。

（以上为床旁肺超声医师接触患者后的第一印象，超声检查前未获取其他有价值信息，过程为双盲）

二、肺超声表现与分析思路

（一）肺超声检查

使用凸阵探头检查，肺超声扫查可见双侧除背部区域外均为 A 线（图 19-23）。双肺区域胸膜线尚光滑。双侧胸膜滑动征正常。记录 12 分区肺超声量表，见表 19-12。

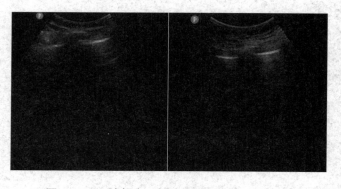

图 19-23　肺超声双侧肺部可见正常 A 线分布

表 19-12 肺超声 12 分区法检查量表

分区	右肺	左肺
前胸壁上区	A 线 胸膜滑动正常	A 线 胸膜滑动正常
前胸壁下区	A 线 胸膜滑动正常	A 线 胸膜滑动正常
侧胸壁上区	A 线 胸膜滑动正常	A 线 胸膜滑动正常
侧胸壁下区	A 线 胸膜滑动正常	A 线 胸膜滑动正常
背部上区	A 线 胸膜滑动正常	A 线 胸膜滑动正常
背部下区	A 线 胸膜滑动正常	A 线 胸膜滑动正常
肺超声评分	0 分	

（二）思路分析

肺超声扫查可见双肺区域均为 A 线，胸膜回声正常，肺部运动急促，首先排除以 B 线为主要表现的疾病（肺炎、肺水肿等）。患者突发呼吸困难，但可见胸膜滑动征，故不考虑气胸，首先考虑肺栓塞、慢性阻塞性肺疾病、气道梗阻等疾病。患者胸闷、气短之前有下地活动史，未曾进行吞咽食物等动作，目前患者气短明显，进一步检查心脏彩超及下肢静脉彩超。

肺超声印象：双肺通气状态正常，呼吸活动大，梗阻性肺病可能大。

三、附加超声表现与分析思路

（一）附加超声检查

1. 心脏超声 使用心脏探头对心脏进行检查，患者心脏比例正常，左室射血分数 55%，下腔静脉内径 18mm，塌陷率 > 50%，三尖瓣跨瓣压差估测肺动脉压力 37mmHg，心脏结构未见异常。患者轻度肺动脉高压，其他心脏结构及功能正常。

2. 静脉超声 提示左侧下肢小腿肌间静脉血栓阳性（图 19-24），结合心脏超声及肺超声结果，小血管肺部栓塞可能性大。

（二）思路分析

患者胸闷明显，呼吸困难可见，肺超声可见双肺呈"正常肺"表现，排除炎症性及水肿性疾病。结合心脏超声结果发现有轻度的肺动脉高压，余结构及功能正常，可排除心源性因素，肺动脉高压虽较低，但结合症状出现前有下地活动史，要有肺动脉中小血管栓塞的意识，遂进行下肢静脉超声检查并发现阳性表现。综上考虑肺中小血管栓塞可能性大。

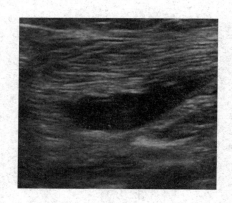

图 19-24　下肢深静脉超声提示左侧小腿肌间静脉血栓形成

四、超声诊断结果

肺栓塞（中小血管栓塞可能？）

五、后续检查、临床诊断与治疗

肺动脉 CTA：双肺动脉多发分支内点状、条状充盈缺损影，相应管腔狭窄，双侧肺动脉主干及肺动脉干未见异常（图 19-25）。

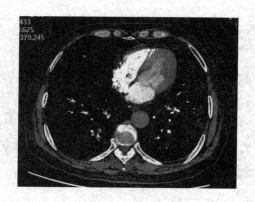

图 19-25　双肺动脉多发分支内栓子形成

患者后经呼吸科辅助诊治，溶栓后症状消失，复查 CTA 正常。

病例 3

一、第一视角

患者，男性 51 岁，意识清楚，呼吸困难，呈端坐位，伴咳嗽、咳痰，痰液为淡黄色，床旁监护仪显示：呼吸频率 26 次 / 分，心率 115 次 / 分，血压 113/75mmHg，血氧饱和度 92%（鼻导管吸氧），患者自诉无诱因性突发呼吸困难 4 天。

（以上为床旁肺超声医师接触患者后的第一印象，超声检查前未获取其他有价值信息，过程为双盲）

二、肺超声表现与分析思路

（一）肺超声检查

使用凸阵探头检查，肺超声扫查可见双肺离散型 B 线，部分肋间隙可见融合型 B 线，余区域均为 A 线，同时在右前胸上侧区域可见低回声区，CDFI 检查未见明显彩色血流信号（图 19-26）。双侧胸膜线回声欠光滑，局部略增厚，双侧胸膜滑动征正常。记录 12 分区肺超声量表，见表 19-13。

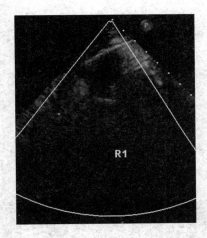

图 19-26 右侧肺部探查一低回声区域，内无彩色血流信号

表 19-13 肺超声 12 分区法检查量表

分区	右肺	左肺
前胸壁上区	弥漫性 B 线（融合型） 胸膜稍增粗＋楔形低回声区	A 线 胸膜滑动正常
前胸壁下区	局灶性 B 线（离散型） 胸膜稍增粗	局灶性 B 线（离散型） 胸膜稍增粗
侧胸壁上区	局灶性 B 线（离散型） 胸膜稍增粗	局灶性 B 线（离散型） 胸膜稍增粗
侧胸壁下区	局灶性 B 线（离散型） 胸膜稍增粗	弥漫性 B 线（融合型） 胸膜增粗、破坏
背部上区	弥漫性 B 线（融合型） 胸膜稍增粗、滑动减弱	弥漫性 B 线（融合型） 胸膜稍增粗
背部下区	局灶性 B 线（部分融合型） 胸膜稍增粗	局灶性 B 线（部分融合型） 胸膜稍增粗
肺超声评分	17 分	

（二）思路分析

肺超声扫查可见肺滑动征阳性，双肺可见离散型及融合型 B 线，同时右上肺可见低回声区且无血流信号通过，因此考虑炎症存在，但目前患者血氧饱和度低，端坐呼吸明显，融合型 B 线相对比例较小，肺炎与临床症状不太相符，同时右上肺可见低回声区，来源未知，可能是占位，也可能是其他原因形成。进一步检查心脏及血管超声观察是否有阳性征象。

肺超声印象：双肺弥漫分布 B 线，考虑肺部炎症可能；右上肺低回声区，来源待定。

三、附加超声表现与分析思路

（一）附加超声检查

1. 心脏超声　左心房前后径 37mm，左心室舒张末期内径 50mm，左室射血分数（LVEF）约 59%，E/e' < 14，主肺动脉增宽，约 29mm，右心比例增大，"D"字征不明显，肺动脉前向流速频谱可见加速时间缩短且呈"双峰样"（图 19-27），右心室横径 43mm，右心房横径 46mm，肺动脉压力 70mmHg。三尖瓣近中量反流，余结构及功能未见明显异常。

2. 静脉超声　下腔静脉呼气末内径 22mm，吸气末内径 18mm，塌陷率 18.1%；下肢深静脉可见左侧小腿肌间静脉增宽，内可见血栓形成。

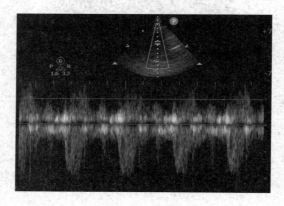

图 19-27　肺动脉前向频谱可见加速时间缩短，呈双切迹

（二）思路分析

患者双肺可见 B 线分布，结合临床症状，肺部感染可确认，但目前血氧饱和度低，呼吸困难、喘憋明显，与肺部感染程度不太相符，不除外心源性因素。心脏彩超提示左心射血分数正常，存在肺动脉高压，肺动脉增宽，肺血管因素可能性大，结合下肢血管超声的血栓表现推断，肺栓塞可能性大，反观右上肺低回声区，占位依然不能除外，但肺栓塞导致的梗死灶也不能除外。

四、超声诊断结果

1. 肺栓塞（右上肺低回声区，梗死灶不能除外）。

2. 肺炎。

五、后续检查、临床诊断与治疗

肺动脉 CTA：左肺动脉主干及双肺动脉多发分支内点状、条状充盈缺损影，相应管腔狭窄，考虑肺栓塞；右上肺密度不均匀，考虑肺缺血引起。

（编写：白　杨　刘元琳）

病例系列五　慢性阻塞性肺疾病急性发作期 2 例

病例 1

一、第一视角

患者，男性 75 岁，无明显诱因出现喘憋 5 天，意识清，床旁监护仪显示：呼吸频率 22 次/分，心率 91 次/分，血压 118/82mmHg，鼻流量吸氧下血氧饱和度 95%。询问病史，既往慢性支气管炎病史 30 余年，近 8 年喘憋症状明显。

（以上为床旁肺超声医师接触患者后的第一印象，超声检查前未获取其他有价值信息，过程为双盲）

二、肺超声表现与分析思路

（一）肺超声检查

使用凸阵探头检查，肺超声扫查可见双侧胸膜边缘毛糙，回声欠光滑（图 19-28），双肺区域均为 A 线，且 A 线回声显著，M 模式下可见明显"沙滩征"。侧胸壁探查"窗帘征"正常，肺滑动程度减弱，频率加快，记录 12 分区肺超声量表，见表 19-14。

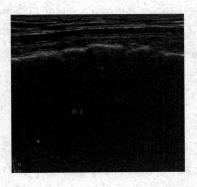

图 19-28　肺超声示双侧胸膜边缘毛糙，回声欠光滑

表 19-14 肺超声 12 分区法检查量表

分区	右肺	左肺
前胸壁上区	A 线 胸膜滑动浅快	A 线 胸膜滑动浅快
前胸壁下区	A 线 胸膜滑动浅快	A 线 胸膜滑动浅快
侧胸壁上区	A 线 胸膜滑动浅快	A 线 胸膜滑动浅快
侧胸壁下区	A 线 胸膜滑动浅快	A 线 胸膜滑动浅快
背部上区	A 线 胸膜滑动浅快	A 线 胸膜滑动浅快
背部下区	A 线 胸膜滑动浅快	A 线 胸膜滑动浅快
肺超声评分	0 分	

（二）思路分析

肺超声扫查可见双侧胸膜欠光滑，双侧肺区域均为 A 线，胸膜呈浅快方式滑动，提示该患者目前状态肺通气功能较低。"窗帘征"正常，说明患者通气代偿能力尚可。该患者肺超声评估为正常 A 线＋胸膜欠光滑＋胸膜滑动浅快，胸膜欠光滑，且无增厚，轻度的炎性渗出与呼吸模式不符，正常 A 线常见于正常肺脏也因此而排除可能；患者浅快呼吸说明肺通气不足，且残气量增加。双肺又无明显 B 线，因此肺水肿排除，若患者肺部血管梗阻，有出现呼吸功能减低的可能性，因此进一步检查心脏彩超及双下肢深静脉超声。

肺超声印象：双肺 A 线伴胸膜滑动浅快（肺气肿可能性较大）。

三、附加超声表现与分析思路

（一）附加超声检查

1. 心脏超声　左心房前后径 41mm，左心室舒张末期内径 52mm，左室射血分数（LVEF）约 64%，E/e' ＜ 14，右心室横径 35mm，右心房横径 35mm，三尖瓣反流最大速度 2.75m/s，肺动脉收缩压 40mmHg，各瓣膜未见明显狭窄及赘生物。

2. 静脉超声　下腔静脉呼气末内径 15.6mm，吸气末内径 6.5mm，塌陷率 58.3%；下肢深静脉未见明显血栓阳性表现。

（二）思路分析

左房扩大，余心脏未见明显结构和功能学异常。三尖瓣反流速度尚可，无肺动脉高压。下腔静脉变异率＞ 50%，右心压力及体静脉压力正常，血管超声阴性，以上信息均可以排除肺部血管栓塞疾病引起呼吸困难可能。

结合肺超声诊断及病史，考虑为肺气肿（慢性阻塞性肺疾病）。

四、超声印象

肺气肿（慢性阻塞性肺疾病）。

五、后续检查、临床诊断与治疗

肺 CT：双肺气肿，双侧胸膜局限性增厚（图 19-29）。

针对 COPD 进行对症治疗。

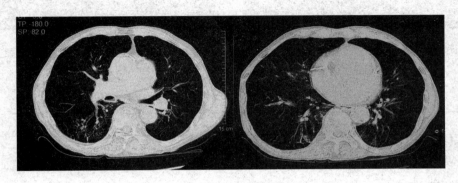

图 19-29　肺 CT 提示肺气肿

病例 2

一、第一视角

患者，男性 59 岁，喘憋，意识清，床旁监护仪显示：呼吸频率 26 次 / 分，心率 101 次 / 分，血压 138/76mmHg，血氧饱和度 92%（无创通气），自诉慢性支气管炎 10 余年，胸闷、气短，偶有加重。

（以上为床旁肺超声医师接触患者后的第一印象，超声检查前未获取其他有价值信息，过程为双盲）

二、肺超声表现与分析思路

（一）肺超声检查

使用凸阵探头检查，肺超声扫查可见除双肺绝大多数区域为 A 线，且 A 线间距较窄，远场无明显衰减（图 19-30）。肺肝交界区下移，明显低于正常位置，胸膜滑动征明显减弱，其中右侧腋后线可见局灶性 B 线（图 19-31），胸膜线稍增粗。记录 12 分区肺超声量表，见表 19-15。

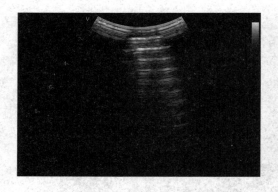
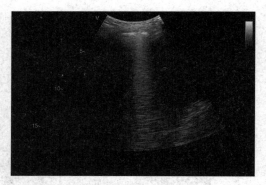

图 19-30　肺超声示间距较窄的 A 线伴 　　　图 19-31　肺肝交界区右侧腋后线局部
远场无明显衰减 　　　　　　　　　　　　　B 线，提示局灶性炎症

表 19-15　肺超声 12 分区法检查量表

分区	右肺	左肺
前胸壁上区	A 线 胸膜滑动明显减弱	A 线 胸膜滑动明显减弱
前胸壁下区	A 线 胸膜滑动明显减弱	A 线 胸膜滑动明显减弱
侧胸壁上区	A 线 胸膜滑动明显减弱	A 线 胸膜滑动明显减弱
侧胸壁下区	A 线 胸膜滑动明显减弱	A 线 胸膜滑动明显减弱
背部上区	A 线 胸膜滑动明显减弱	A 线 胸膜滑动明显减弱
背部下区	局灶性 B 线（离散型） 胸膜稍增粗	A 线 胸膜滑动明显减弱
肺超声评分	1 分	

（二）思路分析

　　肺超声扫查可见双肺绝大部分区域为 A 线，胸膜尚清晰，但胸膜滑动性明显减弱，提示肺通气下降。将探头置于肺肝交界区，其位置明显低于常人，提示肺过度充气，肺肝交界区下移，且随呼气运动变化不明显，由此推断肺总量和残气量增加，考虑肺通气相关疾病。

　　右肺下叶局灶性 B 线，因 B 线位置局限，胸膜增粗，符合局部炎症渗出表现，但我们不能仅仅诊断为肺炎，因为如此小范围的局灶性肺炎，与患者胸闷、气短症状不符，症征不符，进一步检查心脏彩超。

　　肺超声印象：

1. 双肺 A 线伴胸膜滑动明显减弱（提示双肺过度通气状态 肺气肿可能）。

2. 右肺下叶局灶性炎症。

三、附加超声表现与分析思路

（一）附加超声检查

1. 心脏超声 左心房前后径 35mm，左心室舒张末期内径 48mm，左室射血分数（LVEF）约 60%，E/e' < 14，右心室横径 37mm，右心房横径 38mm，三尖瓣反流最大速度 3.1m/s，肺动脉收缩压 48mmHg，各瓣膜未见明显狭窄及赘生物。

2. 静脉超声 下腔静脉呼气末内径 20.7mm，吸气末内径 16.3mm，塌陷率 21.3%；下肢深静脉未见明显血栓阳性表现。

（二）思路分析

左心未见明显结构和功能学异常，右心比例增大，其中右心房增大考虑和慢性右心室重塑有关。三尖瓣反流最大速度增大、肺动脉压力增高反映了肺动脉压力和肺循环阻力问题。下腔静脉扩张固定，提示中心静脉压较高，侧面反映了右心功能不全、体循环血流瘀滞等表现，以上信息均提示患者肺部存在肺通气功能障碍，日积月累，导致了慢性肺源性心脏病的可能。

结合肺超声诊断及病史，考虑为肺气肿（慢性阻塞性肺疾病）。

四、超声印象

1. 肺气肿。

2. 右肺下叶炎症（较局限）。

五、后续检查、临床诊断与治疗

肺 CT：双肺气肿，右肺下叶炎症，心影增大。

（编写：白 杨 赵浩天）

病例系列六 膈肌功能相悖的病因推理 1 例

一、第一视角

患者男性，48 岁，突发急性呼吸困难，呼吸频率 41 次 / 分，氧分压 67.1mmHg（氧流量 4L/min），二氧化碳分压 > 150mmHg（突破仪器上限），血氧饱和度 79%（波动较大），血乳酸 3.6mmol/L。

（以上为床旁肺超声医师接触患者后的第一印象，以及血气分析结果）

二、肺超声表现与分析思路

（一）肺超声检查

双肺以 A 线为主，胸膜滑动稍减弱（图 19-32），记录 12 分区肺超声量表，见表 19-16。

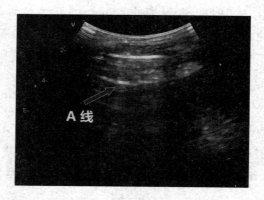

图 19-32　肺超声示双肺均为 A 线，胸膜滑动减弱

表 19-16　肺超声 12 分区法检查量表

分区	右肺	左肺
前胸壁上区	A 线 胸膜滑动减弱	A 线 胸膜滑动减弱
前胸壁下区	A 线 胸膜滑动减弱	A 线 胸膜滑动减弱
侧胸壁上区	A 线 胸膜滑动减弱	A 线 胸膜滑动减弱
侧胸壁下区	A 线 胸膜滑动减弱	A 线 胸膜滑动减弱
背部上区	A 线 胸膜滑动减弱	A 线 胸膜滑动减弱
背部下区	A 线 胸膜滑动减弱	A 线 胸膜滑动减弱
肺超声评分	0 分	

（二）思路分析

肺超声示双肺均为 A 线，伴较弱的胸膜滑动，由此可除外以 B 线为主的肺水肿、肺炎、肺间质疾病等，进一步将诊断范围缩小至气胸、肺栓塞、COPD 和哮喘中。双侧胸膜均滑动，且无"肺点征""平流层征"等，进而除外气胸可能；进一步除外肺栓塞（结合心脏超声及下肢深静脉超声）后，向家属询问病史，患者并无慢性支气管炎和慢性阻塞性肺疾病（COPD）病史，亦无哮喘史，考虑除外两者。此时，依据 BLUE 方案的诊

断均不符合，诊断陷入了僵局。

　　肺超声印象：双肺通气状态。

三、附加超声表现与分析思路

（一）附加超声检查

1. 心脏超声　左心房前后径 35mm，左心室舒张末期内径 41mm，左室射血分数（LVEF）约 68%，右心未见明显增大，各瓣膜未见明显狭窄及赘生物。

2. 静脉超声　下肢深静脉未见明显血栓阳性表现。

3. 膈肌超声　右侧膈肌移动度为 8.5mm，提示膈肌收缩功能减低；膈肌呼气末厚度 2.6mm，提示不存在膈肌萎缩，膈肌吸气末厚度为 6.3mm，计算膈肌增厚率为 142%（图 19-33），提示膈肌代偿性做功（即存在用力吸气）。

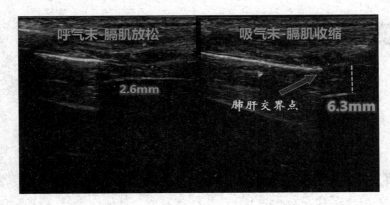

图 19-33　膈肌增厚率远超出正常值，考虑膈肌代偿性用力收缩

（二）思路分析

　　膈肌移动度和膈肌增厚率反映了两种不同的概念，其背后对应着不同的生理基础，不能混为一谈。膈肌移动度，是吸气过程中膈肌下移的幅度，膈肌下移时，肺组织膨胀，肺泡扩张，肺内压低于大气压，外界气体吸入肺内。因此，膈肌移动度代表着肺通气程度，膈肌移动度低于正常值（10mm）时，提示肺通气量不足。膈肌增厚率反映的是膈肌作为一种肌肉的主动收缩增厚的能力，与收缩期左室壁增厚是同样的道理。膈肌主动收缩时，厚度变化越明显，表明收缩力越好。

　　在本例中，膈肌移动度 8.5mm，低于正常值，考虑肺通气量不足；膈肌增厚率 142%，远高于正常范围（正常范围 20% ~ 36%），提示膈肌处于用力收缩。基于这两个指标的矛盾特点，我们可以整合成一句话"该患者用力收缩膈肌却带不来足够的肺通气量"，那么可能性只有一种，就是急性气道梗阻。

　　当气道异物梗阻时，机体自身膈肌功能没有问题，因此收缩力可以代偿性增强，但由于气道阻塞，气体无法进入肺内，肺组织未发生明显膨胀，因此肺肝交界区的下移并不明显。该病例是结合超声特征与临床抽象思维的经典病例，值得反复思考和推敲。

四、超声印象

1. 双肺 A 线（提示肺泡充气状态）。
2. 膈肌移动度减低（提示肺通气量下降）。
3. 膈肌收缩功能未见明显异常。

五、后续检查、临床诊断与治疗

与急诊医师交换意见后，紧急行纤维支气管镜气道探查，发现痰痂堵塞气道。立即予以吸痰，患者氧合状况稍缓解，住院继续治疗。

（编写：赵浩天）

病例系列七　不同病因的急性呼吸窘迫综合征 2 例

病例 1

一、第一视角

患者男性，28 岁，1 个月余前出现干咳，10 余天前干咳加重，出现喘憋，双下肢水肿，尿量减少，1 天前入院查体温 38.4℃，严重呼吸衰竭，伴血压下降，紧急气管插管接呼吸机辅助通气，血管活性药物泵入维持血压，转入重症医学科（ICU）治疗。

床旁超声抵达时，患者镇静状态，控制通气模式，血氧饱和度 89%，心率 142 次/分，血压 100/47mmHg［去甲肾上腺素以 2.0μg/（kg·ml）泵入］。接受脉搏指示剂连续心排出量（PiCCO）监测。

（以上为床旁肺超声医师前往 ICU 实施床旁心肺超声检查，经主治医师简单介绍病情，未获取其他有价值信息）

二、肺超声表现与分析思路

（一）肺超声检查

肺超声扫查双肺以 B 线为主，多个区域可见，多发局灶性分布（图 19-34），全肺胸膜滑动均较弱，甚至消失。左肺背部及下叶可见肺实变，"碎片征"和"动态支气管征"很明显，但胸腔积液较少，符合渗出性肺实变（图 19-35）。高频线阵探头观察肋膈角处，可见肺叶、壁层胸膜及膈肌表面多个絮状物，随呼吸运动漂浮于积液中。记录 12 分区肺超声量表，见表 19-17。

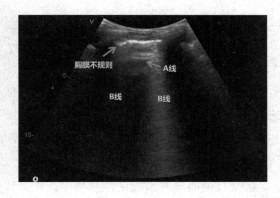

图 19-34　肺超声示多发离散型 B 线，其间夹杂 A 线区域，考虑肺泡渗出和通气不均匀

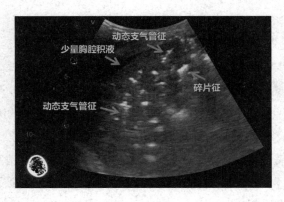

图 19-35　肺实变区域可见多发"碎片征"及"动态支气管征"，
呈"满天星"状分布，伴少量胸腔积液，考虑渗出性肺实变

图 19-17　肺超声 12 分区法检查量表

分区	右肺	左肺
前胸壁上区	A 线 胸膜滑动正常	A 线 胸膜滑动减弱
前胸壁下区	A 线 胸膜滑动减弱	局灶性 B 线（离散型） 胸膜增粗、滑动减弱
侧胸壁上区	A 线 胸膜滑动减弱	弥漫性 B 线（部分融合型） 胸膜滑动减弱
侧胸壁下区	局灶性 B 线（离散型） 胸膜增粗、滑动减弱	弥漫性 B 线（部分融合型） 胸膜滑动减弱
背部上区	肺实变 碎片征＋支气管征	肺实变 碎片征＋支气管征
背部下区	肺实变 碎片征＋支气管征	肺实变 碎片征＋支气管征
肺超声评分	18 分	

（二）思路分析

肺超声示双肺以 B 线为主，考虑渗出性疾病，通过 B 线的分布特点、联合心脏彩超和下腔静脉超声等技术综合分析 B 线类型。本例中，B 线分布明显不均，于双肺对比呈不均匀分布，间断可见肺通气区域（A 线），且在同侧肺超声征象也呈现出不连续的特点，因此不符合典型心源性肺水肿的超声表现。

双肺前胸壁可见正常通气区域，双肺下叶渗出性实变（多碎片、少胸水），中间区域以 B 线为过渡，表明血管外肺水符合重力依赖性分布特点，考虑肺炎为主。由于患者呼吸和循环不稳定，接受机械通气和血管活性药物维持生命体征，符合重症肺炎的诊断。

然而，此时只能诊断为重症肺炎，却不能诊断急性呼吸窘迫综合征（ARDS），因此我们需要进一步评估左房 – 肺静脉压力，以及病史和氧合情况。从与主治医师的简短沟通中获知，患者以干咳 1 个月余为主要表现，10 天余前出现憋喘，但肺部影像学（当地 CT 检查）仅少量浸润。病情突然加重到气管插管仅用 1 天多的时间，因此符合 ARDS "柏林定义"（详见第十一章）中第一条标准 "已知诱因，患者 1 周以内急性起病或呼吸系统症状突然加重"。目前患者在控制通气下，监护仪显示血氧饱和度 89%，呼吸机设置吸氧浓度为 80%。根据 "柏林定义" 的基加利改良版可快速计算出氧合指数（SpO_2/FiO_2）为 111.25，氧合很低，同时结合心脏超声除外左心功能不全后，ARDS 可快速做出初步诊断。

肺超声印象：重症肺炎，急性呼吸窘迫综合征。

三、附加超声表现与分析思路

（一）附加超声检查

1. 心脏超声　左室心尖部及中段室壁运动明显减低，基底部收缩尚可（图 19-36），二维斑点追踪技术测量左室整体纵向应变平均值为 –4.4，其中心尖部应变值为正值（反向运动）。左心房前后径 35mm，左心室舒张末期内径 52mm，左室射血分数（LVEF）约 30%，E/e' < 14，右心室横径 30mm，右心房横径 29mm，三尖瓣环收缩期位移（TAPSE）约 19.2mm，肺动脉收缩压 44mmHg。左室流出道 – 速度时间积分（VTI）10.1cm，计算每搏输出量（SV）27.0ml，各瓣膜未见明显狭窄及赘生物。

2. 静脉超声　下腔静脉呼气末内径 13.1mm，吸气末内径 15.0mm，扩张率 14.5%，下肢深静脉未见明显血栓阳性表现。

注：下腔静脉扩张率计算公式：（吸气末内径−呼气末内径）/ 呼气末内径，适用于无自主呼吸的控制通气模式，阈值为 18%。

3. 肾脏超声　双肾实质部回声明显增强，血流信号减少，双肾阻力指数增高（右肾 0.74，左肾 0.75）。

4. 胆囊超声　胆囊壁明显增厚，呈 "双边征"（图 19-37）。

5. 胃肠超声 肠管扩张，蠕动几乎消失，肠间隙可见多个液性暗区，内透声欠佳，可见密集点状回声。

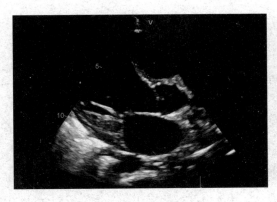

图 19-36 心脏超声表现

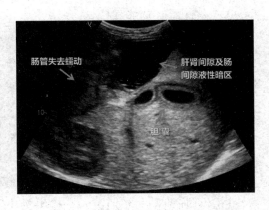

图 19-37 肝脏、胆囊、肠管超声表现

（二）思路分析

患者左室壁较薄，左房不大。左室心尖部及中段室壁运动明显减低，各阶段的左室纵向应变值均较低，但心尖部弱于中段、弱于基底段，结合患者既往无慢性心功能不全病史。考虑应激性心肌病（心尖球形综合征）。较低的射血分数必然合并较差的舒张功能，因此左心功能不全无法除外，貌似 ARDS 诊断不成立。

具体情况具体分析，在本病例中，患者双肺 B 线不对称、不连续，且呈重力依赖性分布，典型的多发不均匀 B 线，不符合心源性肺水肿的 B 线。因此，在"柏林定义"中的"不能完全用左心功能不全和容量过负荷解释"应用于此时成立，双肺 B 线并非完全由心源性肺水肿一力承担，所以，我们仍然可以认为符合 ARDS 诊断标准。同时，80% 氧浓度的呼吸机条件下，血氧饱和度仍不能维持，也符合顽固性低氧血症的表现。ICU 主治医师提供信息：予以利尿脱水治疗后，喘憋症状未见改善，也可以作为除外心源性肺水肿的一个验证。

患者少尿，双肾实质部回声增强，阻力指数增高，但肾脏大小仍在正常范围，无既往肾病史，考虑符合急性肾损伤（AKI）诊断；胆囊壁增厚，呈"双边征"，提示炎症反应；肠管扩张、胃肠蠕动明显减弱，几乎消失，考虑符合急性胃肠功能损伤（AGI），综合分析患者存在多器官衰竭。患者以呼吸系统疾病为首发症状，肺部浸润迅速扩散导致呼吸衰竭，随后诱发了全身炎症反应，血压开始下降，考虑为脓毒症休克，而脓毒症休克可导致全身多脏器灌注不足。此外，脓毒症也是心肌损伤的一个重要诱因，以心尖球形综合征和弥漫性心功能抑制多见，称为脓毒症心肌病。

四、超声印象

1. 重症肺炎 少量胸腔积液。

2. 急性呼吸窘迫综合征。

3．应激性心肌病。

4．急性肾损伤。

5．急性胃肠功能损伤。

6．腹腔积液。

五、后续检查、临床诊断与治疗

胸部CT：双肺广泛感染性病变，双肺支气管扩张，双侧少量胸腔积液（图19-38）。

血气分析结果：血氧饱和度76.99%，氧分压（PaO_2）59.06mmHg，二氧化碳分压（$PaCO_2$）60.97mmHg，氧合指数73.8mmHg，血乳酸4.99mmHg。

炎症指标：白细胞3.2×10^9/L，中性粒细胞百分比95.0%。C-反应蛋白108.59mg/L。

PiCCO血流动力学监测：心输出量（CO）2.3L/min，每搏输出量（SV）23.9ml，外周血管阻力指数（SVRI）2657（$dyn \cdot s \cdot m^2$）/cm^5外，全心舒张末期容积指数（GEDI）499ml/m^2，胸腔内血容积指数（ITBI）624ml/m^2，全心射血分数（GEF）6%。

超声引导下腹腔积液穿刺，抽出乳糜样液体。穿刺液细胞学检查：胸腔积液：李凡他试验（+），考虑渗出液；腹腔积液：抗酸杆菌（++++），考虑结核。

立即转入ICU隔离间继续治疗，继续机械通气、血管活性药物、PiCCO监测、肠内营养、改善肾功能等治疗。

最终诊断为：重症肺炎，Ⅱ型呼吸衰竭，急性呼吸窘迫综合征，脓毒症休克，肺结核。

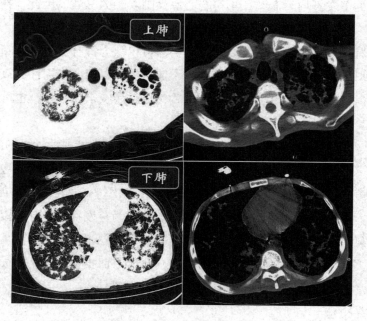

图19-38　肺结核、重症肺炎、ARDS的胸部CT表现

病例 2

一、第一视角

患者女性，80岁，不明原因发热，呼吸困难，意识模糊，血压下降。呼吸频率56次/分，心率132次/分，血压96/43mmHg。

二、肺超声表现与分析思路

（一）肺超声检查

肺超声扫查双肺弥漫性B线，不均匀，间断夹杂A线，胸膜受累，不均匀增粗、中断；双侧肺底为实变，可见"碎片征"及"支气管征"（图19-39）。记录12分区肺超声量表，见表19-18。

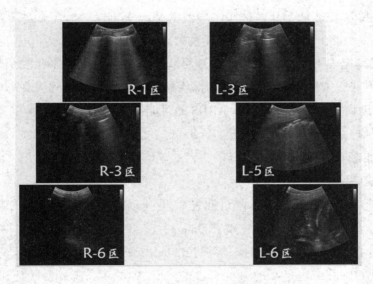

图19-39　肺超声典型区域超声表现

表19-18　肺超声12分区法检查量表

分区	右肺	左肺
前胸壁上区	弥漫性B线（部分融合型） 胸膜滑动减弱	局灶性B线（离散型） 胸膜稍增粗
前胸壁下区	局灶性B线（离散型） 胸膜稍增粗	局灶性B线（离散型） 胸膜稍增粗
侧胸壁上区	局灶性B线（离散型） 胸膜稍增粗	局灶性B线（离散型） 胸膜稍增粗

续表

分区	右肺	左肺
侧胸壁下区	局灶性 B 线（离散型） 胸膜增粗、滑动减弱	弥漫性 B 线（部分融合型） 胸膜滑动、破坏
背部上区	弥漫性 B 线（部分融合型） 胸膜滑动、破坏	弥漫性 B 线（部分融合型） 胸膜滑动、破坏
背部下区	肺实变 碎片征＋支气管征	肺实变 碎片征＋支气管征
肺超声评分	20 分	

（二）思路分析

肺超声示双肺以 B 线为主，考虑渗出性疾病。B 线分布并不均匀，间断夹杂 A 线区域，且随呼吸运动，局部可见 A 线与 B 线交替，这不符合典型的心源性肺水肿的超声表现。双下肺可见肺实变，伴"碎片征"及"支气管征"，提示渗出不均匀；胸腔积液量较少，进一步证实该肺实变区域是从内部渗出导致的肺泡失充气。综合上述两点：①B 线不均匀；②肺实变为渗出型，考虑肺炎可能性大。

由于患者是突发不明原因发热伴双肺浸润影（之前患者双肺听诊无湿啰音，且入院时方舱 CT 结果示双肺无浸润影），肺部疾病急性进展，已达呼吸衰竭程度，需使用无创呼吸机辅助通气，因此不能漏掉 ARDS 的可能性。

肺超声印象：肺炎，急性呼吸窘迫综合征。

三、附加超声表现与分析思路

（一）附加超声检查

1. 心脏超声　LVEF 约 75%，目测左室呈高动力收缩状态（图 19-40）；室间隔 e'和侧壁 e'分别为 11.1cm/s 和 13.3cm/s，E/e' < 14，Nagueh 法估测左房压约 16.7mmHg；右心室横径 30mm，右心房横径 29mm，三尖瓣环收缩期位移（TAPSE）约 30.0mm，目测右室收缩也呈高动力收缩状态（图 19-41），肺动脉收缩压 56mmH。室流出道 - 速度时间积分（VTI）20.8cm，计算每搏输出量（SV）65.3ml，心输出量（CO）8.6L/min。二维斑点追踪技术测量左室整体纵向应变值为 -24.8。

2. 静脉超声　下腔静脉呼气末内径 21.1mm，吸气末内径 18.0mm，塌陷率 14.7%（高呼吸驱动状态），下肢深静脉未见明显血栓阳性表现。

3. 肾脏超声　双肾不大，形态正常，实质部回声稍增强，血流信号减少。

4. 胃肠超声　肠管扩张，蠕动几乎消失（图 19-42）。

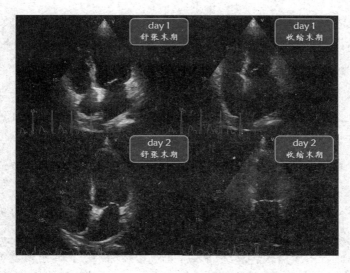

图 19-40　第 1 天（急性起病日）的心脏超声

注：可见左室舒张末期面积和收缩末期面积差异较大，收缩末期心尖部室壁接触；转入 ICU 接受机械通气和血管升压药治疗后，左心室仍呈高动力收缩状态。

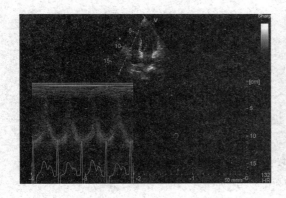

图 19-41　三尖瓣环收缩期位移（TAPSE）高于正常值，提示右室收缩功能代偿性增强

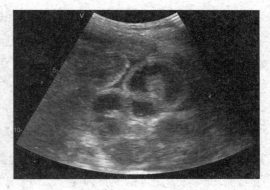

图 19-42　肠管扩张，无蠕动，提示胃肠功能障碍

（二）思路分析

首先，我们需要对本例多器官超声检查的征象提出 3 个问题：①为什么左室舒张末期容积不小（除外低血容量休克），而左室收缩力较强，心输出量（CO）高达 8.6L/min 却仍然存在低血压状态？② 8.6L/min 心输出量为什么会出现器官灌注不足（肾血流减少、胃肠功蠕动差）？③左心室功能良好，左房压不高，为什么下腔静脉却是扩张固定的？

带着以上 3 个问题，我们来逐步分析。

首先，根据 FALLS 方案（详见第十五章）左、右心功能的高动力收缩状态可以排除梗阻性休克（肺栓塞、瓣膜因素、张力性气胸、心包压塞等）；其次，双肺 B 线不符合心源性肺水肿，排除心源性休克；再次，左室舒张末期面积不小、下腔静脉扩张固定，且在临床给予液体复苏后，血压并无明显改善，除外低血容量性休克。故只有一种可能，就是分布性休克。患者双肺符合肺炎表现，已发展至急性呼吸窘迫综合征（ARDS），且存在发热，进一步提示分布性休克是感染性休克的可能。

感染性休克早期和中晚期的血流动力学是不同（甚至相反）的表现。早期感染性休克通过破坏血管壁多糖包被结构，血管弹性减退、液体外漏，外周血管阻力降低，导致血管无法维持足够的血压，而心功能在应激作用下呈高动力收缩状态，较高的 LVEF 值配合较快的心率，提供了超出正常范围的心输出量却仍无法满足机体需要，表现为顽固性低血压，这是感染性休克早期的重要病理生理学机制和临床表现。

在这个阶段，液体复苏往往无法改善患者低血压和低组织灌注的状态，甚至补液过多可造成负面结果，如双肺渗出加剧，ARDS 本身肺泡和血管内皮的损伤造成了高通透性肺水肿（即血管内液体很容易渗漏入肺间质和肺泡中），而过量的补液可导致肺动脉嵌顿压增加，更多的液体渗漏进肺组织，造成血管外肺水增更多，呼吸衰竭进一步加剧。此外，过量补液增加了右心室容量负荷，导致下腔静脉扩张，减小了体循环回流的压力梯度，导致腹腔脏器的灌注压进一步下降。

以上方面均造成了循环血流动力学的进一步恶化，因此，并非 LVEF 正常的患者均可以通过补液来改善循环功能，有时反而会恶化，如何避免恶化，以心肺超声为可视化载体的血流动力学诊断技术可起到重要作用。

此时，通过该病例的心脏超声表现，我们初步可以判断患者存在以下几种情况：①高动力的左、右心室收缩和高心排出量不能维持血压，提示外周血管阻力较低，此时机体处于"高排低阻"的状态；②肺动脉压力较高，下腔静脉扩张固定，提示容量负荷或压力负荷不低，补液对改善循环的可能性很小；③肺循环血流量是 100%，高心排出量必然对应着肺循环的高血流量，如不加以控制，肺泡损伤和渗出会加剧。

四、超声印象

1. 肺炎。

2. 急性呼吸窘迫综合征。

3. 左心室收缩功能稍增强（应激？）。

4. 急性胃肠功能损伤。

五、后续检查、临床诊断与治疗

立即转入 ICU，给予气管插管、机械通气、血管活性药物、抗感染、降应激、镇痛镇静等治疗。血气分析结果：血氧饱和度 90.53%，氧分压（PaO_2）63.57mmHg，二氧化碳分压（$PaCO_2$）49.54mmHg，氧合指数 171.8mmHg，血乳酸 3.72mmHg。炎症指标：白细胞 0.38×10^9/L，中性粒细胞百分比 13.2%，C- 反应蛋白 69.50mg/L，降钙素原 12.761ng/ml，BNP 14594pg/ml。

转入 ICU 次日，血压仍不能维持，心脏超声显示左室射血分数为 72%，心率

126 次 / 分，左心室仍呈高动力收缩状态，但左室整体纵向应变值由 –24.8 降至 –19.0，考虑感染性休克对心肌的应激作用，同时持续的快心率使得舒张期缩短，冠脉供血不足，心肌运动有所下降，而通过左室射血分数值的变化（75% 至 72%）却无法发现这个问题。

最终诊断为：重症肺炎，急性呼吸窘迫综合征，感染性休克。

（编写：赵浩天）

病例系列八　联合心肺超声在 ECMO 中的应用 1 例

一、第一视角

患者男性，46 岁，呼吸费力，意识清，床旁监护仪显示：呼吸频率 33 次 / 分，心率 119 次 / 分，血压 156/91mmHg，血氧饱和度 100%（稍有活动氧饱和度下降明显，最低将至 87%）（无创呼吸机辅助通气，吸氧浓度约 100%）。既往膜性肾病病史 1 年，口服糖皮质激素治疗。

（以上为超声医师接触患者后的第一印象及阅读超声申请单后了解的所有信息）

二、肺超声表现与分析思路

（一）肺超声检查

使用凸阵探头检查，肺超声扫查可见双肺均为弥漫性 B 线，部分相互融合（图 19-43），仅右侧侧胸壁上区局部出现胸膜下小片状低回声区（图 19-44），胸膜结构部分局部增粗，胸膜滑动正常。记录 12 分区肺超声量表，见表 19-19。

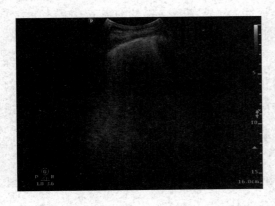

图 19-43　肺超声弥漫性 B 线，部分相互融合

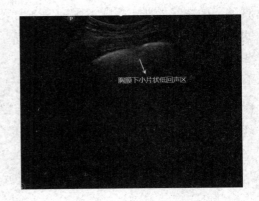

图 19-44　胸膜下小片状低回声区

表 19-19　肺超声 12 分区法检查量表

分区	右肺	左肺
前胸壁上区	弥漫性 B 线（部分融合型） 胸膜滑动减弱	弥漫性 B 线（部分融合型） 胸膜滑动减弱
前胸壁下区	弥漫性 B 线（部分融合型） 胸膜滑动减弱	弥漫性 B 线（部分融合型） 胸膜滑动减弱
侧胸壁上区	弥漫性 B 线（部分融合型） 胸膜下小片状低回声区	弥漫性 B 线（部分融合型） 胸膜滑动减弱
侧胸壁下区	弥漫性 B 线（部分融合型） 胸膜滑动减弱	弥漫性 B 线（部分融合型） 胸膜滑动减弱
背部上区	弥漫性 B 线（融合型） 胸膜滑动减弱	弥漫性 B 线（融合型） 胸膜滑动减弱
背部下区	弥漫性 B 线（融合型） 胸膜滑动减弱	弥漫性 B 线（部分融合型） 胸膜滑动减弱
肺超声评分	24 分	

（二）思路分析

肺超声扫查可见双肺均为 B 线，侧胸壁上区局部出现胸膜下小片状无回声区，无 A 线，提示不存在以 A 线为主要表现的疾病（气胸、慢性阻塞性肺疾病、肺栓塞等）；胸膜结构局灶性增粗等，提示存在局部胸膜受损；双侧胸膜滑动正常，提示患者肺通气功能正常。

患者双侧肺超声以 B 线为主，以 B 线为主要表现的疾病有肺炎、肺水肿、急性呼吸窘迫综合征（ARDS）、肺间质纤维化等肺泡渗出性病变或以小叶间隔增厚为主的疾病。胸膜下小片状低回声区提示肺叶局部出现局灶性渗出或坏死，累及胸膜下，也是肺实变的一种，为肺炎超声表现之一，提示患者存在肺炎。但肺炎超声下 B 线多表现为非对称性、非连续性分布，与病灶部位有关，同时可存在胸膜局部破坏。该双肺弥漫性 B 线对称分布提示双肺存在弥漫性渗出，考虑患者不止存在肺炎。肺间质纤维化为肺泡上皮异常修复产生纤维瘢痕使小叶间隔增厚，与含气肺泡形成多重混响伪像——B 线，可弥漫出现，也可局部连续出现，主要累及胸膜下，胸膜结构破坏，胸膜增粗、模糊、呈"颗粒状"，甚至连续性中断，胸膜滑动减弱或消失。该患者胸膜线只是局部增粗、胸膜滑动征正常，与肺间质纤维化表现不符。既往患者无心脏病史，且患者可平卧位接受检查，暂时除外心源性肺水肿，考虑患者在肺炎的基础上继发 ARDS。

肺超声印象：肺炎，急性呼吸窘迫综合征。

三、附加超声表现与分析思路

（一）附加超声检查

心脏超声：左心房前后径37mm，左心室舒张末期内径44mm，左室射血分数（LVEF）约66%，E/e' 12.8，右心室横径33mm，右心房横径34mm，三尖瓣环收缩期位移（TAPSE）约18.1mm，肺动脉收缩压48mmHg。二、三尖瓣少量反流，各瓣膜未见明显狭窄及赘生物。

（二）思路分析

使用心脏探头对心脏进行检查，患者心脏收缩及舒张功能未见明显异常，可除外心源性肺水肿。肺动脉收缩压轻度增高，提示肺内病变引起肺动脉压升高。

结合肺超声诊断考虑为肺炎引起的急性呼吸窘迫综合征。

四、超声印象

1. 肺炎。

2. 急性呼吸窘迫综合征。

五、后续检查、临床诊断与治疗

患者病情持续恶化，氧合指数持续降低（PaO_2/FiO_2 120 → 92 → 70 → 28），床旁胸片示：双肺广泛渗出性病变（图19-45）。

给予经口气管插管、有创呼吸机辅助通气，转运至重症监护室，超声引导下置管行床旁VV-ECMO氧疗治疗，根据超声图像调整置管位置（图19-46）。

最后该患者经过VV-ECMO氧疗及俯卧位通气等治疗后病情好转出院。

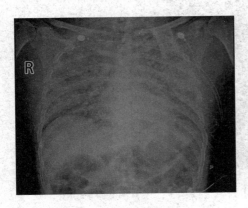

图19-45　双肺广泛渗出性病变

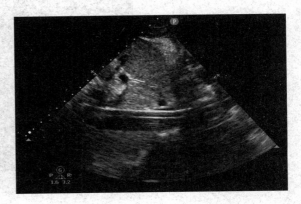

图19-46　超声引导股静脉穿刺置管并调整尖端位置

（编写：刘元琳）

病例系列九　抗 GBM 抗体病合并 ANCA 相关性血管炎致肺间质疾病 1 例

一、第一视角

患者男性，61 岁，呼吸困难、咯血、呕吐，床旁监护仪显示：呼吸频率 24 次 / 分，心率 80 次 / 分，血压 120/76mmHg，血氧饱和度 92%（吸氧浓度约 29%）。

临床医师表示，该患者腹胀 1 个月余，近日呼吸困难、少尿，于急诊检查显示：血肌酐 1143μmol/L，血尿素氮 49.33mmol/L，NT-proBNP 14729pg/ml，双肺听诊满布湿啰音，符合急性肾损伤（AKI）诊断，考虑合并容量过负荷与急性肺水肿，准备紧急血液透析治疗。

（以上为超声医师接触患者后的第一印象，及临床医师简单的病情介绍）

二、肺超声表现与分析思路

（一）肺超声检查

使用凸阵探头检查，肺超声扫查可见双肺多发 B 线，部分相互融合，仅右侧侧胸壁上区局部出现胸膜下小片状低回声区（图 19-47），胸膜结构部分局部增粗，胸膜滑动正常。记录 12 分区肺超声量表，见表 19-20。

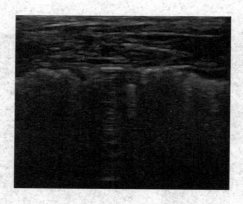

图 19-47　胸膜超声显示双肺多处胸膜连续性中断，呈颗粒状，以背部和下肺为著

表 19-20　肺超声 12 分区法检查量表

分区	右肺	左肺
前胸壁上区	局灶性 B 线（离散型） 胸膜稍增粗	A 线 胸膜滑动正常
前胸壁下区	局灶性 B 线（离散型） 胸膜稍增粗	A 线 胸膜滑动正常

续表

分区	右肺	左肺
侧胸壁上区	局灶性 B 线（离散型） 胸膜稍增粗	局灶性 B 线（离散型） 胸膜稍增粗
侧胸壁下区	弥漫性 B 线（部分融合型） 胸膜增粗	局灶性 B 线（离散型） 胸膜稍增粗
背部上区	弥漫性 B 线（融合型） 胸膜明显增粗，胸膜下间质颗粒状改变	弥漫性 B 线（融合型） 胸膜明显增粗，胸膜下间质颗粒状改变
背部下区	弥漫性 B 线（融合型） 胸膜明显增粗，胸膜下间质颗粒状改变	弥漫性 B 线（融合型） 胸膜明显增粗，胸膜下间质颗粒状改变
肺超声评分	15 分	

（二）思路分析

肺超声扫查可见双肺多发 B 线，提示双肺多区域渗出，可能是肺水肿，也可能是肺炎。进一步观察发现，有 B 线的区域，胸膜均呈增粗、不均匀的表现，尤其背部和下肺最明显，胸膜广泛连续性中断，呈典型的"颗粒状"改变，这与肺间质纤维化的超声表现相符合。双侧未见明显胸腔积液。

由此考虑，本例患者的背部和下肺的肺超声表现更支持肺间质纤维化，前、侧胸壁 B 线伴胸膜增粗，可能是炎症，亦可能是纤维化早期，胸膜病变不明显。因此，诊断时应考虑充分。同时，欲排除肺水肿诊断，还需结合心脏超声及下腔静脉超声结果。

肺超声印象：双下肺符合肺间质纤维化超声表现，肺炎。

三、附加超声表现与分析思路

（一）附加超声检查

1. 心脏超声 左心房前后径 36mm，左心室舒张末期内径 43mm，左室射血分数（LVEF）约 62%，E/e' 7.8，右心室横径 29mm，右心房横径 32mm，三尖瓣环收缩期位移（TAPSE）约 23.3mm，肺动脉收缩压 46mmHg。二、三尖瓣少量反流，各瓣膜未见明显狭窄及赘生物。

2. 静脉超声 下腔静脉呼气末内径 13.9mm，吸气末内径 5.7mm，塌陷率 59.0%；双下肢肌间静脉可见局部血栓形成，余下肢深静脉未见明显血栓阳性表现。

3. 肾脏超声 双肾实质部回声增强，大小尚在正常范围（图 19-48）。彩色多普勒显示双肾血流信号少，阻力指数增高（右侧 RI：0.78，左侧 RI：0.80），患者既往无肾脏相关疾病，考虑急性肾损伤。

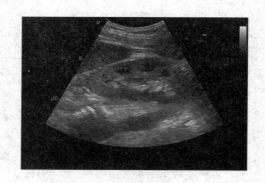

图 19-48　左肾实质部回声增强，不均匀，略高于同侧脾回声

（二）思路分析

患者左室收缩功能正常，E/e' < 8，左心房不大，提示不存在左心功能问题（肺水肿诱发因素）。下腔静脉不宽，呼吸变异率 > 50%，提示不存在容量过负荷因素。我们之前讲到：急性肺水肿需符合"前有容量过负荷，后有心功能不全"这两个因素，因此，本例双肺渗出可除外心源性因素。

四、超声印象

1. 双下肺符合肺间质纤维化超声表现。

2. 肺炎。

五、后续检查、临床诊断与治疗

改变原利尿脱水计划，立即进行相关免疫指标检查，示：抗肾小球基底膜（GBM）抗体 > 200RUg/ml；抗中性粒细胞胞质抗体（ANCA）阳性。患者呼吸稍稳定后，转运至影像科进行肺 CT 检查，示：双肺纤维化改变伴肺炎（图 19-49）。

医师调整针对性治疗方案，以免疫抑制剂和抗感染药物治疗为主，病情逐渐稳定后出院。

最终诊断为：抗 GBM 抗体病；ANCA 相关性血管炎；免疫相关肺间质疾病；急性肾损伤。

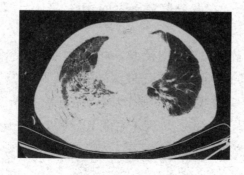

图 19-49　肺 CT 显示，双肺间质纤维化改变，伴肺炎

（编写：赵浩天）

病例系列十　百草枯肺 1 例

一、第一视角

患者年轻女性，胸闷、咳嗽、呼吸困难，床旁监护仪显示：呼吸频率 34 次 / 分，心率 118 次 / 分，血压 112/72mmHg，血氧饱和度 95%（氧流量 3L/min），我们进行了第 1 次肺超声检查。

次日患者突发低氧，接受无创机械通气治疗，我们在随后 3 天内分别进行了第 2、第 3、第 4 次肺超声检查。

（以上为超声医师接触患者后的第一印象）

二、肺超声表现与分析思路

（一）肺超声检查

使用凸阵探头检查深层肺野（图 19-50），浅表探头检查胸膜。第 1 次检查双肺局灶性少量 B 线，考虑炎症渗出；第 2 次检查双肺弥漫性 B 线，伴胸膜多发不均匀增粗；第 3 次检查，前胸壁及侧胸壁上区 B 线明显减少，但胸膜仍粗糙，未见好转，甚至有进展倾向；第 4 次 B 线未见增多，但背部和下肺处的胸膜变化明显，已呈典型"颗粒状表现"（图 19-51）。胸膜滑动暂未见明显正常。记录 12 分区肺超声量表，见表 19-21。

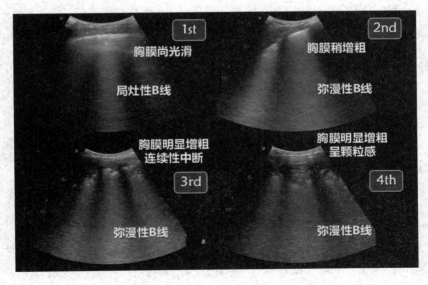

图 19-50　第 1-4 次肺超声检查，肺组织 B 线和胸膜的动态演变

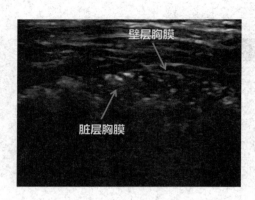

图 19-51　第 4 次检查，肺超声显示胸膜，
双肺多处胸膜连续性中断，呈颗粒状，以背部和下肺为著

表 19-21　肺超声 12 分区法检查量表

分区	第1次		第2次		第3次		第4次	
	右肺	左肺	右肺	左肺	右肺	左肺	右肺	左肺
前胸壁上区	A线	A线	弥漫性B线（离散型）	弥漫性B线（离散型）	A线	局灶性B线（离散型）	A线	局灶性B线（离散型）
前胸壁下区	A线	A线	弥漫性B线（离散型）	弥漫性B线（离散型）	A线	A线	A线	A线
侧胸壁上区	A线	局灶性B线（离散型）	弥漫性B线（离散型）	弥漫性B线（融合型）	A线	A线°	A线°	A线°
侧胸壁下区	A线	A线	弥漫性B线°（融合型）	弥漫性B线（融合型）	弥漫性B线°（离散型）	弥漫性B线（融合型）	弥漫性B线△（离散型）	弥漫性B线（离散型）
背部上区	局灶性B线（离散型）	A线	弥漫性B线□（融合型）	弥漫性B线□（融合型）	弥漫性B线△（离散型）	弥漫性B线□（融合型）	弥漫性B线△（离散型）	弥漫性B线□（融合型）
背部下区	局灶性B线°（离散型）	A线	弥漫性B线□（融合型）	弥漫性B线△（融合型）	弥漫性B线△（融合型）	弥漫性B线△（融合型）	弥漫性B线△（融合型）	弥漫性B线△（融合型）

续表

分区	第1次		第2次		第3次		第4次	
	右肺	左肺	右肺	左肺	右肺	左肺	右肺	左肺
肺超声评分	3分		19分		11分		10分	
注释	胸膜光滑		胸膜稍增粗，连续性完整○		胸膜明显增粗，连续性偶有中断△		胸膜广泛连续性中断，呈颗粒感*	

（二）思路分析

第1次肺超声检查，双肺仅局灶性B线渗出，伴胸膜增粗，考虑局灶性间质性炎症，符合肺炎的渗出分布特点；第2次肺超声检查时，患者呼吸衰竭迅速，听诊双肺湿啰音明显，肺超声可见双肺弥漫性B线，胸膜多发增粗，考虑炎症进展迅速，符合急性呼吸窘迫综合征（ARDS）的4条诊断标准（急性起病、结合心脏超声可除外心源性肺水肿、超声显示双肺浸润影、氧合指数低于300mmHg）；第3次肺超声检查，双肺前、侧胸壁部分区域由B线转为A线，考虑抗炎有效，然而胸膜却未见好转，继续观察；第4次肺超声检查，胸膜已呈典型的"颗粒感"表现，与肺间质纤维化的胸膜超声特征相似。

由此考虑，本病例最初为少量炎症浸润，继而炎症急性进展，但通过对胸膜超声特征的详细观察，我们认为该患者的肺部问题并没那么简单，患者很可能存在一种"导致双肺快速朝着肺间质纤维化演变"的病程。

结合我们既往的肺超声经验来看，肺间质纤维化往往以慢性病程多见。年轻女性出现肺间质疾病快速进展，考虑风湿免疫系统（结缔组织病等）疾病可能性大，另一种可能就是百草枯中毒。百草枯是一种非选择性农药，通过口服、皮肤接触等方式进入人体。肺泡上皮细胞可主动摄取流经肺循环的毒素，导致肺组织内百草枯浓度往往高于血浆内浓度。百草枯患者往往最终因多器官衰竭死亡，尤其肺部病变进展迅速，双肺间质纤维化改变可造成限制性通气障碍。

肺超声印象：

第1次检查诊断：间质性肺炎（局灶性渗出）。

第2次检查诊断：肺炎 急性呼吸窘迫综合征。

第3次检查诊断：肺炎（范围较前减轻）。

第4次检查诊断：肺炎 可疑急性肺间质纤维化改变。

三、附加超声表现与分析思路

（一）附加超声检查

1. 心脏超声　左心房前后径34mm，左心室舒张末期内径37mm，左室射血分数

（LVEF）约 62%，右心室横径 26mm，右心房横径 26mm，三尖瓣环收缩期位移（TAPSE）约 21.1mm，肺动脉收缩压 28mmHg。各瓣膜未见明显狭窄及赘生物。

2. 静脉超声　下腔静脉呼气末内径 11.7mm，吸气末内径 3.6mm，塌陷率 69.2%；双下肢深静脉未见明显血栓阳性表现。

（二）思路分析

患者左心功能正常，下腔静脉内径及变异率在正常范围内，考虑不存在容量过负荷，这是在第 2 次肺超声检查中，排除了满肺 B 线是心源性肺水肿的依据。

四、超声印象

1. 肺炎。

2. 可疑急性肺间质纤维化改变。

五、后续检查、临床诊断与治疗

调整实验室检查方向，炎症指标较高，但细菌培养、病毒检测结果均为阴性；各项免疫指标检查均为阴性；进行血、尿毒物检测示：百草枯毒物。

调整治疗方案，在炎症指标降低后，加用激素抑制，应用无创机械通气维持呼吸功能，积极联系上级医院接受肺移植术治疗。

最终诊断为：百草枯中毒。

（编写：赵浩天）

病例系列十一　肺部占位 3 例

病例 1

一、第一视角

患者男性，73 岁，咳嗽、咳痰、喘憋，偶伴胸痛，意识清，床旁监护仪显示：呼吸频率 16 次 / 分，心率 90 次 / 分，血压 130/85mmHg，血氧饱和度 97%，询问病史，近一年来消瘦约 10kg，既往无糖尿病、高血压等慢性病史。

（以上为床旁肺超声医师接触患者后的第一印象，超声检查前未获取其他有价值信息，过程为双盲）

二、肺超声表现与分析思路

肺超声检查：使用凸阵探头检查，肺超声扫查可见双侧胸膜不光滑增厚，双肺多发离散型 B 线，部分肋间隙可见融合型 B 线（图 19-52），双侧侧胸壁探查可见部分肺实变，在右侧 – 侧胸壁可见实变肺内不规则低回声，边界不清晰，CDFI 检查提示低回声内可见散在的彩色血流信号，因血流干扰，实际血供无法准确显示。同时双侧胸腔内可见大量胸腔积液，内部呈浑浊的密集点状回声（图 19-53），肺滑动征阳性，幅度正常，记录 12 分区肺超声量表，见表 19-22。

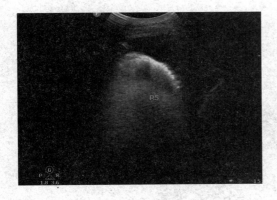 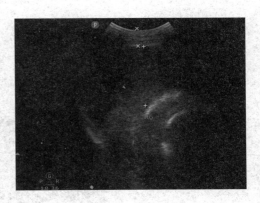

图 19-52　肺超声示胸膜回声不光滑增厚，　　图 19-53　肺超声示胸腔内浑浊密集
可见融合型 B 线　　　　　　　　　　　　　　点状回声

表 19-22　肺超声 12 分区法检查量表

分区	右肺	左肺
前胸壁上区	弥漫性 B 线（离散型） 胸膜滑动减弱	弥漫性 B 线（离散型） 胸膜滑动减弱
前胸壁下区	弥漫性 B 线（离散型） 胸膜滑动减弱	弥漫性 B 线（离散型） 胸膜滑动减弱
侧胸壁上区	肺实变 碎片征＋支气管征	肺实变 碎片征＋支气管征
侧胸壁下区	肺实变 异常回声	肺实变 碎片征＋支气管征
背部上区	弥漫性 B 线（融合型） 胸膜稍增粗	弥漫性 B 线（融合型） 胸膜稍增粗
背部下区	弥漫性 B 线（融合型） 胸膜稍增粗	弥漫性 B 线（融合型） 胸膜稍增粗
肺超声评分	24 分	

（二）思路分析

　　肺超声扫查可见双侧胸膜不光滑增厚，双侧胸腔积液伴多发肺部实变，部分肋间隙可见弥漫分布的离散型及融合型 B 线，这些征象说明肺部严重渗出，肺泡换气功能障碍，炎症明显，可以解释患者目前临床表现。右侧 – 侧胸壁可探及不规则低回声，

且与实变肺相连，其内并未见到支气管影，彩色多普勒可见少量血供，结合患者消瘦史，且有胸痛症状，考虑肺内肿瘤可能性较大。

三、肺超声印象

右肺叶实性占位性病变，恶性可能。

双侧广泛性肺炎。

双侧胸腔积液。

四、后续检查、临床诊断与治疗

肺CT：右肺下叶占位性病变，伴阻塞性肺炎、肺不张（图19-54）。

支气管镜取病理，结果会报：肺腺癌。

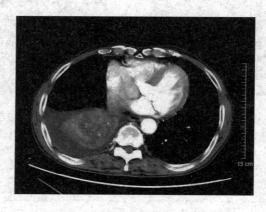

图19-54　肺CT提示右肺下叶实性占位性病变，可见强化

病例2

一、第一视角

患者男性，59岁，咳嗽咳痰，意识清，床旁监护仪显示：呼吸频率18次/分，心率80次/分，血压116/80mmHg，血氧饱和度99%，自诉10天前发热，最高温度38.1℃，后在当地医院抗炎治疗后发热消失，但仍有咳嗽咳痰症状，为求进一步诊治来院就诊。

（以上为床旁肺超声医师接触患者后的第一印象，超声检查前未获取其他有价值信息，过程为双盲）

二、肺超声表现与分析思路

（一）肺超声检查

使用凸阵探头检查，肺超声扫查可见右侧胸腔少量积液，双侧胸膜欠光滑，右侧后背区可见部分肺叶实变，实变内可见类圆形低回声，边界欠清晰，形态欠规整，CDFI 检查内可见散在的动脉血流分布（图 19-55）。双侧散在离散型 B 线，双侧胸膜滑动征阳性。记录 12 分区肺超声量表，见表 19-23。

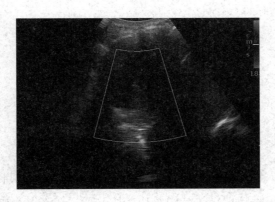

图 19-55　彩色多普勒提示低回声内有散在血流分布

表 19-23　肺超声 12 分区法检查量表

分区	右肺	左肺
前胸壁上区	A 线 胸膜滑动正常	A 线 胸膜滑动正常
前胸壁下区	A 线 胸膜滑动正常	A 线 胸膜滑动正常
侧胸壁上区	A 线 胸膜滑动正常	A 线 胸膜滑动正常
侧胸壁下区	局灶性 B 线（离散型） 胸膜滑动正常	局灶性 B 线（离散型） 胸膜滑动正常
背部上区	肺实变	A 线 胸膜滑动正常
背部下区	肺实变 异常低回声	A 线 胸膜滑动正常
肺超声评分	8 分	

（二）思路分析

肺超声扫查可见双肺绝大部分区域为 A 线，胸膜欠光滑，双肺下叶局灶性 B 线，符合局部炎症渗出表现，右侧胸腔少量胸腔积液，符合患者临床症状；于右侧肺部实变区域可探查异常回声，边界不清，形态不规则，结合彩色多普勒血供表现，考虑恶性可能。

三、肺超声印象

1. 右肺下叶异常回声，考虑实性占位性病变，不除外恶性。

2. 双肺局灶性炎症。

四、后续检查、临床诊断与治疗

肺 CT：右肺下叶占位性病变，性质待定。

纤维支气管镜回报：右肺下叶基底段开口新生物。

取病理组织，病理回报：肺鳞癌。

病例 3

一、第一视角

男性 68 岁（患者甲），男性 70 岁（患者乙），此两例患者均因胸闷、气短来心内科门诊就诊，检查心脏超声排除结构及功能性改变。检查过程中，均自诉胸部不适，近半年有消瘦史，因此对两例患者进行肺部扫查。

（以上为床旁肺超声医师接触患者后的第一印象，超声检查前未获取其他有价值信息，过程为双盲）

二、肺超声表现与分析思路

（一）肺超声检查

使用凸阵探头检查，患者甲，68 岁男性，超声示左肺下叶胸膜下不规则低回声占位，其内可见多发无回声，边界不清晰，形态不规整，CDFI 检查内可见散在的动脉血流分布。患者乙，70 岁男性，双侧胸膜欠光滑，右肺下叶低回声占位，内可见小无回声（图 19-56），其内可见散在彩色血流信号（图 19-57）。

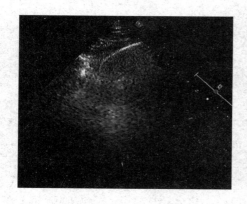 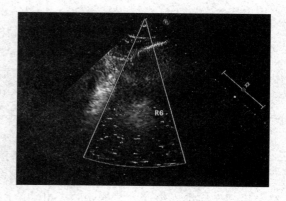

图 19-56　患者乙，右肺下叶低回声占位，　　　　图 19-57　患者乙，右肺下叶低回声占位，
　　　　　内可见小无回声　　　　　　　　　　　　　　内可见小无回声，其内可见散在彩色血流信号

（二）思路分析

胸部不适患者往往首先考虑进行心血管相关检查，在我们进行超声心动图检查时，

询问病史是极为重要的，患者与患者之间并不是整体，而是以个体性差异为主。上述两例患者均有消瘦史，且胸部不适，肿瘤方向可能较大，要学会利用现有的装备来进行综合扫查，联合扫查往往更为重要。同时利用心脏探头扫查肺部的优略性也体现出来，较大缺点就是远场 A 线、B 线显示欠清晰，近场胸膜细微变化显示不能；优点是对于肺部扫描，近场增益较大，便于发现细微周围型病变，对于肺部占位、局灶性纤维化、肺部梗死可有更好的显示效果。上述两例病例空洞性成分显示效果并不满意，因此发现病灶后尽可能转换凸阵探头进一步查看。

三、患者甲、患者乙肺超声印象

1. 肺实质内异常回声，考虑实性占位性病变。

2. 双侧胸膜欠光滑。

四、后续检查、临床诊断与治疗

患者甲肺 CT：左肺下叶后基底段空洞性病变，考虑恶性；肺间质改变（图 19-58）。支气管取病理，病理提示：小细胞癌。

患者乙肺 CT：右肺下叶厚壁空洞影，考虑恶性（图 19-59）。支气管取病理，病理提示：浸润性腺癌。

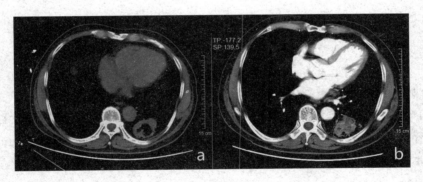

图 19-58 患者甲，胸部 CT 示左肺下叶空洞性占位，可见强化

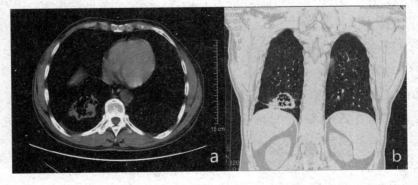

图 19-59 患者乙，胸部 CT 示右肺下叶空洞性占位，壁厚

（编写：白 杨）

第二十章
肺超声诊断报告规范书写建议

　　超声报告是超声检查的图文载体，是超声医师和临床医师沟通的桥梁。超声报告的本质，是超声医师根据超声图像传递的信息，结合自身的判断对疾病做出的一种诊断和（或）排除诊断，并将信息传递给临床医师。肺超声作为超声检查的一种，在不同地区、不同医院开展程度不一，目前业内对于各肺疾病的诊断规范尚未统一，对肺超声描述术语、诊断书写等均存在疑问。我们根据我科（河北省人民医院超声科）4 年来 756 份正式肺超声报告经验，以及承德医学院附属医院的急诊肺超声报告经验，同时结合临床医师对报告的解读反馈（描述是否清楚？能否理解？诊断是否明确？等），将肺超声的报告作为建议与大家分享和讨论，以期逐步完善和统一肺超声报告规范。

第一节　肺超声报告（描述部分）

一、胸膜的描述

　　胸膜评估，需从静态和动态两部分进行，静态评估指胸膜的形态，正常胸膜清晰、锐利、光滑，病灶累及时可出现模糊、增粗甚至连续性中断。除了局部胸膜特征的评估，我们需对整体肺组织的胸膜也进行描述，利于临床医师判断疾病累及的范围。动态评估指胸膜滑动性，气胸发生时，胸膜同样清晰、光滑，但局部或整体滑动消失，可见特征性"肺点征"，这是区别于正常胸膜的特点。因此，动态评估同样重要，可判断扫查区域是否存在肺通气。

　　具体我们分疾病进行描述。

　　1. 健康人胸膜的描述：

　　"双侧肺组织胸膜清晰、光滑，随呼吸可见滑动"

　　解析：健康肺（既往无肺疾病后遗症）的胸膜呈线样强回声，厚度约 0.5 ~ 1mm，随吸气可发生肺膨胀，两层胸膜可见相对滑动，这是正常肺的表现（图 20-1）。

　　2. 肺气肿 / 慢性阻塞性肺疾病（COPD），弥漫性胸膜增厚的描述：

　　"双侧肺组织胸膜增厚、不均匀，随呼吸可见滑动明显减弱 / 或消失"

　　解析：COPD 患者急性发作期由于小气道广泛狭窄或闭塞，肺泡残气量增加，大量气体滞留于肺组织内无法呼出，呈呼气性呼吸困难。因此胸膜滑动较正常人弱，且由于常年累月的慢性炎症刺激，胸膜较正常肺增厚或增粗。于肺肝交界区，"窗帘征"明显减弱或膈肌移动度减低，均是肺通气量减少的超声体现。此外，观察肺肝交界区位置，如果低于正常肋间隙范围，则更加提示肺残气量增加，考虑肺气肿/COPD（图20-2）。

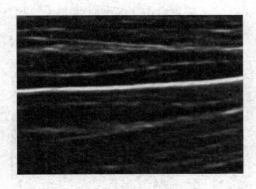
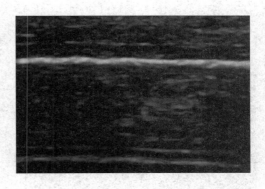

图20-1 正常肺，胸膜超声表现为清晰、光滑的线样强回声　　图20-2 慢性阻塞性肺疾病，胸膜稍增粗

3. 肺栓塞，胸膜后方局灶性楔形病灶的描述：

"左肺上叶胸膜增粗，不均匀，局部可见不规则/楔形低回声区，范围约2.2cm×2.2cm，边界欠清晰，内回声欠均匀，局部胸膜滑动消失"

解析：大面积肺栓塞患者在缺血严重区域的肺叶可出现肺梗死，当梗死灶位于近胸膜位置时，可被超声发现。典型的肺梗死灶表现为楔形或不规则低回声区，尖端指向肺门位置。该征象敏感性并不高，因此，一部分肺栓塞患者不可见该征象。

4. 气胸，局部肺点征/平流层征的描述：

"右侧前胸壁胸膜清晰，局部胸膜滑动消失，于腋前线第4肋间可探及'肺点征'"

解析：局限性气胸时，正常肺与气胸肺存在交界区，在交界线上可见无数个"肺点征"，其一侧为气胸（胸膜分离）、另一侧为正常肺（胸膜贴合）。胸膜分离侧的胸膜无滑动，M模式下可见典型的"平流层征"。然而气胸并不一定都可见"肺点征"，如完全大面积压缩性气胸时，一侧肺的外侧胸膜均分离，"肺点征"不可见。该类情况，如果扫查发现一侧肺6个区的胸膜滑动均消失，应下意识切换M模式，如深层肺野出现"平流层征"，提示完全压缩性气胸。

5. 肺炎，局灶性胸膜增厚的描述：

"右侧前胸壁、左侧背部胸膜局灶性增粗、不均匀，随呼吸滑动减弱；余胸膜尚清晰，随呼吸可见滑动"

解析：局灶性肺炎，炎症累及部位的胸膜可局部增粗，呈局灶性或节段性分布，与肺炎位置一致（图20-3）。胸膜滑动征可正常、减弱或消失，其滑动程度与肺泡受损程度有关，肺通气丧失越严重，胸膜滑动征越弱。

6. 肺水肿，弥漫性胸膜轻度增厚的描述：

"双肺胸膜弥漫性增厚，边界模糊，稍欠均匀，随呼吸滑动减弱"

解析：肺水肿由于流体力学分布规律，典型病例可见满肺 B 线，同时胸膜轻度增厚，边界模糊（图 20-4）。轻度肺水肿患者胸膜滑动幅度正常，甚至在缺氧情况下由于呼吸驱动增强，胸膜滑动幅度可能超过健康人。重度肺水肿患者由于肺泡性水肿导致吸气时肺泡舒张受限，后期合并呼吸肌疲劳，胸膜滑动幅度减弱，甚至局部胸膜滑动消失。

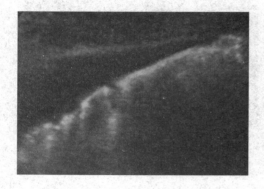 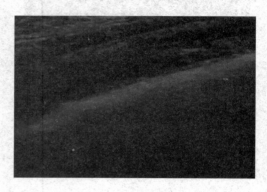

图 20-3　肺炎，胸膜呈节段性不规则增粗　　　图 20-4　肺水肿，胸膜轻度增厚，边界模糊，但连续性完整

7. 创伤性湿肺/急性呼吸窘迫综合征（ARDS），局灶性胸膜破坏的描述：

"左侧前胸壁上区胸膜增粗，连续性中断，后方可见'破布征'/'碎片征'/不规则片状低回声区，范围约 1.1cm×1.1cm，边界欠清晰，内回声欠均匀，可见碎片状强回声，胸膜滑动消失；余胸膜尚清晰，随呼吸可见滑动"

解析：创伤、急性胰腺炎、脓毒症、肺炎急性进展等因素均可导致 ARDS，由于肺泡上皮细胞的破坏和肺透明膜的形成，累及胸膜可造成局部组织损毁，表现为胸膜连续性中断，大小不一的低回声区，丧失大部分或全部通气。较大范围的低回声区可按照肺实变进行描述，较小范围可描述为局部病灶。需要注意的是，当病灶较典型时，建议详细描述具体位置（如腋中线/腋前线，或第几肋间等），以便于治疗后复查时，对同一病灶进行对比。

8. 肺间质纤维化，广泛胸膜病变的描述：

"双肺胸膜弥漫性增粗、不均匀，连续性弥漫性中断，呈'颗粒状'及'结节状'表现，随呼吸滑动减弱"

解析：肺间质纤维化早期可仅见局部少量 B 线及胸膜稍增粗，或散在点状强回声，晚期广泛性破坏，呈典型的"颗粒状"表现（图 20-5）。此类胸膜往往无可逆性，这是我们用肺超声诊断和鉴别诊断肺间质纤维化的关键点。因此，对于可疑肺间质纤维化的患者，或者已经临床或 CT 证实为肺间质纤维化的患者，我们需对胸膜进行详细具体的描述，表述出该类胸膜的特征性。

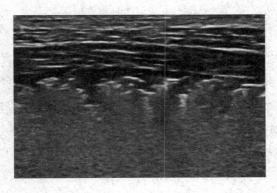

图 20-5　肺间质纤维化，胸膜明显增粗，不均匀，多发连续性中断，呈"颗粒状"表现

9. 肺实变伴少量胸腔积液，两层胸膜分离的描述：

"左侧背部下区至肋膈角处局部脏层胸膜与壁层胸膜分离，内可见不规则液性暗区"

解析：肺炎导致的渗出性大叶性肺实变时常伴肺叶周围少量胸腔积液，此时胸膜腔因液体填充导致胸膜分离，无需描述滑动与否。若无胸腔积液，则无需描述。

10. 大量胸腔积液致肺组织压缩，两层胸膜分离的描述：

"左侧侧胸壁下区、左侧背部下区脏层胸膜与壁层胸膜完全分离，内可见不规则液性暗区"

解析：大量胸腔积液导致肺叶受压萎陷时，两层胸膜完全分离，无需描述滑动与否（图 20-6）。

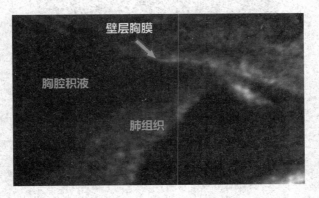

图 20-6　大量胸腔积液，肺叶受压呈实性组织，两层胸膜分离

二、深层肺野的描述

远场声像由伪像和实像构成，取决于气体含量的多少。即使胸膜后方肺组织内含少量气体，超声即以伪像为主。我们根据气／液体比例不同将肺超声远场声像大致分为A线（气体为主）、B线（肺间质增厚）、肺实变（气体绝大部分消失，肺泡塌陷）和

胸腔积液（胸膜腔内液体）四种。在此基础上，我们对四种征象进行细节划分：

①A线可分为正常的A线（远场可见不同程度衰减）和透亮的A线（回声强，远场无衰减）；

②B线根据密集程度和相邻B线之间界限是否清楚，可分为离散型B线（界限分明，条目清晰的B线）和融合型B线（界限不清，多B线融合，甚至呈"白肺"）。区分两者是因为其对应的病理学机制不同，离散型B线反映的是肺间质渗出，而融合型B线反映的是肺间质和肺泡均渗出。

③肺实变应描述为组织样回声，因其和肝组织回声近似。在肺实变的内部，可出现"碎片征"（不均匀碎片状强回声，由于局部肺泡内气体残留产生的伪像）、"支气管征"（支气管壁显影，呈线样强回声）、"血管征"（等–高回声双轨样管壁，内为低–无回声，CDFI可见腔内血流信号）等。

④胸腔积液应描述为不规则液性暗区，极少量时可仅测量深度，量较大时尽量测量3个径线，并估测液体量。如大量胸腔积液将肺组织压缩，应对肺叶受压情况进行描述。

具体我们分疾病进行描述。

1. 健康人深层肺野的描述：

"双侧前胸壁、侧胸壁及背部肺野内可见A线"

解析：健康肺含约98%的气体，超声遇到胸膜发生全反射，后方以A线伪像为主要表现，提示肺内通气状态。正常肺的超声表现为双肺均表现为A线（图20-7）。

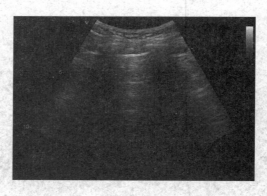

图20-7　正常肺，正常通气的肺组织呈A线

2. 肺气肿/慢性阻塞性肺疾病（COPD），深层肺野的描述：

"双侧前胸壁、侧胸壁及背部肺野内可见较密集A线，远场无明显衰减"

解析：COPD患者急性发作期由于小气道广泛狭窄或闭塞，大量气体滞留于肺组织内无法呼出，肺泡残气量增加，呈呼气性呼吸困难，肺泡内气体含量较健康肺明显增多。尽管同为A线伪像，但肺气肿的A线间距要明显短于健康肺。同样的远场深度下，肺气肿的A线条数明显多于健康肺，且远场衰减不明显，这是典型肺气肿的超声特征（图20-8）。

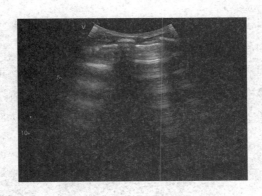

图 20-8　COPD，肺野内可见 A 线较密集，
远场无明显衰减

3．肺栓塞深层肺野的描述：

楔形病灶范围较小："左侧前胸壁肺野内低回声区周围可见 A 线 /B 线"

楔形病灶范围较大，则直接在深层描述："左侧前胸壁肺野内可见低回声区，范围约 5.5cm×5.5cm。边界欠清晰，内回声欠均匀。周围可见 A 线 /B 线"

解析：当肺栓塞引起局部肺血管的血流中断，造成相应区域丧失血供，导致局部肺梗死灶形成时，如该部位贴近胸膜，则超声可见局部片状不规则低回声区（图 20-9），其内无血流信号是与局部肺实变相鉴别的要点。需注意的是，这种肺梗死灶在肺栓塞中较少见，因为一些梗死灶并未累及胸膜，因此无法被超声所发现，与肺栓塞的严重程度无关。

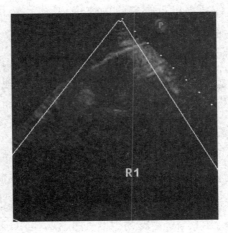

图 20-9　肺栓塞，右侧胸膜深方可见一不规则低回声区域，内无彩色血流信号

4．气胸，深层肺野的描述：

"双侧前胸壁、侧胸壁及背部深层肺野内可见 A 线，M 模式下，右侧前胸壁局部肺野内可见'平流层征'"

解析：局限性气胸时，正常肺深层肺野在 M 模式下呈"海岸征"，气胸肺深层肺野在 M 模式下呈"平流层征"或"条码征"（图 20-10），典型时可见明显区别。需注意的是，一些严重的肺气肿，M 模式下亦可见"平流层征"，其鉴别要点是，肺气肿往往双肺分布较弥漫和均匀，而气胸常见于一侧，局限性或完全压缩性。我们应进行双肺全面扫查，如果双肺多区域可见"平流层征"，考虑肺气肿可能性大；如果局部 / 单侧可见"平流层征"，另一侧为"海岸征"（或差异很明显），考虑气胸可能性大。

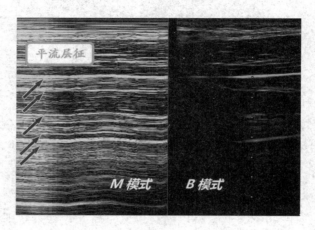

图 20-10 气胸，深层肺野 M 模式下可见"平流层征"

5. 肺炎，深层肺野的描述：

"右侧前胸壁肺野内可见局灶性离散型 B 线，左侧背部肺叶呈组织样回声，伴'碎片状'及'支气管征'，随呼吸可见支气管内流动感"

解析：小叶性肺炎或间质性肺炎常表现为 B 线，大叶性肺炎常表现为肺实变，由于肺组织内渗出不均匀，可见多发碎片征，后方伴彗星尾征。支气管征可分为动态支气管征和静态支气管征，和肺小气管通畅性有关，但常常不易观察到，当观察到时可进行适当描述。

6. 肺水肿，深层肺野的描述：

"双肺前胸壁、侧胸壁及背部肺野内可见弥漫性 B 线，部分相互融合"

解析：肺水肿由于流体力学分布规律，典型病例可见满肺弥漫性 B 线，表现为同侧肺连续性分布、双侧对称性分布的 B 线。轻度肺水肿患者表现为离散型 B 线，前胸壁上区可不典型；重度肺水肿患者表现为融合型 B 线，伴或不伴下肺胸腔积液。需要注意的是，检查前需观察患者体位，如长时间保持向一侧侧卧位，则该侧 B 线可能较对侧多，受重力因素影响。

7. 创伤性湿肺 / 急性呼吸窘迫综合征（ARDS），深层肺野的描述：

"左侧前胸壁上区、侧胸壁及背部下区可见多发局灶性 B 线，部分相互融合；右侧侧胸壁下区及背部下区肺叶呈组织样回声，伴'碎片状'及'支气管征'"

解析：各种肺内因素（肺炎、误吸等）或肺外因素（急性胰腺炎、脓毒症、创伤等）均可导致 ARDS，其共同的病理生理学表现为肺泡上皮细胞的破坏和肺透明膜的形成，造成双肺不同程度渗出，其本质为非心源性肺水肿。ARDS 典型病例呈重力依赖性分布，低垂部位（下肺、背部）肺组织受累明显高于高位。ARDS 的肺部渗出呈多肺叶浸润，不均匀、不对称、无规律分布，不同 ARDS 患者的肺部表现呈多样性（图 20-11），需结合"柏林定义"的诊断标准，对起病时间、氧合指数等进行综合分析。

8. 肺间质纤维化，深层肺野的描述：

"双肺前胸壁、侧胸壁及背部肺野内可见弥漫性 B 线，部分相互融合"

解析：肺间质纤维化早期表现为胸膜不规则，或少量增粗，不均匀，伴后方 B 线，范围较局限；中晚期双肺均呈 B 线，严重时呈融合型 B 线。需注意的是，肺间质纤维化基于其病理生理学特征，双肺的肺间质广泛病变，因此典型病例的 B 线分布和肺水肿有相似之处，均为双肺弥漫 B 线，两者鉴别诊断主要以胸膜特征为依据。

9. 肺实变伴少量胸腔积液，两层胸膜分离的描述：

"左侧背部下区肺叶呈组织样回声，伴碎片状强回声及支气管征"

解析：大叶性肺炎常表现为肺实变，因肺泡腔内渗出不均匀，可见多发碎片征（图 20-12），系残存气体和周围液体之间的混响伪像。肺实变范围可大可小，与炎症渗出导致的肺泡腔塌陷区域的大小相关。治疗前后对比，可予以评估疗效及病情进展。

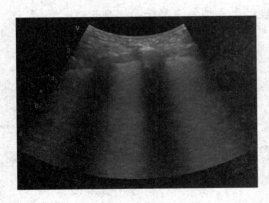

图 20-11　ARDS 肺野多发不均匀、离散型或融合型 B 线

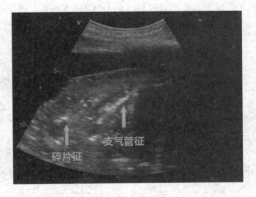

图 20-12　肺实变肺叶呈组织样回声，伴碎片征和支气管征

10. 大量胸腔积液致肺组织压缩，两层胸膜分离的描述：

"左侧侧胸壁下区胸腔内呈液性暗区，内可见压缩的肺组织"

解析：大量胸腔积液导致肺叶受压萎陷时，两层胸膜完全分离，无需描述滑动与否。

第二节　肺超声报告（诊断部分）

一、诊断的描述

（一）诊断描述基本方法

对于诊断部分的书写，大致分为两种方法，一是全面描述 12 个分区的肺组织及胸膜特点，二是重点描写有阳性价值的区域。我们来以左上肺及右下肺炎为例。

1. 方法一：全面描述法

超声印象：

左侧前胸壁上区局灶性 B 线伴胸膜增粗（肺间质渗出 考虑肺炎）

右侧侧胸壁下区肺实变（提示肺炎）

左侧前胸壁下区、侧胸壁、背部及右侧前胸壁、侧胸壁及背部上区 A 线伴胸膜滑动（提示肺泡通气区域）

解析：这样的报告，好处在于全面性，保证超声报告的完整性，缺点在于无法突出重点，临床医师解读可能存在一定困惑。肺超声本身的价值更多应用于急危重症患者，因此临床医师通过超声报告能快速、准确地理解患者肺部情况是第一要务。

2. 方法二：重点突出法

超声印象：

左肺上叶局灶性 B 线伴胸膜增粗（肺间质渗出 考虑肺炎）

右肺下叶实变（提示肺炎）

余肺组织未见明显渗出性病变

解析：这样的报告，好处在于突出重点，使临床医师第一时间拿到报告后能快速阅读理解，为下一步抢救措施的制定节约宝贵的时间。

（二）个别肺疾病的诊断描述

对于不同疾病，超声诊断的描述方法不尽相同，主要原则是让临床医师更快、更准确地掌握超声检查信息。我们对一些常见典型的单一性肺疾病的诊断描述进行了如下整理。

1. 正常肺组织

双肺 A 线伴胸膜滑动（提示正常通气肺组织）

2. COPD

双肺 A 线伴胸膜稍增粗 滑动减弱（考虑肺气肿）

3．肺栓塞

右肺上叶不规则低回声区（梗死灶？）

双肺 A 线伴胸膜滑动（提示正常通气肺组织）

4．气胸

右肺上叶 A 线伴胸膜滑动消失（第 3 肋间肺点征 考虑气胸）

5．肺炎

双肺多发局灶性 B 线伴胸膜稍增粗（肺间质渗出性疾病 考虑肺炎）

6．肺水肿

双肺弥漫性 B 线伴胸膜滑动减弱（考虑肺水肿）

7．ARDS

双肺多发 B 线伴胸膜不均匀增粗（肺间质渗出性疾病 考虑急性呼吸窘迫综合征）

8．肺间质纤维化

双肺弥漫 B 线伴胸膜明显增粗（肺间质疾病 考虑肺间质纤维化）

9．肺实变

左肺下叶实变（考虑肺炎）

10．大量胸腔积液

双侧胸腔积液伴肺组织受压

二、肺疾病诊断报告案例示范

详见第十九章联合心肺超声对急性呼吸循环衰竭经典病例推演。

（编写：赵浩天　白　杨；审阅：薛红元　戎　月　宋　伟）

第二十一章
肺超声理论与技能培训建议

第一节　肺超声理论培训

　　肺超声自萌芽至今，其应用价值已逐渐受到越来越多的医师所认可，其应用范围也日益广泛，拓展至多学科、多领域、多方向。目前，肺超声在不同学科之间的学习和培训方式有所不同，对于临床科室的未接触过超声仪器使用的临床医师来说，超声仪器如何操作、超声征象如何解读等问题是培训的刚需，因此重点在于熟悉超声仪器及简单的超声成像原理，进一步对肺超声不同征象与肺部病理生理学特点进行结合。由于临床医师具备扎实的专业功底，因此在熟悉简单的超声征象后，其可主动与肺部疾病的理论相结合，融会贯通，从而将肺超声技术应用至临床工作。对于超声医师来说，超声仪器和成像原理等知识了如指掌，但对肺疾病的理论知识稍有欠缺。肺超声这项技术是基于伪像而产生的，因此如何将肺超声伪像的成像原理和肺疾病"气"与"水"的不同比例所产生的变化相结合，以及对肺部几种常见的急性疾病的病理生理学特点有所了解，是掌握肺超声的关键。因此，对超声医师来说，实操技能培训所占时间比临床医师更少，而对肺疾病的理论讲述应更多。而对于超声和临床医师共同培训重点，则是如何将肺超声的伪像与肺疾病进行——对应。

　　肺超声的理论学习首先在于使学习者对肺超声的使用价值有所认识和了解，这是基于肺脏以往被认为是超声检查的"禁区"，以至于多年来对传统超声医学有此认识的医师无法认同肺超声这个检查，以及不清楚肺超声究竟用来做什么。因此，了解肺超声的适用范围和应用定位（包括能诊断哪些疾病？能适用于哪些科室？较传统影像学工具有哪些优缺点？等）是学习肺超声的先决条件。

　　肺超声的学习和理解是层层递进的，在学习的过程中，要从简单到复杂，从局部到整体，从单一到多元。肺超声好比一本"武功秘籍"，第一层是对基础征象的认知，即单一扫查切面内的静态和（或）动态征象，包括A线、B线、窗帘征、肺实变、碎片征、支气管征、肺点征等。基础征象是入门的基础，然而仅仅掌握这些征象对诊断疾病是不够的，因为征象只是局部单一切面内扫查到的情况，而肺脏是人体内庞大的器官，欲对整体肺病情进行诊断，需结合全肺情况，综合进行评价。

　　对于全肺的扫查，床旁急诊肺超声（BLUE）方案是最早的检查流程，其快速、便捷、准确的应用优势，一直沿用至今。然而，BLUE方案突出于快速，而在扫查范围中并不全面，尤其容易漏诊掉"蓝点"以外非典型区域的病灶，因此，分区法应运而生。八分区法、十二分区法、五十分区法等诸多方法均是将全肺划分为多个区域进行扫查，其优点在于扫查的全面性，不遗漏超声探头可探及的任何范围，其缺点在于耗时的增加，区域越多，记录越复杂，耗时则越长，对于急危重症患者是否耐受长时间的检查，是一个局限性所在。因此，BLUE方案更适用于重症医学科、急诊科等病房的临床医师所应用，其目的在于快速诊断和鉴别诊断肺疾病，进而评估严重程度，采取相应的治疗措施。因此，快速的优势对于临床抢救有着重要的意义。而对于超声医师来说，检查的全面性是重点，对于任何脏器的扫查，超声检查工作需完成对该脏器每一个可探及的角落进行多角度、多切面的扫查，并完成超声报告的书写。因此BLUE并不适用于超声医师，而应使用分区法。这是不同学科之间的专业性质不同所致的。

在我们的实践过程中发现，十二分区法对肺疾病的扫查和诊断是多个检查方案中最均衡的，从检查时间来说，十二分区法略长于BLUE方案，但耗时并不长，患者可以耐受；对于更多分区的方法，十二分区法扫查足够全面，对超声报告的书写也足以描述全面。

当完成从单一切面的局部征象到整体全肺诊断的思路转变后，应用肺超声进行呼吸困难诊断与鉴别诊断的初步技能即已达成，已经可以将该技术应用至工作当中，完成一些常见病的诊断。然而，肺疾病的诊断并非肺超声的全部，进一步指导治疗方向可将肺超声推向一个更高的高度。比如对于液体复苏，当我们发现休克患者合并满肺B线时，高度提示该患者可能是心源性肺水肿或急性呼吸窘迫综合征（ARDS）。不论是哪种原因导致的肺水肿，其血管内液体转移至血管外的病理过程正在发生，因此补液会加重这一病理过程，导致肺泡进一步塌陷、氧合进一步下降、机体进一步缺氧。再比如以B线为主要表现的接受机械通气治疗肺炎患者，在治疗期间每日观察肺超声，发现新发肺实变区域，伴动态支气管征，这提示很可能呼吸机相关性肺炎发生，需要进一步治疗干预。反之亦然，当肺实变消失、B线逐渐减少，预示着患者肺部病变在逐渐改善，可酌情调整抗生素用量。以上只是肺超声技术在指导临床治疗中的冰山一角，有诸多实用技巧有待于开发与整合（图21-1至图21-4）。

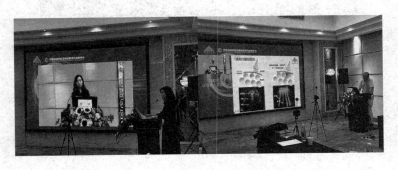

图21-1　首届河北省肺超声规范化培训班（现场）

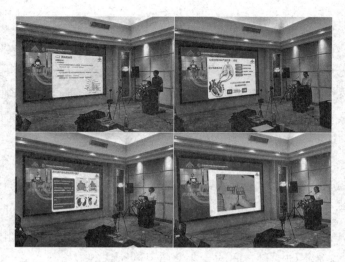

图 21-2 首届河北省肺超声规范化培训班（现场）

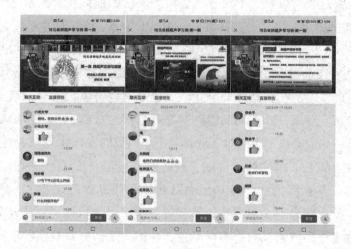

图 21-3 河北省肺超声规范化培训课程 – 线上授课模式，获得观众好评

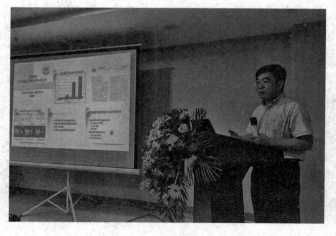

图 21-4 河北省人民医院重症超声培训班，重症医学科教授从临床角度讲解心肺超声技术应用

第二节　肺超声技能培训

　　实操技能带教学习是学员掌握超声技能的关键，理论学习与技能实践相结合才能完整地掌握一项技术。然而肺超声的实操技能教学的开展存在一定的难度，首先，传统超声技术的技能培训对于模特的选择有两种，人体模特和模具。对于正常结构的超声解剖教学，寻找健康受试者作为模特即可，如心脏超声、肌骨超声、胃肠超声的结构辨识教学等。对于异常结构评估，则需要典型病例。一些高端的模具可以模拟各种疾病，然而存在着成本高昂、部分地区资源匮乏等限制。对于典型疾病患者，用于教学则需充分与患者沟通，取得患者的理解后方可进行。然而，该模式只限于对于一些非急危重症的疾病可适用，如肌骨超声，关节炎患者可耐受长时间的教学检查；如胃肠超声，胃溃疡患者亦可耐受。

　　但肺超声却不同，肺超声的典型病例几乎都在急危重症病房环境，或普通病房突发急性呼吸困难、低血压休克等，急需短时间快速甄别病因，以第一时间给予相应的治疗措施，挽救生命。此模式下，肺超声的床旁教学则受限。对于重症监护病房，患者病情危重但在生命支持设备维护下尚处于稳定时，用于肺超声检查的时间可以适当放缓，实操技能教学可以适当开展，但重症患者免疫力低下，床旁人数过多也有造成感染的风险，这也是肺超声技能教学的一个局限性。

　　对于以上问题，我们团队在多年来的带教中摸索出了一些经验，分享如下。

一、阶段一：常规切面教学

　　1. 对于初学者，首先认识正常肺超声切面，采用健康受试者（科里同事、研究生或经沟通后的体检受试者），重点讲解正常肺超声的"蝙蝠征"，包括浅表组织、肋骨、胸膜和后方 A 线；再讲解胸膜滑动征、胸膜搏动征和"窗帘征"，通过对静态和动态征象的结合，了解正常肺组织的超声征象。

　　2. 使操作者上机操作，掌握纵切、横切两种方法，打出标准的上述征象切面。

二、阶段二：床旁教学

　　1. 在经过短期的正常肺超声切面的操作手法后，进入床旁教学阶段。由于超声医师每日会接到不少重症监护病房的申请单（包括心脏超声、胸腔超声、腹部超声、下肢深静脉超声等），不论是否开具肺超声申请单，我们均可在检查的同时，扫查一下肺组织，如遇到典型肺疾病图像（肺水肿、肺炎、气胸等），于图中标记部位（如 R-1 代表右侧前胸壁）。

　　2. 检查完毕后，推动超声仪器远离床旁（确保无菌操作），并对随行的学员进行图像讲解。

三、阶段三：实景教学

1. 在经过一段时间的典型疾病教学后，可以带学员对临床急诊肺超声需求的病例进行检查中教学。如急诊科，向超声科发出急诊床旁心脏超声＋肺超声的检查需求后，带领学员前往急诊科床旁，由超声带教老师对患者进行超声检查，均按常规检查流程操作，并逐一存图。检查过程中可简洁口述所看到的的征象。

2. 检查完毕后，推动超声仪器推动超声仪器远离床旁（确保无菌操作），并对随行的学员进行图像讲解和诊断。

四、阶段四：病例复盘教学

每隔一段时间，将收集的典型病例或疑难杂症整理成 PPT 形式，采用理论授课模式进行讲解，并对该病例诊断的特点、关键点、误区等进行分析，并由学员发起提问和互动，充分保证学员理解并掌握各种常见肺疾病（图 21-5）。

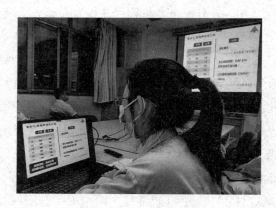

图 21-5　床旁急重症肺超声实操教学后，对典型病例进行复盘讲解

值得注意的是，不同专业医师在掌握肺超声理论与技术的过程中，其侧重点有所不同。临床医师更多的是侧重于指导诊治，通过超声技术为窗口，评估肺通气功能与血流动力学特点。如急诊科医师，使用肺超声着重于对不明原因急性呼吸困难的鉴别诊断，突出快速和准确的特点；重症医学科医师，更多的是侧重于对急危重症患者的肺通气功能、血管外肺水含量、指导机械通气参数和撤机及评估血流动力学；呼吸科医师偏重于不同肺疾病的诊断和治疗前后对比；心内科医师更着重于心力衰竭患者肺水肿和肺血管嵌顿压的评估；肾内科医师更侧重于血液透析前后肺水和容量的评估等。因此，对于临床医师，肺超声技术仅仅是一个评价工具和手段，其背后反映的心肺功能理念和思维是核心。

对于超声医师来说，肺超声标准切面、扫查方法、检查顺序、诊断流程等是必备的基本功。对肺超声的学习应从标准切面开始，逐渐认识和熟悉不同超声征象所代表的含义，以及全肺扫查后的诊断与鉴别诊断方法。在对肺超声有一定了解后，逐渐通过对肺部疾病的临床知识学习和积累，可提高对肺超声技术的掌握深度。

肺超声的掌握是一个循序渐进的过程，入门不易，进阶到诊断和鉴别诊断、以及为临床决策提出一定的指导建议则难度更大。然而，肺超声的普及意义重大，对于解决不明原因的呼吸困难、休克等疾病，以及肺疾病的早期筛查、进展评估等均有着重要作用。对于肺超声的理论和技能培训，目前尚在探索阶段，但我们应充满信心，不断改进和丰富教学方式，提高教学水平，争取让对肺超声感兴趣的同行能快速准确的掌握该技术，更好的应用于开展工作。

（编写：赵浩天；审阅：薛红元）

参考文献

[1] 尹万红，王小亭，刘大为，等.重症超声应用及培训原则与质量控制标准 [J]. 中华内科杂志，2022，61（6）：631–643.

[2] 尹万红，王小亭，刘大为，等.重症超声临床应用技术规范 [J]. 中华内科杂志，2018，57（6）：397–417.

[3] 王小亭，刘大为，于凯江，等.中国重症超声专家共识 [J]. 中华内科杂志，2016，55（11）：900–912.

[4] 卢骁，应岚，郑忠骏，等.超声技能提升对急诊科住院医师能力提高的影响 [J]. 中国毕业后医学教育，2022，6（4）：362–365.

[5] 贾欣颖，田艳，陆薇丹，等.规范化培训模拟考试在超声规培学员培养中的实践 [J]. 基础医学与临床，2022，42（8）：1314–1317.

[6] 姜珏，马文琦，王娟，等.突发公共卫生事件下超声医学教学模式的思考与探索 [J]. 医学教育研究与实践，2022，30（4）：509–512.

[7] 王恒跃，薄禄龙.可视化技术在麻醉科住院医师规范化培训教学中的应用 [J]. 卫生职业教育，2022，40（16）：138–141.

[8] 梅园，徐添杰，姜毅，等.基于重症超声为基础的医疗行为转换在规培生中的应用研究探讨 [J]. 智慧健康，2022，8（17）：37–40.

[9] 陈俊杰，沈家航，唐海雄，等.超声可视化联合 CBL 在重症医学教学中的应用 [J]. 继续医学教育，2022，36（5）：25–28.

[10] 谢冕，刘玥.麻醉科规范化培训住院医师接受快速肺超声培训后诊断围术期气胸的可行性与可靠性研究 [J]. 科学咨询（科技·管理），2016，（8）：69–70.

[11] 姚延峰，高红丽，周晓刚，等.床边教学在住院医师急重症超声培训中的应用价值 [J]. 卫生职业教育，2020，38（16）：143–144.